神経心理学を理解するための10章

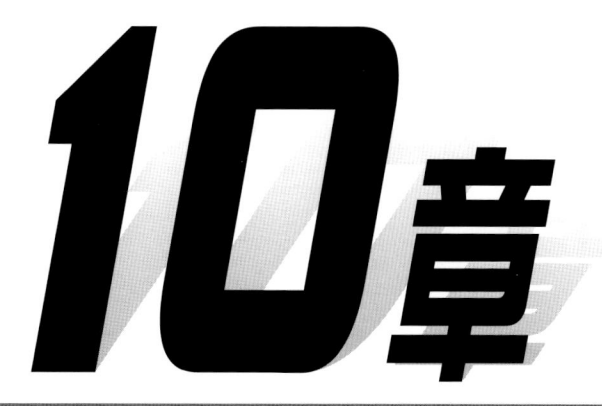

原土井病院 高次脳機能障害センター　**田川皓一**　編著
総合南東北病院 神経心理学研究部門　**佐藤睦子**

　　　第Ⅰ章　神経心理学とは
　　　第Ⅱ章　神経心理学の背景因子
　　　第Ⅲ章　主要症候と責任病巣
　　　第Ⅳ章　神経心理症候に随伴する諸症状
　　　第Ⅴ章　神経心理学の評価
　　　第Ⅵ章　神経心理学を理解するための中枢神経系の解剖学
　　　第Ⅶ章　神経心理学の画像診断
　　　第Ⅷ章　神経心理症候を呈する疾患
　　　第Ⅸ章　神経心理学の局在診断
　　　第Ⅹ章　リハビリテーションと予後

株式会社 **新興医学出版社**

はじめに

　神経心理学の診断を考えるとき，すなわち神経心理学的症候の責任病巣や発現機序を考えるときには，その基礎疾患の病態生理の理解が要求される．神経心理学的症候を生じる基礎疾患は多彩であるが，脳血管障害と変性性痴呆性疾患の病態生理はまったく異質なものである．また，脳血管障害といっても，脳梗塞と脳出血，くも膜下出血では，それぞれに特徴ある病態生理を示すものであり，同じ脳梗塞といっても，心原性脳塞栓症と主幹動脈のアテローム血栓性脳梗塞では病態に大きな差異があるものと考えられる．したがって，神経心理学的症候の発現機序や責任病巣を理解し，症候を正しく評価し，その予後を考えるためには，基礎疾患を理解することが重要である．

　神経心理学の日常臨床の場で，この基礎疾患の理解が不十分ではなかろうか，あるいは，基礎疾患の理解と神経心理学的症候の関連性についての理解が不十分ではなかろうかと考えさせられることによく遭遇する．

1) カンファレンスにおける患者の紹介で，「脳梗塞後に右片麻痺，失語症を残しています」というような説明をよく耳にする．しかし，そのような説明では，梗塞のタイプや主病巣の部位，障害のタイプや程度などを理解することができない．仲間うちのカンファレンスで，質問があれば，すぐそれに答えることができるのであれば何ら問題はないが，答えることができなければ，基礎疾患の病態や障害の重みを理解していないのではないかと思われても仕方がない．

2) 「5年前に脳梗塞を発症．リハビリテーションを実施し，社会復帰することができた」というような前置きで，今回の病歴が展開されることがある．これでは初回発作のイメージが浮かばない．再発性の脳血管障害の病歴は初回発作から始まるものと理解したい．最初の発作の概要を知らずして，今回の発作による症状を正しく理解することはできない．神経心理学の臨床の場では，一側性病巣か，それは右か左か，あるいは，両側性病巣か，つねに病巣の左右も意識しておきたい．

3) 紹介状にも間違ったものがある．紹介状はあくまで紹介者の見解であり，それを受け取った側の見解は異なることがあって当然である．症例は66歳，右利きの男性．診断は脳梗塞とある．右同名性半盲と運動性失語症，失算を認めるため，失語症のリハビリテーションを実施してほしいとの入院依頼であった．なお，画像診断にて左の頭頂，側頭葉にかけての梗塞をみるとあった．この紹介状を読んで，どう解釈するか．通常，側頭葉と頭頂葉に損傷が限局しておれば，原則として流暢型の失語症であり，運動性失語症のような非流暢型の失語症を呈することはない．ひとつには，CTでは描出できないような機能障害が，ブ

ローカ領野を中心とした領域に，あるいは，中心前回にでも存在するのであろうか，と考えられる。もうひとつの可能性としては，失語症のタイプの診断が間違えているのではなかろうかと，考えざるをえない。本例は，喚語障害が重度であったため，発語に滑らかさを欠くこともあり，非流暢型の失語と誤られたのが真相であった。結論的には，左の中大脳動脈領域で側頭葉から頭頂葉にかけての梗塞が存在したため，右同名性半盲や失算に加え，感覚性失語を呈した症例であった。

4) ある具体的な報告をイメージしているわけではないが，学会の発表にも納得のいかないものがある。ある神経心理学的症候の重症度や予後についての発表の場をイメージしてほしい。その発表のなかで，対象疾患は，脳梗塞のA例，脳出血のB例，くも膜下出血のC例などであると述べられる。テーマによっては，それに脳挫傷や脳腫瘍などの診断名が加わってくることもある。ある神経心理学的症候がどのような疾患で生じてくるのか，あるいは，疾患によりどのような特徴であるのかを論じるのであれば何らの問題もない。しかし，その重症度や予後を論じるのであれば，病態を統一しなければ，同一基準で論じていることにはならない。

5) もっともっと理不尽なことがある。脳卒中の診療を専門にしているという医師が，まだ卒業して間もない実地の経験も乏しい言語聴覚士に失語症の診断や治療を依頼して何とも思っていないことが多い。医師の弁明に失語症は解らないからという意味の言葉をよく耳にする。脳卒中症候学を理解せずして何の脳卒中専門医であろう。また，簡単に引き受ける言語聴覚士の気持ちもよく理解できない。言語聴覚士の試験に合格したからといって，脳卒中の病態を理解していることにはならない。解らないことは解らないとはっきり述べるべきではないか。このような状態で辛い思いをするのは患者である。

このような医療の現場をみるなかで，多少とも神経心理学の基礎を理解していただければと考えて発刊したのが本書「神経心理学を理解するための10章」である。しかし，神経心理学の書物というよりは，神経心理学の基礎疾患としてもっとも重要な脳卒中を解説する「脳卒中学」、ないしは「神経症候学」の書物になってしまった感がある。本書は神経心理学の基礎疾患とその症候学を理解するための書物であると理解していただければ幸いである。また，ある場面では言語聴覚士や作業療法士などのリハビリテーションのスタッフを，ある場面では脳卒中の臨床を志す若手の内科医や神経内科医を念頭に筆を進めてきた。部分部分において，対象者が微妙に変化するために，統一性に欠ける点があることについてご容赦をいただきたい。

本書を企画したのは2000年のころであった。当時，日本失語症学会（現 日本高次脳機能障害学会）の機関誌「失語症研究」（現「高次脳機能研究」）の編集のことで，何かとお話をする機会が多かった新興医学出版社の編集部の方々と，神経心理学を楽

しく勉強するための基礎になるような書物を作ろうと話し合ったのがきっかけであった。当初，考えた書名は「神経心理学を楽しむための10章」，しかし，勉強する方が楽しむのであっても，症候を呈している患者のことを考えると，それは不謹慎ではないかということで，最終的には「神経心理学を理解するための10章」との標題に決定した。その根底にあるのは，神経心理学の実践を楽しく行うために役立つ基礎知識の理解を深めることができればとの願いである。10章が先にあったのか，合わせた章の数が10になったのか，それはどちらでもよいことであるが，目次を書き上げてみて，私ひとりでは本書の目標には到達できないことを実感した次第である。私の弱点については，秋田県立脳血管研究センター時代からの友人である総合南東北病院神経心理室の佐藤睦子先生にお願いすることにした。第Ⅱ章「神経心理学の背景因子」と第Ⅹ章「リハビリテーションと予後」は全面的に，また，第Ⅴ章「神経心理学の評価」の多くの部分の原稿を，佐藤先生にお願いすることにした。ご多忙中執筆いただいたことに感謝したい。

　多くの項目では，それまで総説ですでに発表していたものに多少の内容を追加したものであるため，引用文献も旧いものが多くなってしまったことを述べておかねばなるまい。また，諸事情により企画してからかなりの時間が流れることになったことも，文献が旧くなった一因である。症候学や診断学を基本とした書物であることで，ご容赦いただければと考えている。

　用語の統一も不十分であると思っている。一応，日本神経学会の用語集に倣うことを原則にしたが，多くの論文を引用したこともあり，必ずしも統一することができなかったことをお詫びしたい。

　最後に，ご協力をいただきました新興医学出版社の編集部の方々に感謝いたします。

2004年11月

原土井病院　高次脳機能障害センター
田川　皓一

目　次

基本図譜 …1
- A. 大脳の構造と脳葉 …1
- B. 脳梗塞のCT像 …2
- C. 脳動脈とその灌流域 …4
- D. 正常MRI像 …10

第Ⅰ章　神経心理学とは …15
1. 神経心理学とは …15
2. 神経心理学の歴史 …16

第Ⅱ章　神経心理学の背景因子 …18
1. 大脳半球優位性と利き手 …18
2. 加齢 …24
3. 性差 …29
4. その他の要因 …31

第Ⅲ章　主要症候と責任病巣 …36
1. 言語とその障害 …36
2. 読み書きとその障害 …49
3. 行為とその障害 …56
4. 認知とその障害 …57
5. 記憶とその障害 …64

第Ⅳ章　神経心理症候に随伴する諸症状 …73
1. 意識障害 …73
2. 注意障害 …74
3. 精神症候 …76
4. 視野障害 …78
5. 運動麻痺 …79
6. 構音障害と嚥下障害 …79
7. 錐体路症状と錐体外路症状 …80
8. 感覚障害 …80
9. 廃用症候群 …82

第Ⅴ章　神経心理学の評価 …84
1. 一般心理検査 …85
2. 失語症の評価 …89
3. 失行と失認の評価 …100
4. 記憶の評価 …103
5. 痴呆の評価 …113
6. 前頭葉機能の評価 …115

第Ⅵ章　神経心理学を理解するための中枢神経系の解剖学 ……………120
 1．大脳の脳表解剖……………………………………………………120
 2．一次投射野と大脳連合野…………………………………………121
 3．大脳辺縁系や大脳基底核，間脳…………………………………122

第Ⅶ章　神経心理学の画像診断 ………………………………………123
 1．神経心理学における画像診断の目的……………………………123
 2．画像診断法とその選択……………………………………………123
 3．中枢神経疾患の画像診断…………………………………………124
 4．神経心理学と画像診断……………………………………………129

第Ⅷ章　神経心理症候を呈する疾患 …………………………………137
 1．脳血管障害…………………………………………………………137
 2．痴呆性疾患…………………………………………………………152
 3．その他の疾患………………………………………………………162

第Ⅸ章　神経心理学の局在診断 ………………………………………166
 1．前頭葉症候群………………………………………………………166
 2．側頭葉症候群………………………………………………………171
 3．頭頂葉症候群………………………………………………………177
 4．後頭葉症候群………………………………………………………181
 5．離断症候群…………………………………………………………186
 6．辺縁系や大脳基底核，間脳の症候群……………………………190

第Ⅹ章　リハビリテーションと予後 …………………………………201
 1．失語症のリハビリテーション……………………………………201

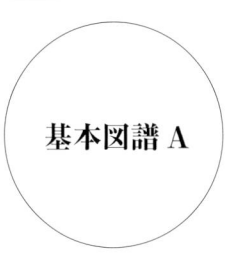

基本図譜 A　大脳の構造と脳葉

1. 外側面

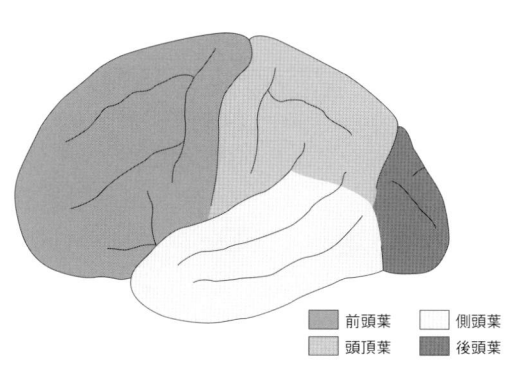

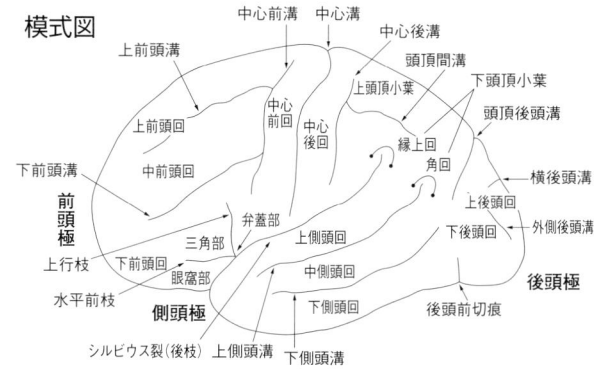

2. 内側面

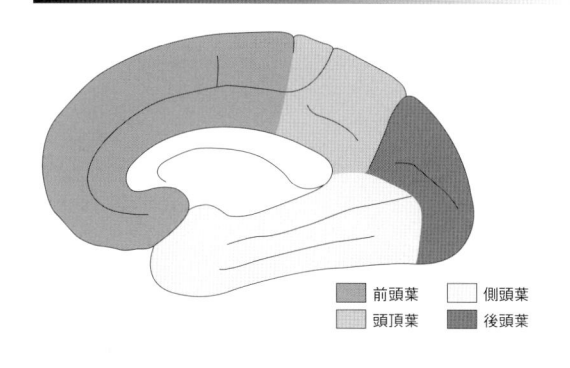

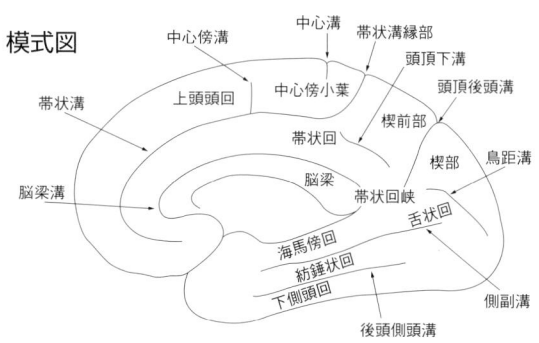

3. 下面

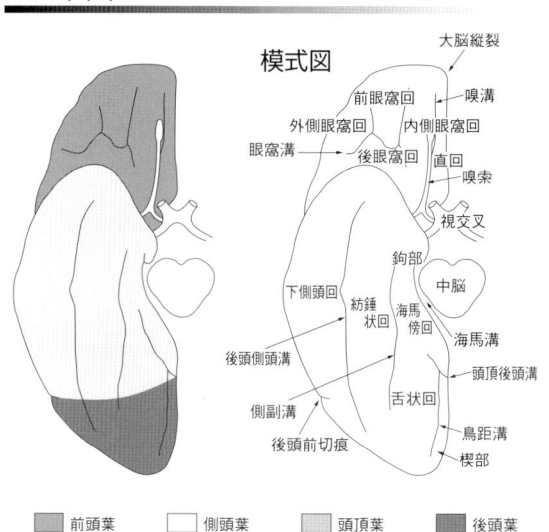

4. 上面

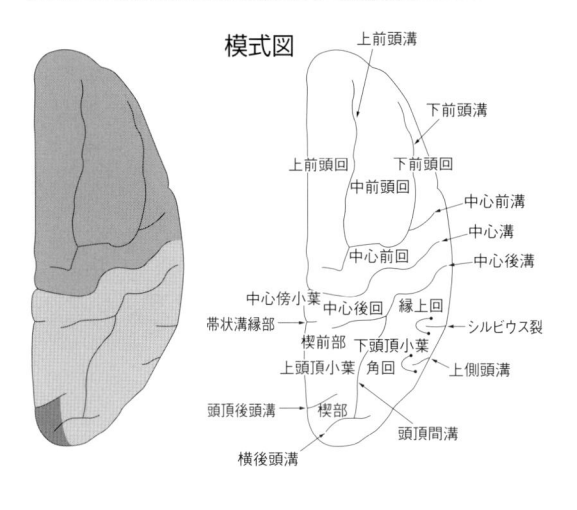

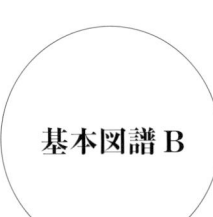

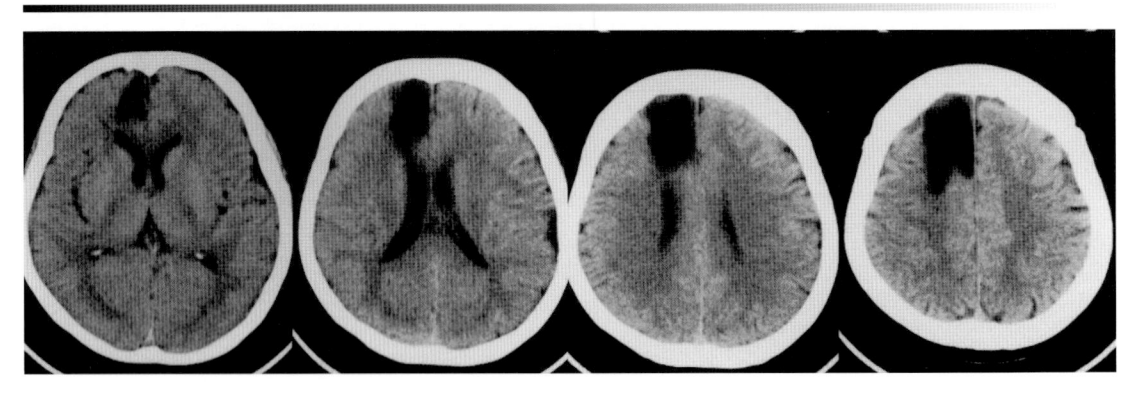

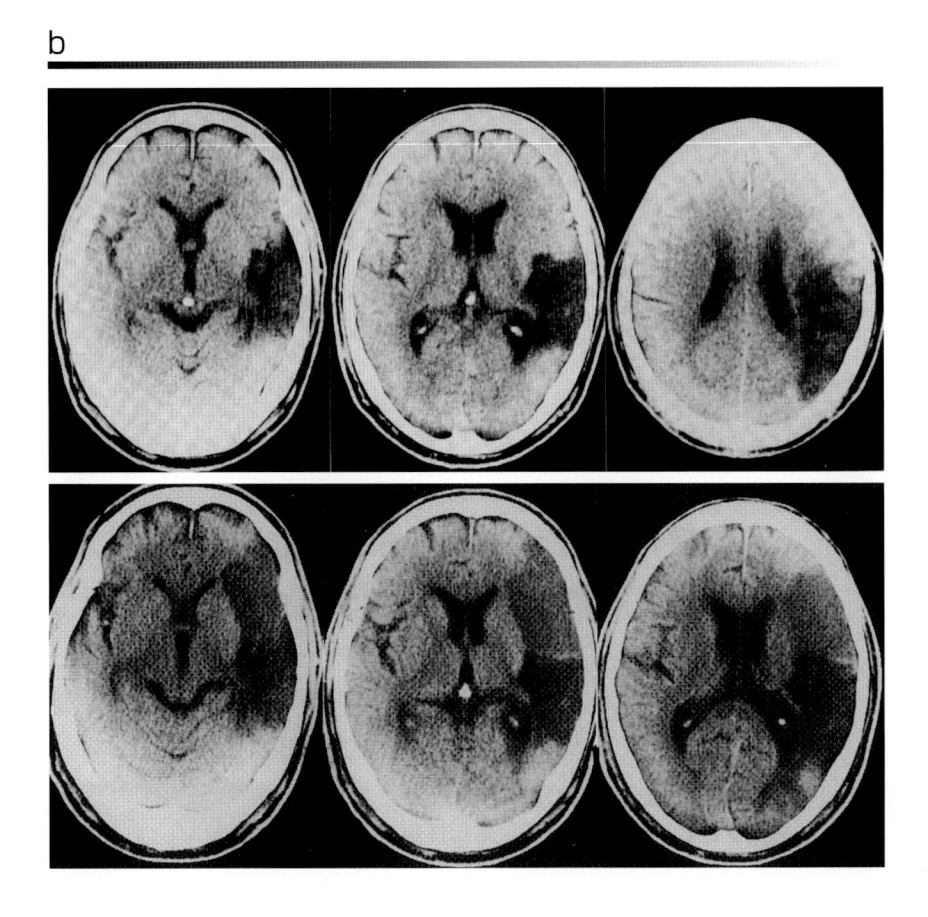

基本図譜B　脳梗塞のCT像

a

b

c

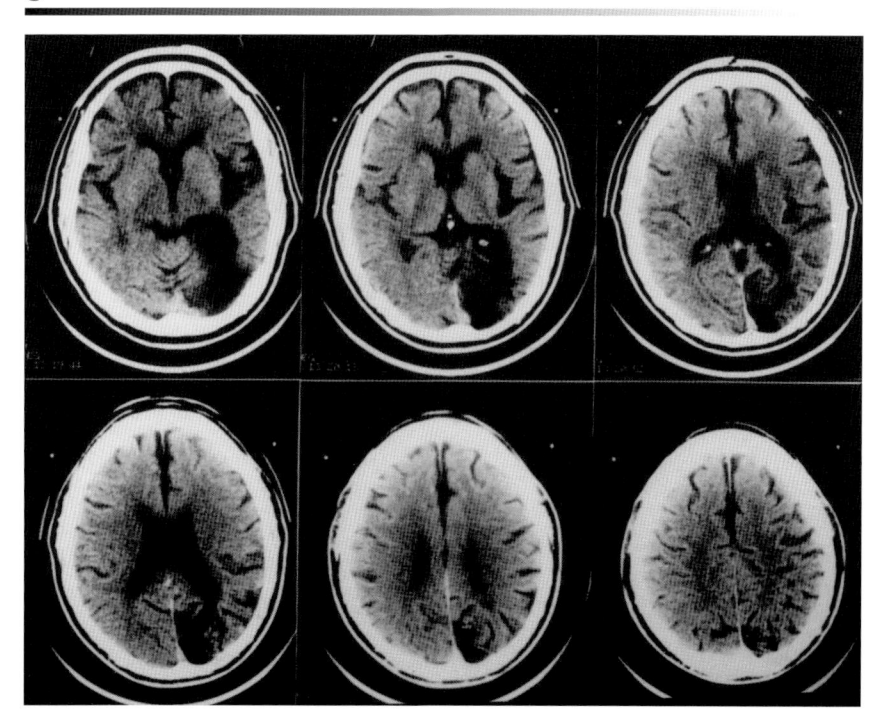

脳梗塞のCT像

a：右前大脳動脈閉塞症。前頭葉内側面に梗塞巣をみる。

b：左中大脳動脈領域の梗塞。当初，左の側頭葉や頭頂葉を中心とした梗塞を生じ（b-1），重症のウェルニッケ失語を呈していた。その経過中，左の前頭葉に脳梗塞の再発をきたし（b-2），全失語を呈した。中大脳動脈領域に広範な梗塞をみる。

c：左後大脳動脈閉塞症。左の後頭葉や側頭葉内側面に梗塞巣をみる。

基本図譜C　脳動脈とその灌流域

1. 脳動脈（側面像）

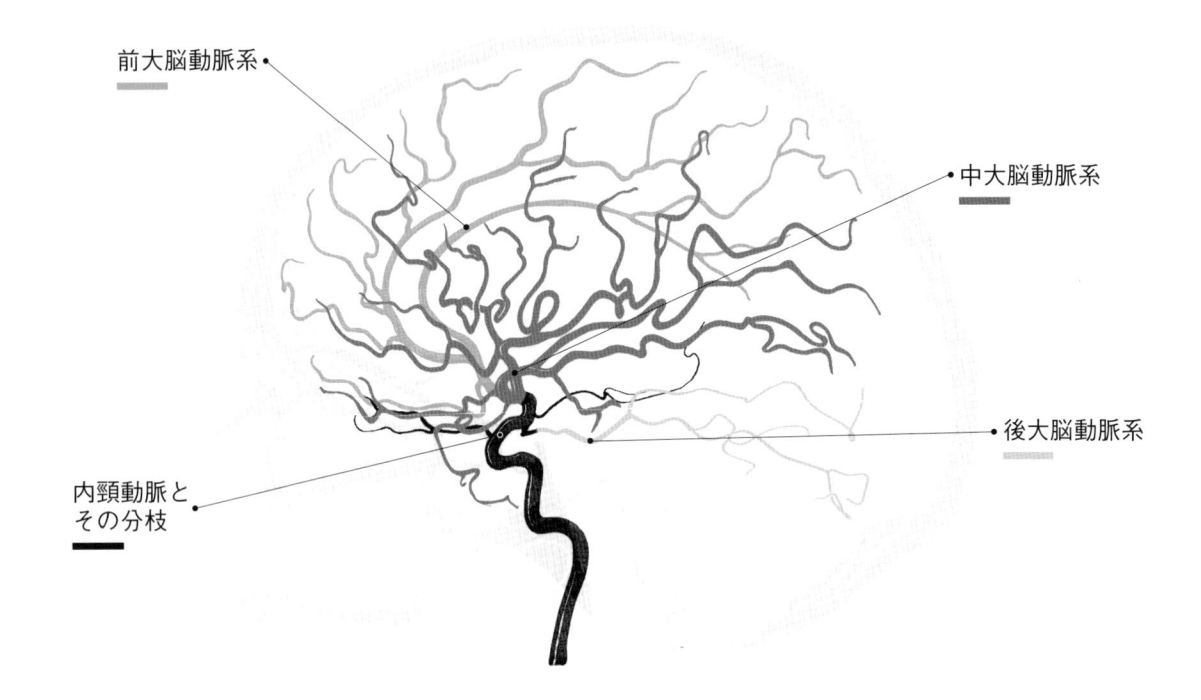

- 前大脳動脈系
- 中大脳動脈系
- 後大脳動脈系
- 内頸動脈とその分枝

2. 脳動脈（正面像）

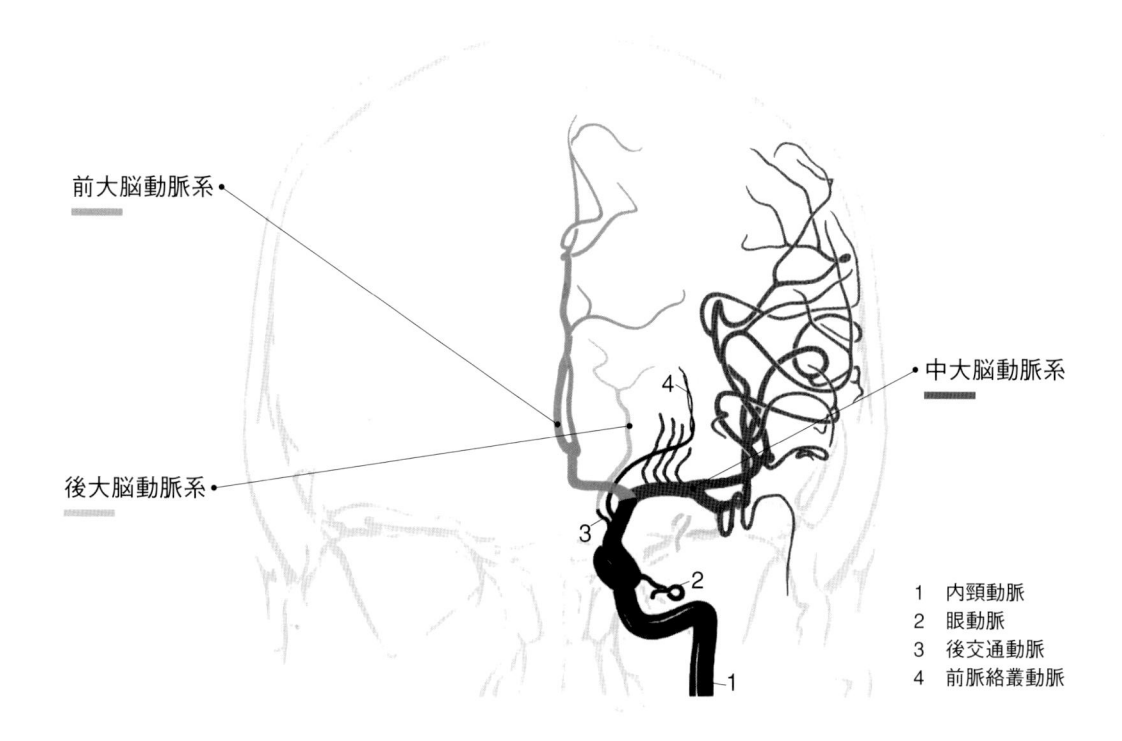

前大脳動脈系
中大脳動脈系
後大脳動脈系

1　内頸動脈
2　眼動脈
3　後交通動脈
4　前脈絡叢動脈

脳動脈には多くの variation が存在することに留意したい。
前大脳動脈では脳梁周囲動脈と脳梁辺縁動脈が明瞭に区別できる場合（1．側面像はこのタイプ）と，明瞭に区別できない場合がある。後者では前大脳動脈の分枝は前大脳動脈から直接分岐し，脳梁辺縁動脈から数本の分枝を出すような型はとらない。中大脳動脈も主要な分枝が2分岐する（2．正面像はこのタイプ）こともあれば，3分岐することもある。2．正面像では前頭葉への諸分枝と頭頂葉への前頭頂動脈が1つの分岐で，側頭葉への諸分枝と頭頂葉への後頭頂動脈や角回動脈がもう1つの分岐となっている。3分岐では前前頭動脈や前中心溝動脈などの動脈が1つの分岐，中心溝動脈や頭頂葉への諸分岐が1つの分岐，側頭葉への諸分岐がもう1つの分岐を示したりする。
前大脳動脈は大脳の内側部を走行し，中大脳動脈は外側部を灌流する。

3. 大脳外側面における脳動脈の分枝とその支配領域

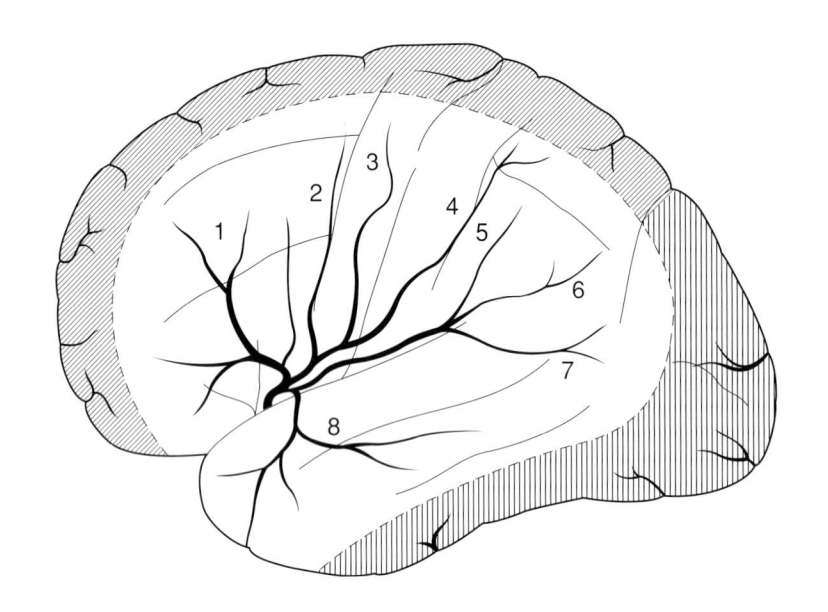

1　前前頭動脈
2　前中心溝動脈
3　中心溝動脈
4　前頭頂動脈
5　後頭頂動脈
6　角回動脈
7　後側頭動脈
8　前側頭動脈

▨　前大脳動脈領域
□　中大脳動脈領域
∥∥　後大脳動脈領域

　大脳外側面は主として中大脳動脈により支配されている。前頭葉の外側部や側頭葉と頭頂葉の多くの部分は中大脳動脈により栄養される。
　主幹動脈からの分枝の命名法は多様である。
　中大脳動脈を例にとれば，中心溝動脈をローランド動脈，前中心溝動脈を前ローランド動脈と呼ぶこともある。また，前前頭動脈を眼窩前頭動脈と記載している場合もあるし，両者を記載していることもある。この場合，眼窩前頭動脈は前前頭動脈の前方に位置する。どのような命名法を用いるかは，分類の細かさにもよる。側頭葉への分枝の名称（後大脳動脈からの分枝も含めて）も，研究者によりまちまちである。

4. 大脳内側面における脳動脈の分枝とその支配領域

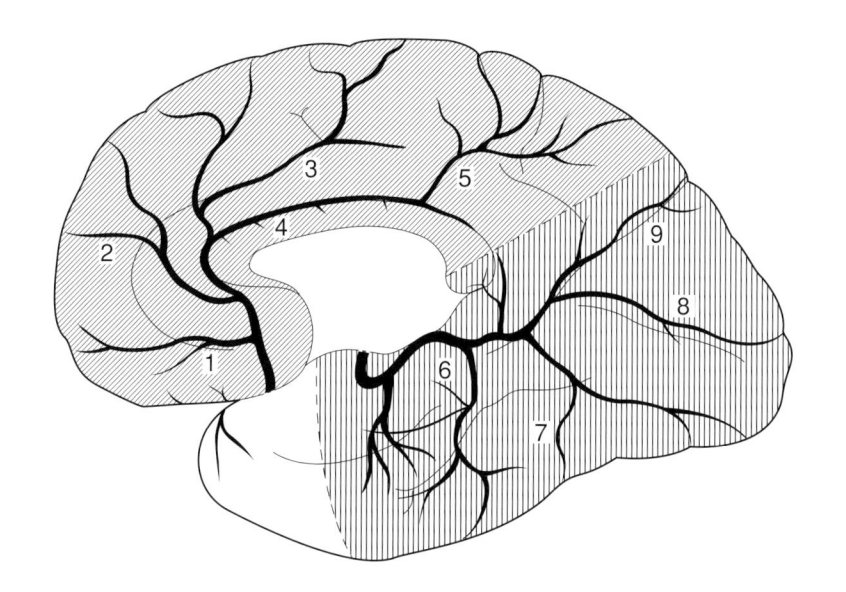

1 眼窩動脈
2 前頭極動脈
3 脳梁辺縁動脈
4 脳梁周囲動脈
5 内頭頂動脈
6 前側頭動脈
7 後側頭動脈
8 鳥距動脈
9 頭頂後頭動脈

▨ 前大脳動脈
□ 中大脳動脈
∥ 後大脳動脈

前頭葉内側部は前大脳動脈が栄養する。後頭葉や側頭葉の内側下部は主として後大脳動脈により支配されている。

5. 脳動脈の灌流域（水平断）

大脳基底核や視床のレベル

側脳室体部のレベル

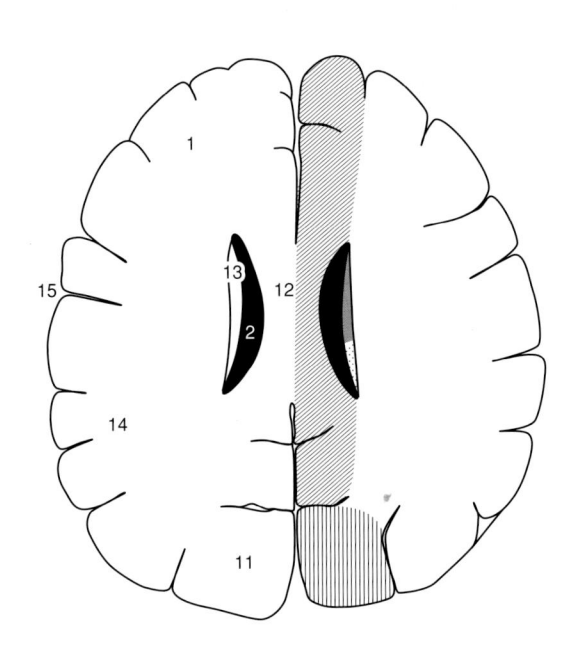

1 前頭葉	11 後頭葉
2 側脳室	12 脳梁
3 尾状核頭部	13 尾状核体部
4 淡蒼球	14 頭頂葉
5 被殻	15 中心溝
6 外障	
7 シルビウス裂	
8 内包	
9 視床	
10 側頭葉	

- ▨ 前大脳動脈領域
- ≡ 内頸動脈からの穿通枝
- ▦ 中大脳動脈からの穿通枝（レンズ核線条体動脈）
- □ 中大脳動脈領域
- ⋯ 前脈絡叢動脈
- ▧ 後交通動脈や後大脳動脈からの穿通枝
- ∥∥∥ 後大脳動脈領域

　大脳基底核領域や視床のレベルと側脳室体部レベルの水平断における脳動脈の灌流域（支配領域）の模式図を示すが，境界域では個人差がみられる。動脈の灌流域は各動脈の灌流圧（perfusion pressure）によって変動するものである。
　脳深部動脈（主要脳動脈からの穿通枝や前脈絡叢動脈）の走行にも variation があり，その灌流域は個々人で差異があることに留意したい。
　内包部の血流支配にも多くの深部動脈が関与する。内包後脚は主として前脈絡叢動脈が灌流するが，その上方部は中大脳動脈からの穿通枝であるレンズ核線条体動脈が栄養する。内包後脚の一部には後大脳動脈からの穿通枝である視床膝状体動脈も灌流する。後大脳動脈閉塞症で対側の軽度の片麻痺をみるのはそのためである。内包膝部は内頸動脈から直接分岐する穿通枝が栄養することもある。内包前脚部は中大脳動脈からのレンズ核線条体動脈が灌流するが，その下部は前大脳動脈からの穿通枝である Heubner の反回動脈や内側線条体動脈が灌流している。

6. 大脳深部の動脈と脳動脈の灌流域（冠状断）

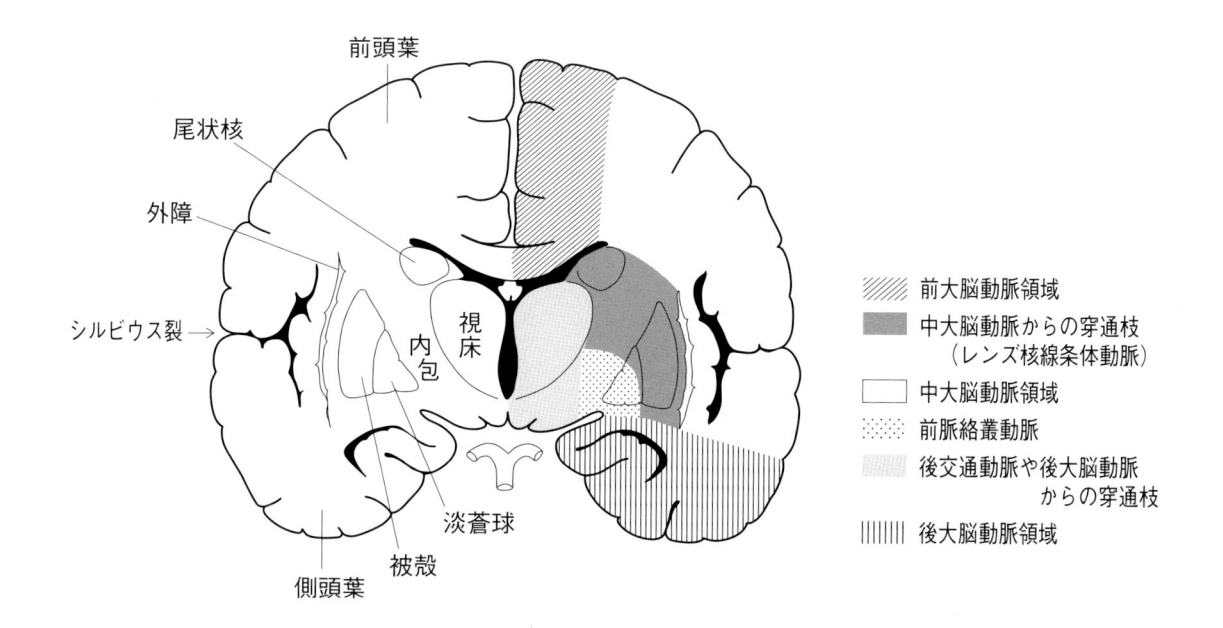

凡例：
- 前大脳動脈領域
- 中大脳動脈からの穿通枝（レンズ核線条体動脈）
- 中大脳動脈領域
- 前脈絡叢動脈
- 後交通動脈や後大脳動脈からの穿通枝
- 後大脳動脈領域

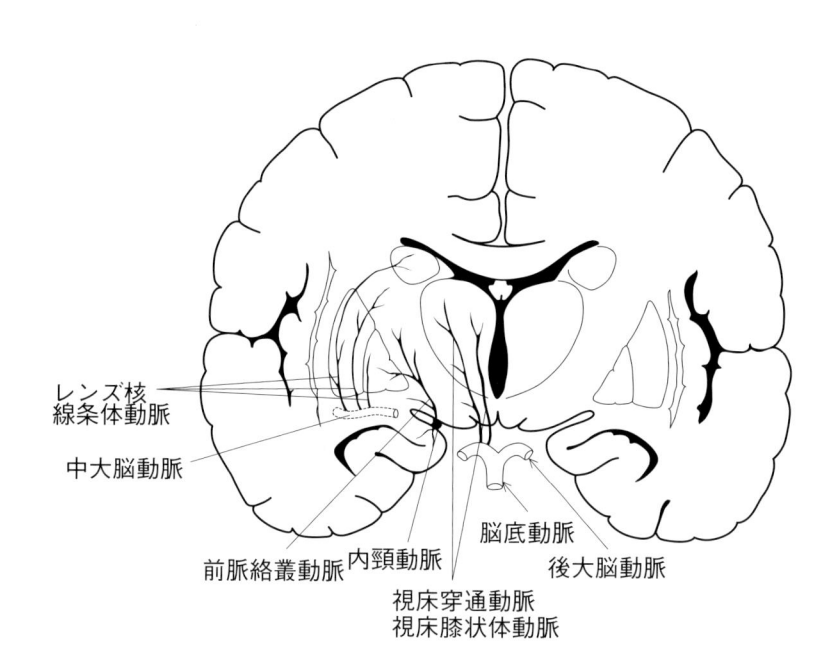

上図ラベル：前頭葉、尾状核、外障、シルビウス裂、視床、内包、淡蒼球、被殻、側頭葉

下図ラベル：レンズ核線条体動脈、中大脳動脈、前脈絡叢動脈、内頸動脈、脳底動脈、後大脳動脈、視床穿通動脈、視床膝状体動脈

大脳深部での脳動脈の模式図と冠状断における主要動脈の支配領域を示す。脳動脈走行のvariationや脳動脈の灌流圧などの変動により，個人差が存在するのは水平断で述べたのと同様である。

基本図譜D　正常 MRI 像

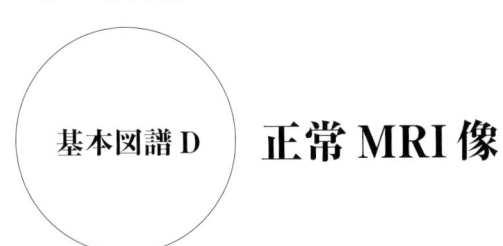

1. 横断像

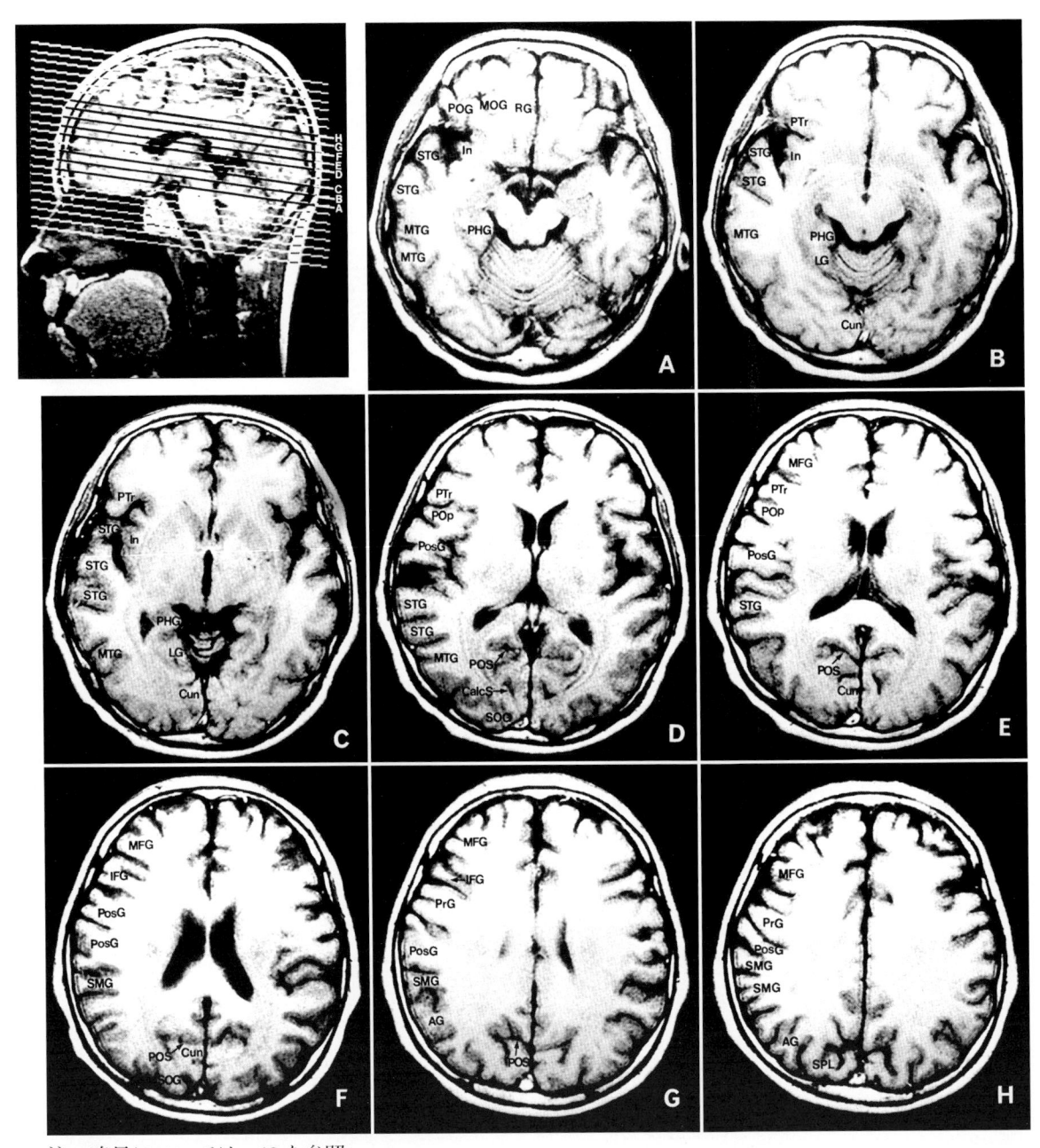

注：略号についてはp.13を参照。

[田川皓一：失語と画像診断．A．失語症の画像診断―形態学的診断―．失語症臨床ハンドブック（濱中淑彦，監），金剛出版，東京，1999, pp.378-398]

2. 冠状断像

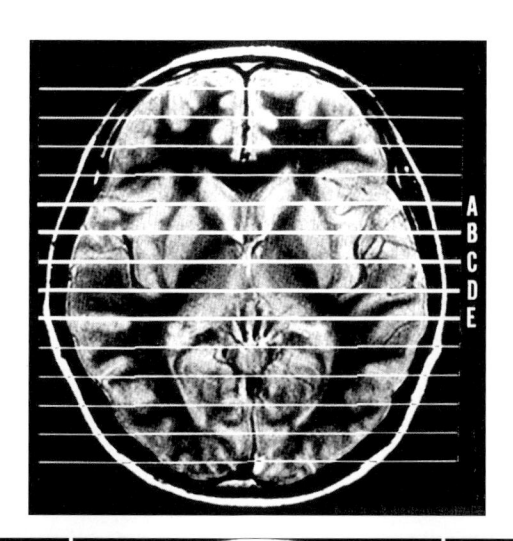

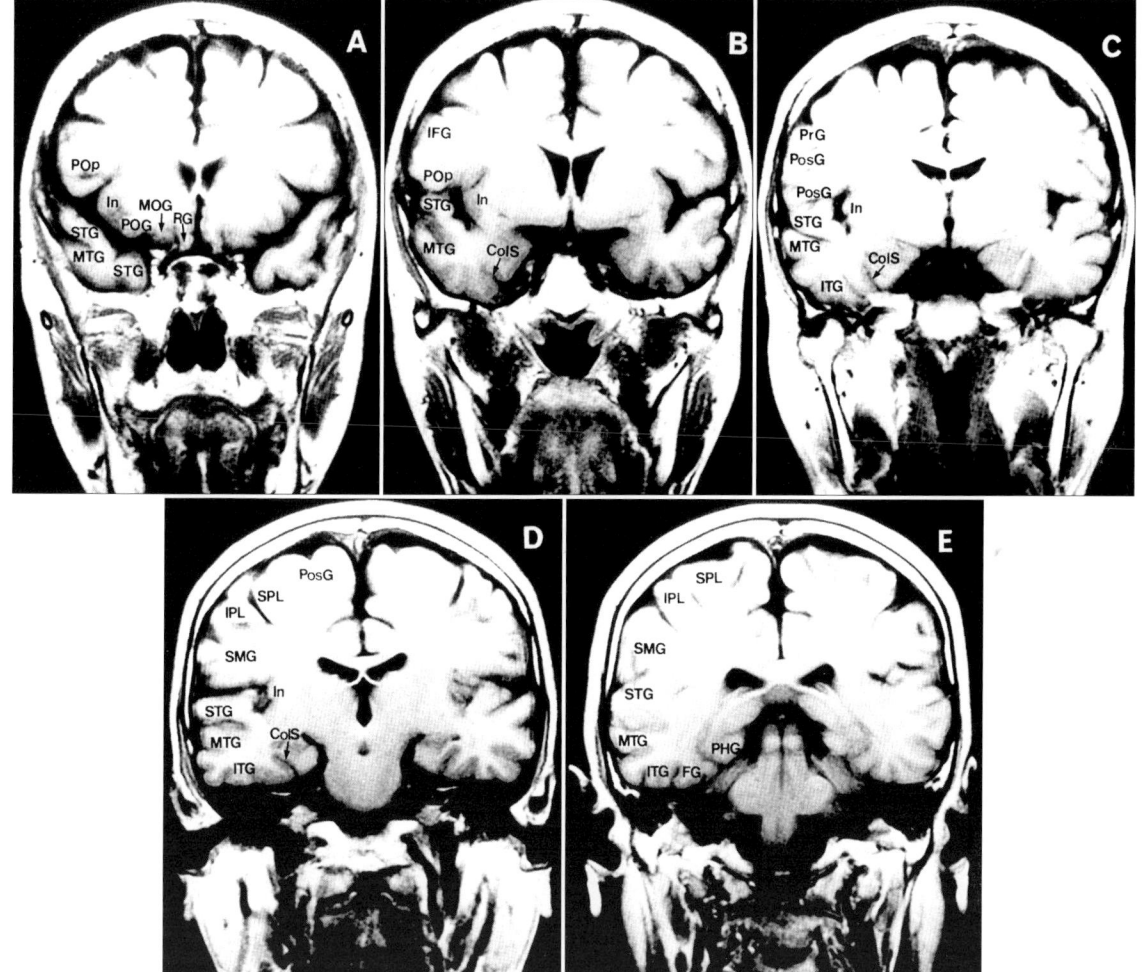

注：略号についてはp.13を参照。

[田川皓一：失語と画像診断．A．失語症の画像診断—形態学的診断—．失語症臨床ハンドブック（濱中淑彦，監），金剛出版，東京，1999．pp.378-398]

12　基本図譜

3. 矢状断像

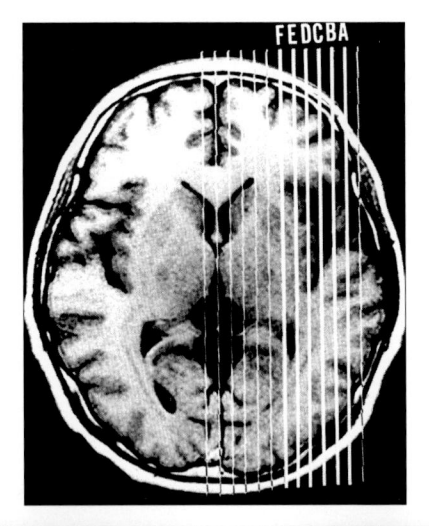

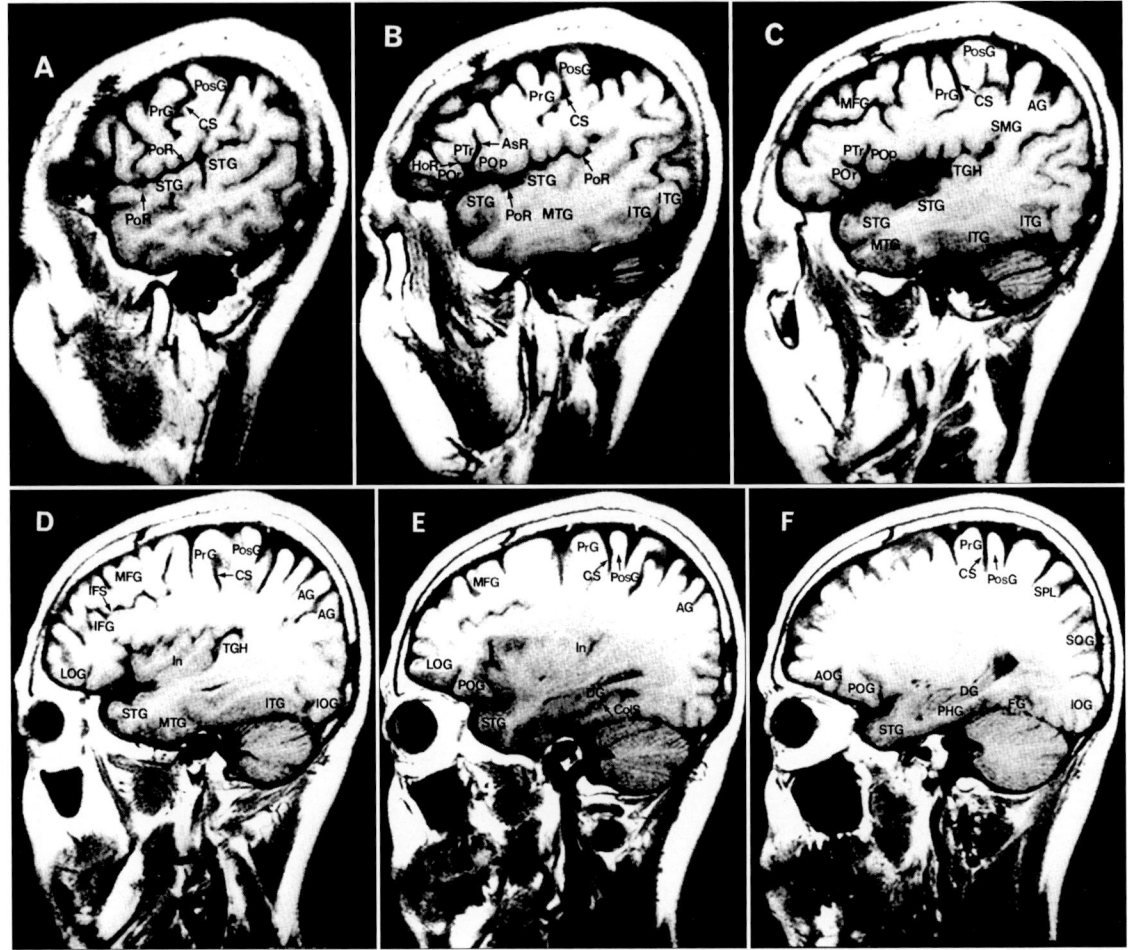

注：略号についてはp.13を参照。

[田川皓一：失語と画像診断．A．失語症の画像診断—形態学的診断—．失語症臨床ハンドブック（濱中淑彦，監），金剛出版，東京，1999，pp.378-398]

略号と解剖名

脳溝

AsR ：上行枝 anterior ascending ramus of Sylvain fissure
CalcS ：鳥距溝 calcarine sulcus
ColS ：側副溝 collateral sulcus
CS ：中心溝 central sulcus
HoR ：水平前枝 anterior horizontal ramus of Sylvian fissure
IFS ：下前頭溝 inferior frontal sulcus
PoR ：後枝 posterior ramus of Sylvian fissure
POS ：頭頂後頭溝 parietooccipital sulcus

脳回や他の脳構造

AG ：角回 anglar gyrus
AOG ：前眼窩回 anterior orbital gyrus
Cun ：楔部 cuneus
DG ：歯状回 dentate gyrus
FG ：紡錘状回 fusiform gyrus
IFG ：下前頭回 inferior frontal gyrus
In ：島 insula
IOG ：下後頭回 inferior occipital gyrus
IPL ：下頭頂小葉 inferior parietal lobule
ITG ：下側頭回 inferior temporal gyrus
LG ：舌状回 lingual gyrus
LOG ：外側眼窩回 lateral orbital gyrus
MFG ：中前頭回 middle frontal gyrus
MOG ：内側眼窩回 medial orbital gyrus
MTG ：中側頭回 middle temporal gyrus
PHG ：海馬傍回 parahippocampal gyrus
POG ：後眼窩回 posterior orbital gyrus
PosG ：中心後回 postcentral gyrus
POr ：眼窩部 pars orbitalis
PTr ：三角部 pars triangularis
POp ：弁蓋部 pars opercularis
PrG ：中心前回 precentral gyrus
RG ：直回 rectal gyrus
SMG ：縁上回 supramarginal gyrus
SOG ：上後頭回 superior occipital gyrus
SPL ：上頭頂小葉 superior parietal lobule
STG ：上側頭回 superior temporal gyrus
TGH ：横側頭回 transverse temporal gyri of Heschl

第I章　神経心理学とは

❶ 神経心理学とは

　そもそも神経学（神経内科学：neurology）がどのような疾患を取り扱っているのかが一般の方々にはわかりにくい面がある。心の病を診る精神神経科や心で起こる身体の病を診る心療内科との区別を理解していない場合も多く，神経内科の看板を掲げたら神経内科疾患が集まってくると思っていると，とんでもないことになる。では，神経内科をどう説明するか。大脳から脳幹，小脳，脊髄にかけての中枢神経や末梢神経，筋肉などの疾患を扱う診療科で，中枢神経疾患には具体的には脳血管障害，パーキンソン病やアルツハイマー病などの変性性の神経疾患，脱髄疾患，脳炎や髄膜炎などの感染症など多彩な疾患が含まれます，と説明を加えてみても，うまく理解してもらえたか覚束ない。同じ神経内科を名乗っていても，いろんなタイプの神経内科医が浮かんでくるのが現状である。

　神経心理学（neuropsychology）になると，さらに理解度が低下してくる。医者仲間からも「神経心理学って何やってんの」としばしば質問をされることがある。学問の世界には境界領域が多数存在する。神経に関する解剖学は神経解剖学，神経系の放射線診断は神経放射線学，神経系を中心とした眼科学は神経眼科学等々と，表現されているが，通常後ろにつく方がそれを名乗る人のより専門分野であると思われる。この観点からいえば，神経心理学は心理学の一分野ではなかろうかと考えられてもおかしくはない。神経心理学は脳疾患を有する患者を対象とするから，臨床医学の一分野であるので，臨床神経心理学と呼んだ方が妥当であるとの考え方が提案されたりしたものである。同じような領域を意味する用語で神経学が後ろにつくものといえば行動神経学（behavioral neurology）がある。欧米圏では教科書のタイトルとしても見かけることはあるが，わが国では普及していない。

　脳の疾患を取り扱うのが神経学（神経内科学）で，心の現象を取り扱うのが心理学，したがって神経心理学は脳と心の問題を取り扱う領域です，といってもなかなか具体像が見えてこない。この場合，心といっても"心の病を扱うのが精神神経学"と述べたときの心とどう区別するかと問われるとやはり困惑する。現実的には精神神経学の立場から神経心理学に興味を示す多くの研究者が存在し，神経心理学の発展に大きく貢献している。

　神経心理学とは何か，と問われたら神経心理学の取り扱う症候を説明した方が理解してもらえるかもしれない（表I-1）。神経心理学の対象となる症候は一般に高次脳機能障害とも呼ばれている。神経心理学で扱う症候としてはまず，失語や失行，失認と呼ばれる高次脳機能としての言語や認知，行為の障害である。失語は音声言語としての「話す」能力や「聴く」能力の障害に加え，文字言語の障害である「書く」能力や「読む」能力も障害されてくる。しかし，音声言語に障害はなく，文字言語の選択的な障害をきたすことがあ

表I-1　神経心理学の対象領域

- 高次脳機能としての言語や認知，行為の障害（失語，失行，失認）
- 読み書き障害（失読，失書）
- 記憶障害
- 前頭葉機能の障害
- 痴呆

り，この読み書き障害も神経心理学の重要なテーマで，日本語における漢字仮名問題は世界中が注目している課題でもある。最近，記憶やその障害に関する研究も多くなってきた。神経心理学の重要なテーマである。前頭葉機能に関する研究も盛んに行われている。前頭前野を中心とする前頭連合野は認知や注意，判断，記憶，学習，さらには性格，意欲，行動などの心理機能や精神機能に関連する領域である。その障害では多彩な精神症状や高次脳機能障害を呈してくる。記憶障害に加え，言語や認知，行為の障害，前頭前野の障害などが複合した状態は痴呆と呼ばれている。痴呆の研究も神経心理学の柱の1つである。

以上の解説はあくまで神経内科医の立場からみた神経心理学である。しかし，その対象とする症候やその基礎疾患を考えるならば神経心理学とは何かをもっと広い視野から眺める必要がある。神経心理学の学術集会に参加するメンバーは，臨床医学からは神経内科や精神神経科，脳神経外科，耳鼻咽喉科，リハビリテーション科など，基礎医学からは神経解剖学や神経生理学など，人文科学からは言語学や心理学，教育学，さらには日常臨床の場で評価や治療に大きく関与する言語聴覚士など多彩である。神経心理学は多く関連領域を有する学際的な領域ということができよう。

❷ 神経心理学の歴史

世界的に神経心理学という用語が使用され始めたのは1960年代のことであり，1970年代になって急速に普及してきたようである。しかし，筆者がこの領域に興味を持った1970年代初期にはまだ神経心理学という用語は一般に用いられていなかった。わが国におけるその当時の代表的な教科書といえば大橋博司著の『臨床脳病理学』であった[1]。1965年の発刊である。今でいう神経心理学はドイツ語圏で脳病理学（Gehirnpathologie）と呼ばれており，ほぼ同じ領域を扱っていたものと思われる。しかし，神経内科領域ではこの脳病理学なる用語を使用することはほとんどなく，日本神経学会総会における神経心理学のセッションは失語・失行・失認のセッションと呼ばれていたように思う。このセッションに集まってくる研究者を中心として発足したのが，日本神経心理学会（当初は日本神経心理懇話会）であり，第1回の集会は1978年に開催されている。このころから，わが国で神経心理学が定着してきたのではなかろうか。HécaenとAlbert[2]による『Human neuropsychology』を手にして新鮮な印象が残った記憶がある。1978年発刊であった。HeilmanとValenstein[3]による『Clinical neuropsychology』の発刊もほぼ同じ時期の1979年であった。

一方，1982年5月に発行された『精神科Mook No.1』[4]は大橋博司編集企画によるまさに神経心理学の特集号であるが，そのタイトルは「失語・失行・失認」のままである。当時のわが国における神経心理学なる用語の普及度をうかがい知ることができるような気がする。精神科Mook No.29[5]は鳥居方策編集企画により1993年に出版された。その序で述べられているように，まさにNo.1の「失語・失行・失認」の改訂版であるが，そのタイトルはずばり「神経心理学」であった。このころには神経心理学という用語以外にはこの内容にふさわしいタイトルは考えられないぐらいに神経心理学は市民権を得たといってよかろう。なお，神経学の源流に張り合うかのように『神経心理学の源流；失語編』が出版されたのが1982年（上巻）と1984年（下巻）である[6,7]。神経心理学の入門書として愛読されている山鳥　重著の『神経心理学入門』の発刊は1985年である[8]。

神経学の教科書である『Handbook of clinical neurology』は3巻[9]が「Disorders of higher nervous activity」で，4巻[10]が「Disorders of speech, perception, and symbolic behavior」であった。ともに1969年の発刊である。この改訂版は45巻[11]「Clinical neuropsychology」として1985年世に出るが，このことは神経心理学が神経学の一分野として世界的に定着してきたことを裏づけている。しかし，神経心理学が心理学の専門分野の1つではなく，臨床医学の一分野であることを広く世間に認知してもらうためには今後のさらなる努力が必要であろう。福祉の時代が叫ばれ，高次脳機能障害の臨床の重要性が指摘されても，この領域へ

の医学界や行政の取り組みははなはだ貧弱である印象は否めない。

文 献

1) 大橋博司：臨床脳病理学．医学書院，東京，1965.
2) Hécaen H, Albert ML：Human neuropsychology. Wiley-Intrescience, New York, 1978.
3) Heilman KM, Valenstein EA：Clinical neuropsychology. Oxford University Press, New York, 1979.
4) 大橋博司, 編：精神科 Mook No.1；失語・失行・失認．医学書院，東京，1982.
5) 鳥居方策, 編：精神科 Mook No.29；神経心理学．医学書院，東京，1993.
6) 秋元波留夫, 大橋博司, 杉下守弘, ほか：神経心理学の源流；失語編－上．創造出版，東京，1982.
7) 秋元波留夫, 大橋博司, 杉下守弘, ほか：神経心理学の源流；失語編－下．創造出版，東京，1984.
8) 山鳥 重：神経心理学入門．医学書院，東京，1985.
9) Vinken PJ, Bruyn GW, ed.：Handbook of clinical neurology Vol.3；Disorders of higher nervous activity. North-Holland Publishing Company, Amsterdam, 1969.
10) Vinken PJ, Bruyn GW, ed.：Handbook of clinical neurology Vol.4；Disorders of speech, perception, and symbolic behavior. North-Holland Publishing Company, Amsterdam, 1969.
11) Vinken PJ, Bruyn GW, ed.：Handbook of clinical neurology Vol.45；Clinical neuropsychology. North-Holland Publishing Company, Amsterdam, 1985.

〔田川皓一〕

第Ⅱ章　神経心理学の背景因子

❶ 大脳半球優位性と利き手

　言語機能は右利きの95％以上で左半球に側性化されている一方，左利きで左半球優位の人の割合は約60％，それ以外の人は右半球性ないし両半球性に言語機能が営まれているといわれる[1]。

　大脳半球優位性と利き手とがなぜ関連するのかはいまだ不明ではあるものの，左半球が言語機能に関して優位である人が多いため，右手利きでは左半球が損傷されると失語を生じることが多い。

　一方，非右手利きの場合，やはり左半球損傷により失語を呈することは多いが，また，右半球損傷で失語が出現することもある。いずれの側の損傷でも，非右利き例では，言語症状が生じても軽症もしくは予後良好とされることが多い[2]。

　一方，右利きで右半球損傷により失語が生じた場合は交叉性失語と呼ばれるが，交叉性失語の病巣部位と症状の関係は，必ずしも左半球損傷で生じた右利き失語例の鏡映的臨床像となるわけではない[3]。症状の経過も多様で，予後良好とする報告がある一方，一貫した傾向は認められないとまとめたものまである。交叉性失語は出現率が低いので，それが予後推定を困難にさせている一因かもしれない。交叉性失語の出現率は失語症の中の0.3％前後～2％前後までと，報告によってばらつきがある[2]が，いずれにしても低頻度であることには違いない。ちなみに筆者の自験例では約1.2％（325例中4例）である[4]。

　利き手と言語機能の関連性については，脳の形態学的見地からも検討されている。言語野として重要な機能を持つ下前頭回三角部と上側頭回側頭平面の形態学的左右差を比較したFoundasら[5]によると，三角部と側頭平面のいずれでも，右利き例では明らかに左側が大きい一方，左利きでは左右差は明らかではなかった。側頭平面は，系統発生学的に高等霊長類になって初めて左右差が生じるもので[6]，ヒトではすでに胎生期に非対称性が生じている[7]。つまり，脳機能の側性化は言語学習に先立って出生以前から始まっているようである。

　左半球が言語機能に大きな役割を担っているのに対し，右半球は，より空間的処理機能を担うとされる。右半球損傷による代表的な神経心理学的症状は左半側無視である。左半球損傷例でも，対側である右側を無視する症状が生じないわけではないが，右半球損傷例に比べるとはるかに軽度で予後も良好である[8]。

　以上のように，利き手が右ではない場合あるいは側性化が特殊な場合，神経心理学的症状は通常とは異なる病像となることが予想される。以下に，非定型的に側性化されていたと推定される症例を紹介する。

　症例M.I.は，43歳，女性。右利き優位の両手利き。勤務中椅子から立ち上がれなくなったため搬送され入院した。入院時，意識20（JCS），左方への共同偏視，右不全片麻痺が認められた。発症当日のCTスキャンでは左被殻出血が認められ正中線が右方に偏位していた。血腫は左前頭，側頭，頭頂葉の皮質下に進展し6スライスにわたっていた（図Ⅱ-1a）。発症4ヵ月後でも5スライスに及ぶ異常低吸収領域が残存していた（図Ⅱ-1b）。神経心理学的には，漢字想起障害は認められるものの発語は流暢で喚語や聴覚的言語理解に問題はなく日常会話でも支障はなかったが，発症3週間後に施行した標準失語症検査（SLTA）で，「口頭命令に従う」や「書字命令に従う」の項目で低得点を

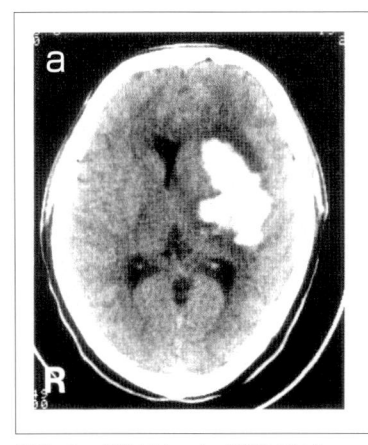

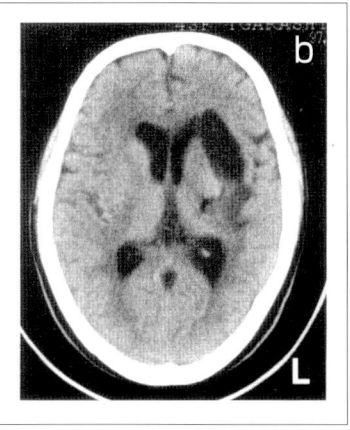

図Ⅱ-1　CTスキャン（症例M.I.）
　a：発症当日のCTスキャンでは，左被殻部に出血が認められ，正中線位は右方に偏位していた。血腫は左前頭，側頭，頭頂葉皮質下に及び6スライスにわたっていた。
　b：発症4ヵ月後には，5スライスにわたる異常低吸収領域が残存していた。

示した。これは，右側に提示されたハンカチや歯ブラシなどを検出できないことによる得点の低下であった。検査時の右半側空間無視の状況を図Ⅱ-2，3に示す。本例のような出血部位の場合，定型的側性化の例であれば，言語野に多大な影響が及ぼされ重篤な失語をもたらすと推定されるところである。しかし，本例では，言語機能がほぼ保たれている一方，右半側空間無視が前景に立っており，高次機能の側性化が非定型的と考えられた例である。

　次は，症例A.T., 47歳，女性。中学校卒，飲食店店員。幼少時左利きで矯正歴のある両手利き。一人暮らしのため発症時の詳細は不明。近医に入院し右被殻出血と診断された。発症1ヵ月後リハビリテーションのため転院。転院時，意識清明，左不全片麻痺，発語障害が認められた。転院時のCTスキャン（図Ⅱ-4）では，右被殻後部から内包後脚付近に血腫が残存し，さらに上方の放線冠は異常低吸収領域となっていた。神経心理学的には，聴覚的言語理解は比較的良好であったが，喚語困難や錯語が認められ非流暢性発語で，ブローカ（Broca）失語を呈していた。読み書き能力も低下していた（図Ⅱ-5）。失行，失認は認められなかった。本例は，非右利きで右側病変により失語を呈した例である。上述の症例M.I.と同じく両手利きであるが，病巣側は症例M.I.とは反対で，神経心理学的症状も失語症であったことから，これら2例の側性化は，左半球-空間機能，右半球-言語機能というように，定型例とは逆になっていたのではないかと推定された。

　次は，右利き交叉性失語例である。

　症例S.S., 57歳，男性。中学校卒，農業。右利き。家族歴にも左利きの素因はない。家人が帰宅すると本人は横になっていて呼びかけにも反応しなかった。数時間後，近医の往診を受け脳梗塞が疑われたため紹介され入院した。入院時，自発的に開眼してはいるが有意味語の産生はなく，左不全片麻痺が認められた。発症6時間後のMRI拡散強調画像で右放線冠に異常高信号領域が認められ，発症10日後のCTスキャンでも同部位の梗塞巣が確認された（図Ⅱ-6a，b）。右内頸動脈撮影では右中大脳動脈M2の閉塞が認められた。発症1.5ヵ月後のSLTAでは，言語理解は良好であったが発語は非流暢で喚語困難や構音の歪みが著しく，復唱課題でも無意味な発声をするのみであった。すなわち，交叉性ブローカ失語を呈していた（図Ⅱ-7）。口頭表出面の得点低下が著明であったが，自発的発語よりは音読が良好で，また，

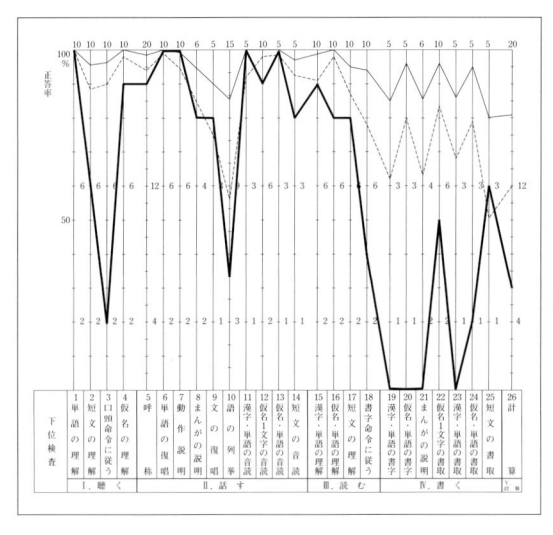

図Ⅱ-2　SLTA profile（症例 M.I.）
　発症3週間後に施行したSLTAでは，漢字書字障害と計算障害は著しいが，発語は流暢で喚語や復唱の障害はなく，口頭言語はおおむね支障なかった。「口頭命令に従う」と「書字命令に従う」の項目での低得点はおもに右半側空間無視によるものである。
[記録用紙は，日本高次脳機能障害学会（旧 日本失語症学会），編：標準失語症検査. 新興医学出版社，東京，1997による]

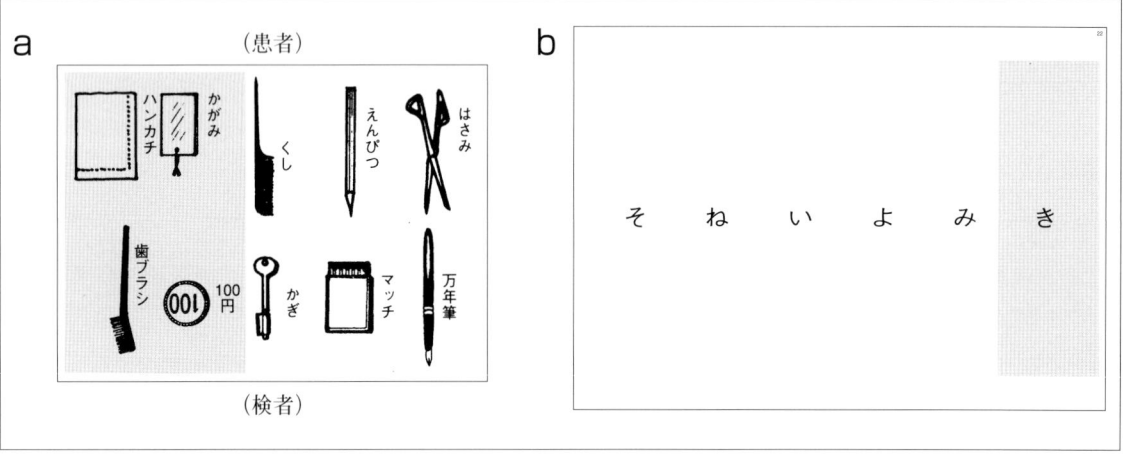

図Ⅱ-3　SLTA施行時の半側無視の状況（症例 M.I.）
　a：「口頭命令に従う」：ハンカチの位置を本例の正中位にしても，ハンカチ，歯ブラシ，100円玉，鏡は見落とされることが多かった。
　b：「仮名の理解」；検査図版で横一列に並んだ仮名は，左端から順次音読しながら探索するが，「み」までしか音読せず，右端にある「き」は検出できなかった。
[図版は，日本高次脳機能障害学会（旧 日本失語症学会），編：標準失語症検査. 新興医学出版社，東京，1997による]

仮名より漢字の書字が容易であった。発症2年後のSLTAでは，初回0/20であった呼称課題の得点が13/20に上昇するとともに，他の言語様式も含め言語機能全体が明らかに向上していた。しかし，流暢性障害はいまだ残存し，交叉性失語は持続している（図Ⅱ-7）。本例は，右利きで右半球損傷であるにもかかわらず言語機能が障害された交叉性ブローカ失語である。

　最後に，左前頭，側頭，頭頂葉が広範に損傷されたにもかかわらず言語機能に問題はなく，いわゆる劣位半球症状を呈した症例を供覧する。

　症例T.T.は，68歳，男性。右利き。中学校卒，農業。運転していた車から降りたところ，突然の頭痛，嘔気をきたし嘔吐したため，救急搬送され入院した。入院時，意識3～10-R（JCS），瞳孔不同（左＞右），右不全片麻痺。CTスキャン（図Ⅱ-8）で左頭頂葉皮質下出血。血腫は全方向に進展しており，正中線が著しく右方へ偏位し脳ヘルニ

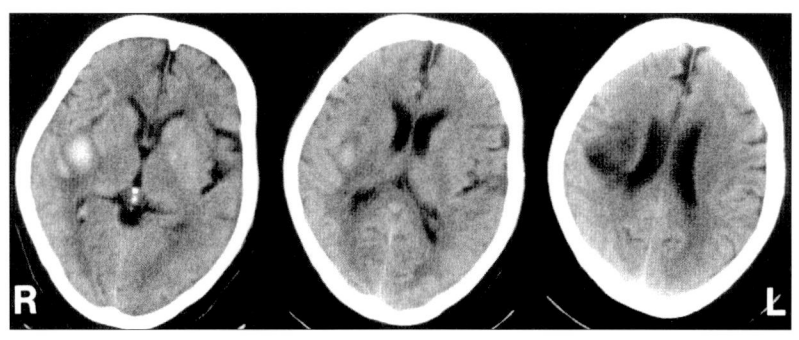

図Ⅱ-4　CTスキャン（症例 A.T.）
発症1ヵ月後（転院時），血腫は右被殻後部から内包後脚付近に残存し，さらに上方の放線冠は異常低吸収領域となっていた。

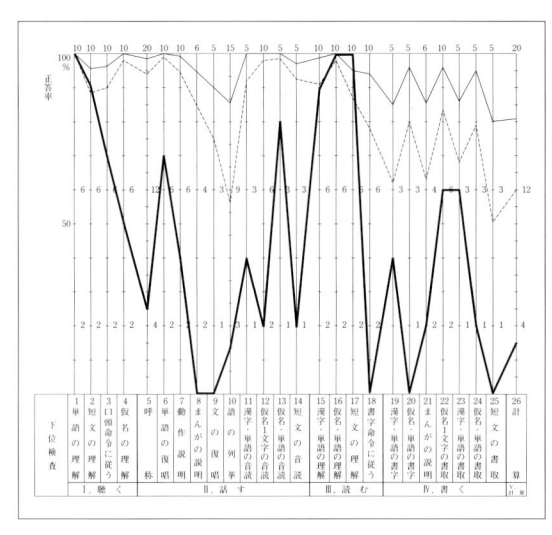

図Ⅱ-5　SLTA profile（症例 A.T.）
発症1ヵ月後（転院時），聴覚的理解は比較的良好，喚語困難や錯語が認められ非流暢性発語で，ブローカ失語を呈していた。
［記録用紙は，日本高次脳機能障害学会（旧 日本失語症学会），編：標準失語症検査．新興医学出版社，東京，1997による］

アも伴っていたため即日血腫除去術。術後数日たったころから自発的に発語するようになった。喚語困難や錯語などの失語症状は認められなかったが，右半側無視が著しく，頭位は左方を向いていることが多かった。発症5週間後の長文音読で明らかな無視性の音読障害を示した（図Ⅱ-9）。音読後に，読んだ文章の内容を問うと，"値段交渉やってイベントをやる。人を集めて…"と言い，内容把持や意味理解はおおむね可能であった。Mini-Mental State検査は23/30点で，検査時は多弁であった。さらに，指示された閉眼動作を持続させられない運動維持困難や，右上下肢の麻痺に対する病態失認も認められた。本例は，右利き左半球損傷でいわゆる劣位半球症状を呈しており，いわば交叉性半側無視とでもいうべき例である。

利き手を検査する方法は数多く報告されているが，簡便なものとしてエジンバラ利き手検査[9]がある（表Ⅱ-1）。エジンバラ利き手検査では，性別や文化的違いなどが関与しにくいと判断された10項目の動作について，使用する側を問い，利き手指数（Laterality Quotient：LQ）を求める。LQが0より小さい場合，左利きと判断する。

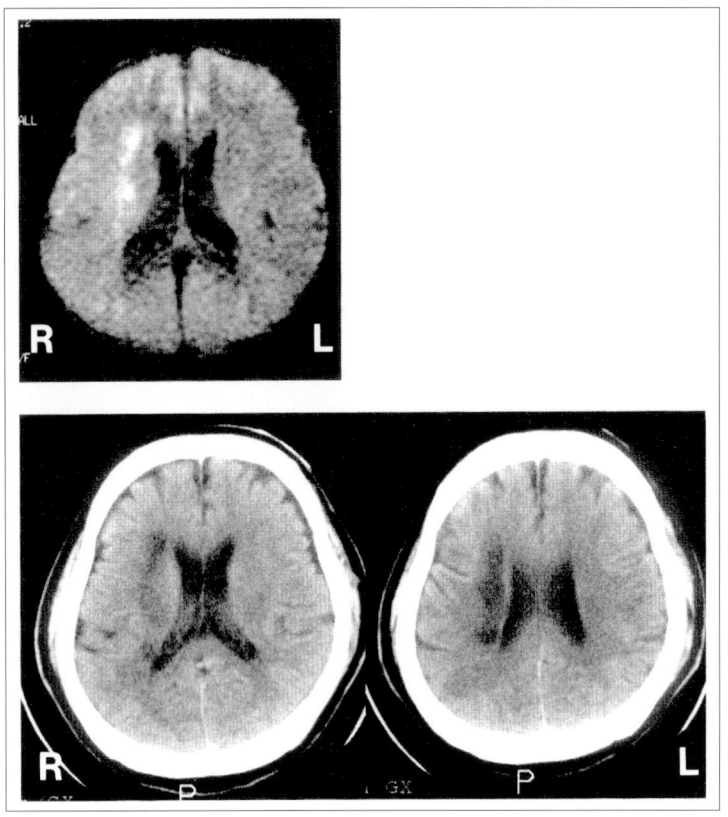

図Ⅱ-6　MRIおよびCTスキャン（症例S.S.）
　a：発症約6時間後のMRI拡散強調画像で，右放線冠に異常高信号領域が認められた。
　b：発症10日後のCTスキャンでも，MRIと同様の部位に梗塞巣が認められた。

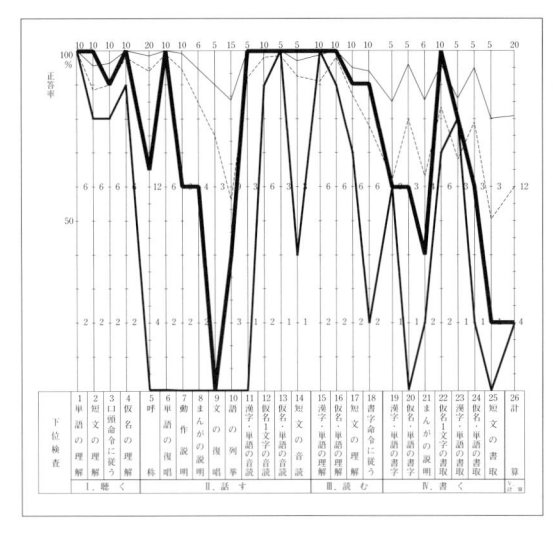

図Ⅱ-7　SLTA profile（症例S.S.）
　細い実線は発症1.5ヵ月後。聴覚的言語理解は良好であったが，喚語困難が著しく，呼称や復唱では無意味音の産出のみであった。太い実線は発症2年後。言語機能全体が明らかに向上し，いずれの言語様式でも得点の上昇が認められた。しかし，流暢性障害はいまだ残存し，交叉性ブローカ失語は持続している。
　[記録用紙は，日本高次脳機能障害学会（旧 日本失語症学会），編：標準失語症検査．新興医学出版社，東京，1997による]

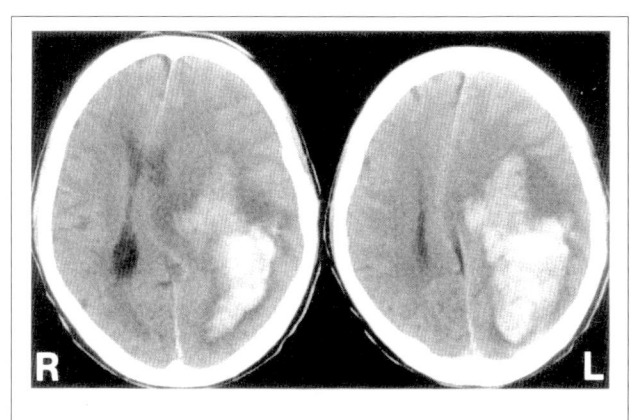

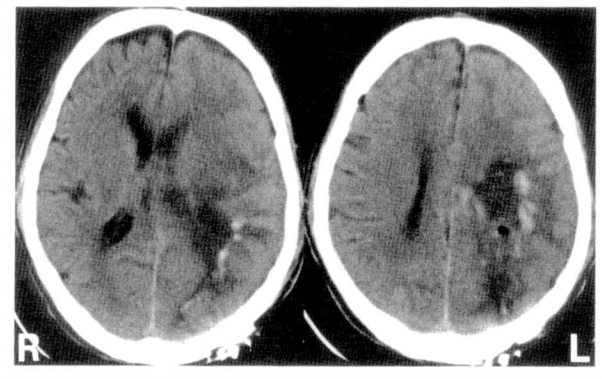

図Ⅱ-8　CTスキャン（症例 T.T.）
　a：発症当日。左頭頂葉を中心に前方向に進展した辺縁不整形な血腫が認められた。正中線は著しく右方に偏位し，脳ヘルニアも伴っていた。血腫は7スライスに及んでいた。
　b：血腫除去術4日後。血腫はおおむね除去され，正中線の圧排所見も著しく軽減していた。

来年9月のシドニー五輪まであと1年となる15日、シドニーの中心部ダーリング・ハーバーでは、朝6時半から、五輪の雰囲気を盛り上げる様々なイベントが繰り広げられた。500日前から毎日行われている記念オークションでは「あと1年」と彫り込まれた彫刻が普段の2倍以上の8,500豪ドル（約61万円）で競り落とされた。夜は、国際オリンピック委員会のあるスイス・ローザンヌから生中継で、約200ある各国オリンピック委員会に発送する招待状の署名式の模様が大型スクリーンに映し出された。花火とレーザー光線を使ったショーには、市民など約5万人の大きな歓声が上がり、華やかに開幕1年前のパーティーを締めくくった。

図Ⅱ-9　長文音読（症例 T.T.）
　B5判の音読用文章を提示すると，図のシャドウ部分は無視され音読されなかった。音読できた部分の内容把持，意味理解はおおむね保たれていた。

表Ⅱ-1 エジンバラ利き手検査

次の動作をするときに使いやすい手はどちらですか？ 使いやすい方に「＋」を記入して下さい。必ずそちら側を使う場合は「＋＋」と書き入れて下さい。どちらともいえない場合は、両側の欄に「＋」を書き入れて下さい。 まったく経験のない動作以外は全部の質問にお答え下さい。	左手(L)	右手(R)
1. 字を書く		
2. 絵を描く		
3. 投げる		
4. ハサミで切る		
5. 歯ブラシで磨く		
6. ナイフで切る		
7. スプーンで食べる		
8. ほうきで掃くときに上の方になる手		
9. マッチで火をつけるときにマッチ棒を持つ手		
10. 箱をあけるときにふたを持つ手		

$LQ=(R-L)／(R+L)×100$

(Oldfield RC: Neuropsychol 9: 97-113,1971[9]) より翻訳)

❷ 加齢

　加齢により諸々の機能が低下することは，日常生活上よく見られることである．しかし，諸能力の低下が正常の加齢過程なのか，あるいは病的なものなのかについて判断するのは，必ずしも容易なことではない．Valdois[10]によると，加齢とともに低下する認知機能と，加齢の影響を受けにくい認知機能がある．前者の能力は，記憶や言語，視空間認知，抽象思考，概念形成などであり，後者は一般的常識や語彙などである．

　一般に，知能検査では，被験者の年齢によって得点の評価水準が変わるので年齢換算表が付記されていることが多い．すなわち，若年者と高齢者が同じ得点をとったとしても，高齢者の方が能力が高いと判定される．たとえば，知能検査として代表的な WAIS-R の場合，25〜34歳の若年者と70〜74歳の高齢者が，表Ⅱ-2のように，同じ粗点だったと仮定すると，若年者では各下位項目で評価点10と算定されて総合的には IQ 99 となるが，高齢者では評価点はいずれの下位項目でも若年者より高くなることから IQ は 130 となり，明らかに高齢者の方が高い知能になる．つまり，高齢になるにつれて各能力が下降していくという推定のもとに評価基準が定められている．さらに，若年者と高齢者との間で評価点および知能指数の差をみると，動作性検査の方で点差が大きいことから，WAIS-R では，高齢者でより低下しやすい，あるいは反応時間の延長を示しやすい能力は，視覚的運動的能力であると考えられていることになる．ただし，以上のことは，高齢になるに従って知能指数が低下するという意味ではない．粗点が

評価点に変換される際や評価点の合計から知能指数を導く際に年齢が勘案されるので，知能指数としては，各年代を通してほぼ一定している。WAIS-Rと同様に，年齢による得点勾配は，日本版レーヴン色彩マトリックス検査やベントン視覚記銘検査などでも示されている（☞p.88, p.103）。

脳損傷例にレーヴン色彩マトリックス検査を施行した坂爪ら[11]が，痴呆の有無の判定で基準とされる24点をもとに検討したところ，24点以下になった被験者数の割合は，高齢になるに従って増える傾向にあった（表Ⅱ-3）。つまり，健常者でも脳損傷例でも，加齢とともに構成や視知覚機能あるいは推理などの能力が低下していくと考えられる。

近年，「脳ドック」や「もの忘れ外来」が開設され，そこで得られた神経心理学的検査結果から，健常者の認知機能に関する知見が集積されつつある。川畑ら[12]は，記憶と注意の障害程度を定量化する9つの下位項目（物品呼称，即時想起，数字音読，数字配置，数字復元，象徴干渉，文字干渉，遅延想起，遅延再認）からなるSyndrom Kurz-test（SKT）を用いて，30歳代以上の健常者の認知機能について報告している。それによると，70歳代以下の被験者に比べ80歳代では呼称課題に要する時間が有意に延長していた。また，非言語性処理速度，注意，柔軟性は，70歳代から成績が低下し，80歳代では著明な低下となった。つまり，70歳を超えると，非言語性課題の処理速度が遅くなると同時に注意や柔軟性が減退し，80歳以降ではさらに言語性処理速度の低下が加わるということになる。一方，脳ドック受診者に，物語再生，ベントン視覚記銘検査，7シリーズ（100から7を連続7回減算する），仮名拾い，動物名想起，迷路課題，5単語再生の各検査を施行した土田ら[13]によると，これらの検査結果から，4つの因子を抽出できた。すなわち，物語のあらすじを記憶する能力（挿話的記憶力），注意力，無関係語の記憶・同時作業内での記憶（カテゴリー分類能力・判別的記憶力），集中力の4つである。そして，いずれも加齢とともに低下していくが，その中でもっとも著しく低下するのは挿話的記憶力であった（表Ⅱ-4）。

表Ⅱ-2 年齢によるWAIS-R評価点の変動例

表に示した粗点の場合，被験者が25〜34歳ではすべての下位項目で評価点が10となり，言語性IQ100，動作性IQ98，全IQ99で，平均的知能となるが，同じ粗点を70〜74歳の被験者が獲得すると，評価点は若年者に比較して高く算定され，言語性IQ122，動作性IQ134，全IQ130となり，明らかな違いが出る。

言語性検査	粗点	評価点	
		(25〜34歳)	(70〜74歳)
1 知識	18	10	13
3 数唱	16	10	14
5 単語	36	10	12
7 算数	16	10	15
9 理解	18	10	12
11 類似	18	10	14
評価点合計		60	80

動作性検査	粗点	評価点	
		(25〜34歳)	(70〜74歳)
2 絵画完成	14	10	14
4 絵画配列	17	10	16
6 積木模様	44	10	15
8 組合せ	35	10	15
10 符号	70	10	19
評価点合計		50	79

	(25〜34歳)	(70〜74歳)
言語性IQ	100	122
動作性IQ	98	134
全IQ	99	130

表Ⅱ-3 レーブン色彩マトリックス検査年齢別該当者数

年齢	24点以下	25点以上
39歳以下	4人	14人
40〜49歳	5人	20人
50〜59歳	44人	50人
60〜69歳	78人	53人
70〜79歳	59人	34人
80歳以上	10人	7人

（坂爪一幸，ほか：神経心理 11：158-169，1995[11]を改変）

Wisconsin Card Sorting Testで前頭葉機能の加齢変化を調査した報告もある。中山ら[14]によると，正常知能指数の健常者でも，達成カテゴリー数，誤反応数，保続数と年齢とは有意に相関していた。したがって，前頭葉機能の低下は，加齢による生理的な知能低下に先行して生じるのではないかと推定されている。加齢とともに保続反応が増加することは，Heatonら[15]によっても報告されている。

また，牧ら[16]は，簡便な認知機能検査として広く使用されているMini-Mental State Examination(MMSE)を用いて健常高齢者の疫学調査をしているが，それによると，高齢になるに従ってMMSEの得点は低くなり，とりわけこの傾向は教育年数の低い女性被験者に認められた。

日常的に"年をとると，昔のことはよく覚えているが最近のことは忘れやすい"といわれる。Squire[17]は，1930～1972年に起こった社会的出来事を覚えているかどうかについて，50～89歳の健常者で調査したが，それによると，高齢群の方が最近のことより昔の出来事の方をよく覚えているという傾向は認められなかった。本邦で同様の調査をしているものに，深津ら[18]の報告がある。彼らは，1950年代～1980年代に生じた社会的出来事を80問の質問紙にまとめ，健常日本人の40歳代～70歳代の4つの年齢層で，それらの出来事を記憶しているか否かを検索した（表Ⅱ-5，表Ⅱ-6）。ただし，深津らの調査では，個々の被験者にとっては，設問中の出来事が必ずしもエピソード記憶に該当するとは言い切れず，意味記憶に相当する記憶を検索している可能性もある。いずれにしても，その結果わかったことは，Squire[17]と同様，各年齢層とも同じような忘却のパターンをとるということで（図Ⅱ-10），これらのことから，上記の社会通念とは異なり，高齢者が必ずしも昔のことをよく覚えているわけではなく，加齢とともに近時記憶はもちろんのこと遠隔記憶も低下していくことがわかる。エピソード記憶は加齢により低下しやすいが，手続き記憶や意味記憶は加齢の影響を受けにくいともいわれる[19]。

また，近時記憶や遠隔記憶のような過去の経験のみならず，高齢者では，前方視的記憶（prospective memory）が低下しやすいという報告もある[20]。前方視的記憶とは，たとえば，約束していた時間に友達に会うなど，これからする予定の事柄を適切な時期に自発的に想起できることである。高齢者の場合，つまり，外的な手がかりがあれば想起可能なことでも，自発的に想起する能力が低下することが示唆される。

年齢と失語症型との関係について論及した報告もある。脳梗塞連続例の神経心理学的症状についてまとめた峰松[21]によると，全失語とウェルニ

表Ⅱ-4 各種検査の年代別標準値

		30～40代	50～60代	70代	80代
物語再生	直後再生数	8	7	5	3
	30分後再生数	7	4	3	1
仮名拾い	拾い上げ数	23	12	9	5
迷路課題	解決時間	120	150	180	180
5単語再生	直後	4	4	3	1
	5分後	4	2	1	1
Benton	遅延再生	6	4	3	2
7シリーズ	所要時間	30	50	70	80
動物名想起	1分間の想起数	8	7	6	4

－1.2～1.5SDを標準としたもの
（土田昌一，ほか：神経心理 14：225-232，1998[13]を改変）

表Ⅱ-5　社会的出来事テスト

1. 国会のいわゆる「バカヤロー解散」を行なった首相は誰か。
　　① 田中角栄　② 竹下登　③ 米内光政　④ 吉田茂
2. 砒素ミルク事件を起こしたミルク製造会社はどこか。
　　① 森永　② 明治　③ 雪印　④ グリコ
3. ハイジャックされた日航機よど号はどこの国へ行ったか。
　　① 中国　② 韓国　③ ソ連　④ 北朝鮮
4. 英国皇太子チャールズと結婚した人の名前は。
　　① アン　② エリザベス　③ ダイアナ　④ マーガレット
5. 大平首相の死因は。
　　① 病死　② 事故死　③ 自殺　④ 暗殺
6. 作家三島由紀夫の死因は何か。
　　① 自殺　② 事故死　③ 病死　④ 銃殺
7. 浅沼稲次郎の死因は何か。
　　① 他殺　② 病死　③ 交通事故死　④ 自殺
8. 死者行方不明者千人余りを出した青函連絡船の名前は何か。
　　① 十和田丸　② 函館丸　③ 洞爺丸　④ 青森丸
9. ロス疑惑と呼ばれる事件は何に関する事件か。
　　① わいろ事件　② 政変　③ 保険金殺人　④ 誘拐
10. 札幌オリンピックで優勝した笠谷選手の種目は何か。
　　① ホッケー　② スケート　③ ジャンプ　④ アルペンスキー
11. 橋本聖子は何をする人か。
　　① 俳優　② 政治家　③ 歌手　④ スケート選手
12. 「地球は青かった」と言った人類初の宇宙飛行士は誰か。
　　① アームストロング　② スターリン
　　③ ガガーリン　④ レオーノフ
13. チェルノブイリ原発事故が起こった国はどこか。
　　① アメリカ　② ソ連　③ イギリス　④ フランス
14. 連合赤軍がたてこもった場所はどこか。
　　① 国会議事堂　② 首相官邸　③ 浅間山荘　④ 東京タワー
15. 柏鵬時代を大鵬と共に築いた力士は誰か。
　　① 柏戸　② 柏木　③ 甘柏　④ 柏谷
16. 美空ひばり、雪村いずみと共に三人娘と呼ばれたのは誰か。
　　① 江利チエミ　② ペギー葉山
　　③ 浜村美智子　④ 島倉千代子
17. ケネディ元大統領の死因は何か。
　　① 病死　② 交通事故死　③ 自殺　④ 暗殺
18. レッドパージとは何か。
　　① クーデター　② 農地改革
　　③ 共産党員の追放　④ 赤線地帯
19. 上野動物園に初めてきたパンダの名前はランランと何か。
　　① カンカン　② ペンペン　③ トントン　④ スンスン
20. 国鉄が民営化された後の新しい呼称は。
　　① JR　② JT　③ KDD　④ NTT
21. 第1回ミス日本に選ばれたのは誰か。
　　① 山本富士子　② 司葉子　③ 佐久間良子　④ 若尾文子
22. ウォーターゲート事件で失脚した大統領は誰か。
　　① ケネディ　② ニクソン　③ リンカーン　④ レーガン
23. 大韓航空機爆発の犯人とされているのは誰か。
　　① 金嬉老　② 金大中　③ 金賢姫　④ 金鐘泌
24. 映画「羅生門」の主演男優は誰か。
　　① 中村錦之助　② 石原裕次郎　③ 三船敏郎　④ 小林旭
25. 伊豆大島三原山で墜落した日航一番機の名前は何か。
　　① 火星号　② もく星号　③ 土星号　④ 水星号
26. プロレスラー力道山の死因は何か。
　　① 病死　② 自殺　③ 交通事故死　④ 他殺
27. 東京オリンピックで東洋の魔女と呼ばれたのは何の選手か。
　　① バレーボール　② 水泳　③ 体操　④ バスケットボール
28. 田中角栄が関係した事件は何か。
　　① ウォーターゲート事件　② ロス事件
　　③ リクルート事件　④ ロッキード事件
29. 世界で初めて月面着陸した宇宙飛行士は誰か。
　　① ガガーリン　② レオーノフ
　　③ アームストロング　④ スターリン
30. 三億円強奪事件が発生したのはどこか。
　　① 名古屋　② 府中　③ 浦和　④ 神戸
31. ソ連に撃墜され墜落した航空機の会社はどこか。
　　① 日本航空　② 大韓航空
　　③ パンアメリカン航空　④ 全日空
32. 大久保清の関係した事件は何か。
　　① クーデター　② スパイ事件　③ 婦女暴行　④ 幼女誘拐
33. 空手チョップを得意技にしたプロレスラーは誰か。
　　① 力道山　② ジャイアント馬場
　　③ アントニオ猪木　④ デストロイヤー
34. 中山律子は何をする人か。
　　① ゴルフ　② ボーリング　③ テニス　④ マラソン
35. 「シェー」という流行語を生んだのは何か。
　　① 小説　② 映画　③ コマーシャル　④ 漫画
36. リクルート事件とは何に関する事件か。
　　① 殺人事件　② 列車事故　③ 校内暴力　④ わいろ事件
37. 幼女連続殺人事件の犯人は誰か。
　　① 米山正雄　② 宮崎勤　③ 工藤栄一　④ 手塚富男
38. 「黒い花びら」という歌で、レコード大賞を受賞した歌手は誰か。
　　① 水原弘　② 三橋美智也　③ フランク永井　④ 石原裕次郎
39. 日航ジャンボ機が墜落した場所は何県か。
　　① 北海道　② 東京　③ 福岡　④ 群馬
40. 不二家のミルキーの宣伝に使われたのは「ペコちゃん」と何か。
　　① パコちゃん　② ポコちゃん　③ ピコちゃん　④ プコちゃん
41. ダッコちゃんとは何か。
　　① 人形　② 漫画　③ ペット　④ アイドル歌手

42. 鉄腕アトムの作者は誰か。
    ① 藤子不二雄　② 手塚治虫　③ 石ノ森章太郎　④ 赤塚不二夫
43. スーダラ節を歌ったのは誰か。
    ① いかりや長介　② ザ・ピーナッツ　③ 植木等　④ 水原弘
44. 「わたしの城下町」をヒットさせた歌手は誰か。
    ① 天地真理　② 南沙織　③ 小柳ルミ子　④ 岩崎宏美
45. 横井英樹社長の経営する大火事のあったホテルの名前は何か。
    ① ホテルニュージャパン　② 帝国ホテル
    ③ 赤坂プリンスホテル　④ ホテルオークラ
46. ビッグ・フォアのメンバーはジョージ川口、小野満、松本英彦とあと一人誰か。
    ① 永六輔　② 中村八大　③ 寺島信夫　④ 神津善行
47. ビキニ環礁北東で被爆した船の名前は何か。
    ① 第三幸神丸　② 第五福竜丸
    ③ 第一青浪丸　④ 第七白虎丸
48. ペルシア秘宝展偽物事件があった百貨店の名前は何か。
    ① 西武　② 高島屋　③ 東急　④ 三越
49. 造船疑獄事件の火つけ役で「街の金融王」と呼ばれたのは誰か。
    ① 有田次郎　② 菅朝太郎　③ 田中彰治　④ 森脇将充
50. 流行語「ムチャクチャでござりまするがな」をはやらせた人は誰か。
    ① 花菱アチャコ　② 南都雄二　③ 柳家金五楼　④ 榎本健一
51. 「わたしは嘘を申しません」と言った日本の元首相は誰か。
    ① 大平正義　② 池田勇人　③ 佐藤栄作　④ 三木武夫
52. 岡本綾子は何をする人か。
    ① テニス　② ゴルフ　③ スケート　④ マラソン
53. 赤木圭一郎の死因は何か。
    ① 水死　② 病死　③ 他殺　④ 交通事故死
54. フィリピンのルバング島から帰国した元日本兵は誰か。
    ① 小野田寛郎　② 三島雅男　③ 和田三蔵　④ 黒井千次
55. 満州国皇帝溥儀の姪、愛新覚羅慧生が心中した場所はどこか。
    ① 三原山　② 阿蘇山　③ 天城山　④ 磐梯山
56. 「お客様は神様です」と言った歌手は誰か。
    ① 村田英雄　② 三橋美智也　③ 三波春夫　④ 北島三郎
57. オランダのヘーシンクは何をする人か。
    ① 空手　② 相撲　③ 柔道　④ 剣道
58. 網走番外地の主演男優の名前は。
    ① 高倉健　② 若山富三郎　③ 仲代達也　④ 鶴田浩二
59. 中曽根康弘元首相の次に首相になったのは誰か。
    ① 宮沢喜一　② 海部俊樹　③ 竹下登　④ 安倍晋太郎
60. 政策「ペレストロイカ」を打ちだしたソ連の書記長は誰か。
    ① スターリン　② ゴルバチョフ
    ③ フルシチョフ　④ エンリケ
61. 昭和天皇の死因は何か。
    ① 十二指腸癌　② 肺癌　③ 心筋梗塞　④ 脳出血

62. 月光仮面の乗っていた乗り物は何か。
    ① スポーツカー　② 馬　③ ヘリコプター　④ オートバイ
63. 沢田研二のいたグループの名前は。
    ① ザ・スパイダース　② ザ・タイガース
    ③ ザ・テンプターズ　④ ザ・ワイルドワンズ
64. 「晴天のヘキレキ」と言った元首相は誰か。
    ① 三木武夫　② 田中角栄　③ 中曽根康弘　④ 佐藤栄作
65. 毛沢東の死因は何か。
    ① 暗殺　② 自殺　③ 交通事故死　④ 病死
66. 東京都知事では初の革新知事となったのは誰か。
    ① 松下正寿　② 寺沢徹　③ 山崎覚太郎　④ 美濃部亮吉
67. 函館空港に亡命したソ連の空軍機の名前は何か。
    ① ソレーユ　② ミグ　③ チタ　④ カリング
68. ソンミ虐殺はどこの国で起こったか。
    ① シンガポール　② 中国　③ ベトナム　④ フィリピン
69. ブラックマンデーとは何が起こった日か。
    ① 戦争勃発　② 大統領暗殺　③ テロ事件　④ 株暴落
70. 天安門事件の学生側女性指導者は誰か。
    ① 柴玲　② 陳阿玉　③ 劉愛　④ 揚香蘭
71. ミスユニバースに選ばれた日本人女性は誰か。
    ① 高橋エミ子　② 吉行和子　③ 重山規子　④ 児島明子
72. フラフープとは何か。
    ① 食物　② おもちゃ　③ 洋服　④ タバコ
73. 日本初の心臓移植手術を行なった医師は誰か。
    ① 森戸辰男　② 和田寿郎　③ 友田恭助　④ 久保田博
74. 横須賀港沖で大型釣り舟第一富士丸と衝突し、これを沈没させた海上自衛隊潜水艦の名前は何か。
    ① まつなみ　② なだしお　③ あさなぎ　④ いそかぜ
75. キューバ革命を指揮した人は誰か。
    ① パチスタ　② ウルチタ　③ カストロ　④ バルチモ
76. 中三トリオと呼ばれたのは森昌子、桜田淳子ともう一人は誰か。
    ① 麻丘めぐみ　② 山口百恵　③ 浅田美代子　④ 小坂明子
77. モントリオールオリンピックで活躍したルーマニアの女子体操選手は誰か。
    ① ルビンスカヤ　② チャスラフスカ
    ③ サンタヤナ　④ コマネチ
78. かい人21面相が起こした事件はなんという事件か。
    ① 明治事件　② カバヤ事件　③ グリコ事件　④ 雪印事件
79. 「あっしにはかかわりのねえことでございす」というせりふで有名なテレビ番組の名前は何か。
    ① 子連れ狼　② てなもんや三度笠
    ③ 木枯し紋次郎　④ 必殺仕掛人
80. 高校野球決勝戦で延長18回引き分け再試合となった三沢高校の投手は誰か。
    ① 太田幸司　② 江川卓　③ 定岡正二　④ 山田久志

(深津玲子, ほか：臨床神経 34：777-781, 1994[18])

表Ⅱ-6 社会的出来事テスト解答

'50年代	'60年代	'70年代	'80年代
1 ④	7 ①	3 ④	4 ③
2 ①	12 ③	6 ①	5 ①
8 ③	15 ①	10 ③	9 ③
16 ①	17 ④	14 ③	11 ④
18 ③	26 ④	19 ①	13 ②
21 ①	27 ①	22 ②	20 ①
24 ③	29 ③	28 ④	23 ③
25 ②	30 ②	31 ②	36 ④
33 ①	35 ④	32 ③	37 ②
38 ①	41 ①	34 ②	39 ①
40 ②	42 ②	44 ③	45 ①
46 ②	43 ③	54 ①	48 ④
47 ②	51 ②	56 ③	52 ②
49 ④	53 ④	64 ①	59 ①
50 ①	57 ③	65 ④	60 ②
55 ③	58 ①	67 ②	61 ①
62 ④	63 ②	76 ①	69 ④
71 ④	66 ④	77 ②	70 ①
72 ②	68 ③	79 ③	74 ②
75 ③	73 ②	80 ①	78 ③

(深津玲子, ほか:臨床神経 34:777-781, 1994[18])

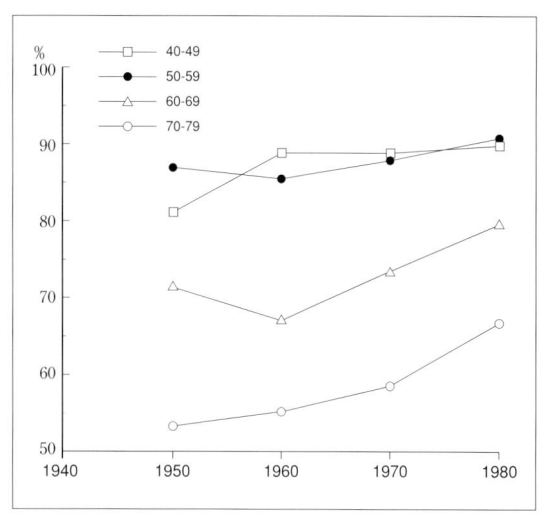

図Ⅱ-10 社会的出来事テストの年齢群別成績
(深津玲子, ほか:臨床神経 34:777-781, 1994[18] を改変)

ッケ(Wernicke)失語,ブローカ失語の年齢を比較すると,ブローカ失語患者は他の失語型の患者より約11歳若く,明らかに有意差があった。なぜ年齢によって症状の出現の仕方に違いが出るのか,ひいては損傷を受けやすい部位に違いが出るのかは不明のようである。

脳重量という観点から見ると,脳の重量は,20歳代から減少し始め,さらに50歳代では比較的大きな減少が始まる一方,70/80歳代からは減少の割合が少なくなるという。ただし,大脳皮質の厚さはどの年代も同じで,加齢に伴う機能の低下に相当して形態学的に脳萎縮も認められるのかどうかという点については,いまだ見解は一致していない[22]。

以上のように,加齢とともに諸能力が低下することは事実であるが,すべての能力が一様に下降線をたどるわけではない。知能を,新しい環境に適応する際に働く流動性能力と学習や経験に基づく結晶性能力の2つの能力に分ける考え方がある[23]。前者の流動性能力は,一般に速度が重視される場合で時間制限のある課題などの遂行にかかわるもの,後者の結晶性能力は,速度を競うよりはむしろ難解な課題を解くような場合にかかわる能力である。流動性能力は14~15歳で最高水準に達する一方,結晶性能力は18~28歳ごろまでほぼ直線的に上昇し,30歳を過ぎてからも向上していく傾向があるとされる。

❸ 性差

男性と女性とで諸々の機能差があることは否定しがたく,それは,社会的役割や教育レベルの違いによってもたらされるものだとする考えがある。そして,一般に男性の方が教育歴が高いために認知能力も高いとされることが多い。しかし,van Exelら[24]が教育年数の違いで男女の認知能力の差を説明できるかどうかについて高齢者を対象に調査した結果では,女性は男性に比べると確かに教育年数が少なくMMSEも低得点となる人

の割合も高かった(表Ⅱ-7)が，Stroop Testや単語学習課題の成績を比較すると，女性の方が認知処理速度が速く，かつ，記憶も良好だった(表Ⅱ-8)。彼らは，これらの結果から，男女の認知能力の差を教育年数の多寡で説明することはできず，認知機能における性差は生物学的違いからくるという結論に至っている。

Restak[25]は，高次脳機能が男女でどのように異なっているのかについて，次のようにまとめている。すなわち，脳機能面で認められる男女差の多くは生得的なもので，文化の影響に対しても抵抗することが明らかにされている。たとえば，出生時から女児は音に対する感受性が高く，発話の開始も早い。一般に，女の子は，顔の表情，話し方，声の調子などの社会的文脈に注意を向けることが多い。成長してからも，文字学習や外国語の習得が優れている。また，連続処理課題でも能力を発揮する。一方，男の子は，細かい運動はうまくできないが身体全体を使う大きな運動では女の子より優れており，反応時間も速い。視覚が優れており，聴覚面での不得意さをそれで補っている。空間処理能力が優れ，三次元空間を操作するような課題が得意である。図形を操作したり分解したりすることを好む。このような言語機能や空間能力における男女差は，女性が左半球の機能に優れ，男性は右半球機能に優れているという結論をもたらす。ただし，女性の場合は，視空間課題も言語課題もともに左半球で処理されているという見解もある。さらに，知能における性差についてみると，伝統的な性役割に反する人の方が知能指数の伸びが著しいとされる。つまり，女児では，活動力，非依存性，競争，恐怖と不安の欠如などが高い知能と関連する一方，男児では，臆病，不安，攻撃性の欠如，低い活動レベルなどが高い知能と関連している。いずれにしても，このような性差についての見解は統計学的アプローチによって得られた一般的な傾向であって，必ずしも個々の症例についてもあてはまるわけではない[25]。

脳損傷者を対象にレーヴン色彩マトリックス検査を施行した坂爪ら[11]によると，知的低下の判定基準とされる24点以下の得点であった人の割合は，男性では約46％(254人中117人)であったのに対し，女性では約67％(124人中83人)で，男性より女性の方で低得点者が有意に多かった(図Ⅱ-11)。平均得点も女性の方が低かったことから，坂爪ら[11]は視覚構成機能に性差があるのではないかと推察している。一方，脳梗塞による失語症についてまとめた峰松[21]は，失語症者の男女比は原因病型の男女比をおおむね反映していたことから，言語症状に及ぼす性差の意義を否定しているDe Renziら[26]やKerteszら[27]の見解と同じだったとしている。同様に，Syndrom Kurztest(SKT)により健常者の認知機能について検討した川畑ら[12]の報告でも，総得点の変化は

表Ⅱ-7 Leiden 85-plus Studyにおける男女別の教育年数とMMSE得点

オランダLeiden在住の85歳全員を対象に調査した結果。男性より女性の方で，初等教育以下に該当する人が多くMMSEでも低得点者の割合が高かった。

		男性(n=202)	女性(n=397)
教育年数	≦6年	107(53)	279(70)
	＞6年	93(46)	114(29)
	不明	2(1)	4(1)
MMSE	18点以下	18(9)	81(20)
	19点以上	184(91)	316(80)

(van Exel E, et al. : J Neurol Neurosurg Psychiat 71 : 29-32, 2001[24] より翻訳，改変)

表Ⅱ-8 Leiden 85-plus Studyにおける男女別のStroop Testと単語学習課題の結果

表Ⅱ-7の対象者のうち，検査が完遂できた人について分析すると，女性の方が反応が速く，かつ再生できた語数も多かった。

性別	Stroop(秒)	単語学習(即時再生語数)
男性(n=157)	79.1(64.8～104.2)	23.0(20.0～27.0)
女性(n=289)	71.8(58.2～95.5)	26.0(21.0～29.0)

(van Exel E, et al. : J Neurol Neurosurg Psychiat 71 : 29-32, 2001[24] より翻訳，改変)

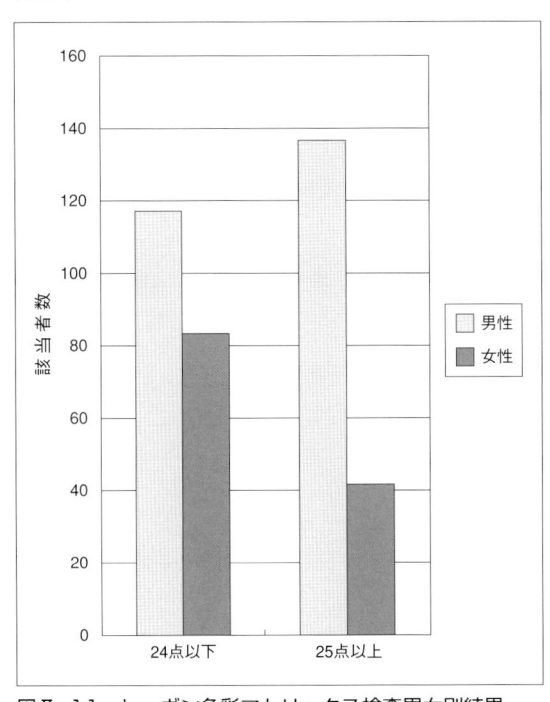

図Ⅱ-11 レーヴン色彩マトリックス検査男女別結果
知的低下の判定基準とされる24点以下だった人は，男性では254人中117人（約46％）だったのに対し，女性では124人中83人（約67％）で，低得点者率は女性の方で有意に高かった。（坂爪一幸，ほか：神経心理11：158-169，1995[11]）

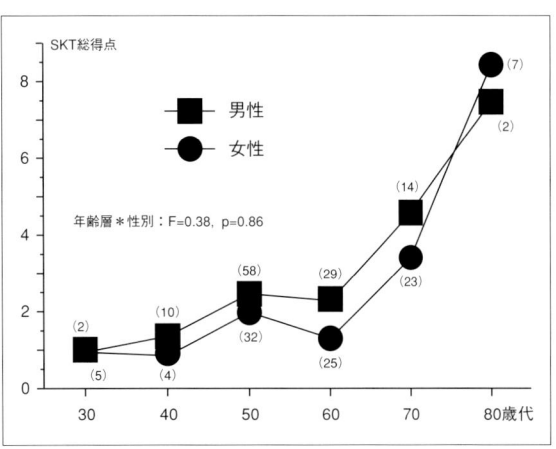

図Ⅱ-12 性別，年代別のSyndrom Kurztest（SKT）結果
SKTでは総得点が高くなるにつれて認知障害は重度になる。高齢になるに従って総得点が高くなるが，性別による差は有意ではなかった。（ ）内の数字は該当者数を示す。(川畑信也，ほか：神経心理16：185-192，2000[12]）

性別には影響されなかった（図Ⅱ-12）。

利き手に関するOldfield[9]の調査では，左利きの割合は女性被験者で5.92％だったのに対し，男性では10％が左利きで，女性と男性の間には左利き出現率に有意な差があった。前項でも述べたように，利き手の決定は大脳側性化と不可分の関係にある。利き手や大脳機能側性化の決定に際しては，系統発生的要因，個体発生的要因，遺伝，性ホルモン，出生後早期の脳損傷，社会的要因等々の関与が想定されているが，多くの議論がなされている段階である[28]。脳機能における性差は，このような生得的要因と後天的要因が相互に作用することによって生じるものと考えられる。

以上のように，高次脳機能における性差については，過大評価するべきものではないが，また同時に，無視するべきものでもないようである。

❹ その他の要因

脳機能に影響を及ぼす後天的要因として，社会的文化的要因があげられる。

乳幼児期から比較的孤立した環境で育った子どもの場合，そうでない集団に比べ知能指数，とりわけ言語性検査の成績が劣り，年齢とともに知能指数が低下する傾向がある[29]。前項で述べたように，認知能力における性差は教育年数の違いでは説明できないという報告もある[24]が，性差を問わず諸能力の発達・向上に及ぼす教育の役割は否定できない。Mini-Mental State Examination（MMSE）を用いて，教育年数，性別，年齢との関係を調査したLiuら[30]の結果でも，教育年数が長いほどMMSEの得点は高く（図Ⅱ-13），また，教育を受けていない人では加齢に伴って得点が低下する度合いが大きかった（図Ⅱ-14）。教

育年数の少ない人がMMSEの得点が低いということはJormら[31]も述べている。脳機能は刺激入力により組織化され，かつ再編成されるので，たとえば，就学年数が少なくても日常生活で頻繁に読み書きや計算をする習慣がある人の場合は，そのような習慣のない人よりもそれらの能力が優っているのが普通である。したがって，当然のことながら教育とは必ずしも学校教育のみをさすわけではない。ただ，一般に，臨床・研究現場では学校教育を受けた年数をもって教育レベルとすることが多い。これは，研究方法論上，数値化する必要に迫られるためのやむをえない措置の場合もある。

また，社会的経済的地位と知能検査の成績との関係については，次のようにいわれている。すなわち，①知能検査成績と社会階層の間には，高くはないが正の相関がある，②社会的上層と下層とでは集団平均の知能指数で約20の差がある（ただし，階層内でばらつきが大きいので階層間でかなり重複している），③言語的検査項目で階層差が大きい一方，動作的検査項目では差が少ない。このような差は，つまるところ，上層にいると教育環境が配慮されるなど知的発達の機会に恵まれているからであり，また，能力の優れた者が社会的上層にのぼっていくからであるといわれている[29]。

一方，近年，健康意識の高まりとともに高次脳機能に及ぼす喫煙の影響についても論じられるようになってきた。Cervillaら[32]は，ロンドンのある地区に在住している65歳以上人口の認知障害発症についてprospectiveな調査をしている。それによると，調査開始1年後に認知障害が進行した群と認知機能が低下しなかった群の特徴を比較したところ，性別や教育年数にかかわらず，高齢期まで継続して喫煙していた群で認知障害の発症率が有意に高かった。この結果から，Cervillaら[32]は，喫煙は認知障害発症の危険因子になると推察している。ちなみに，1年間の認知障害の発

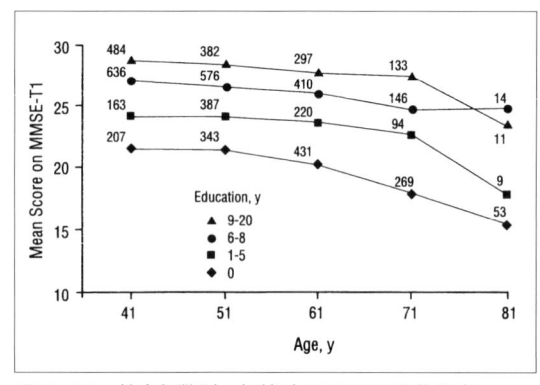

図II-13 教育年数別，年齢別のMMSE平均得点
教育年数が高いとMMSEでも得点が高い傾向にあった。グラフ中の数字は該当者数を示す。
(Liu H-C, et al.: Arch Neurol 51 : 910-915, 1994[30])

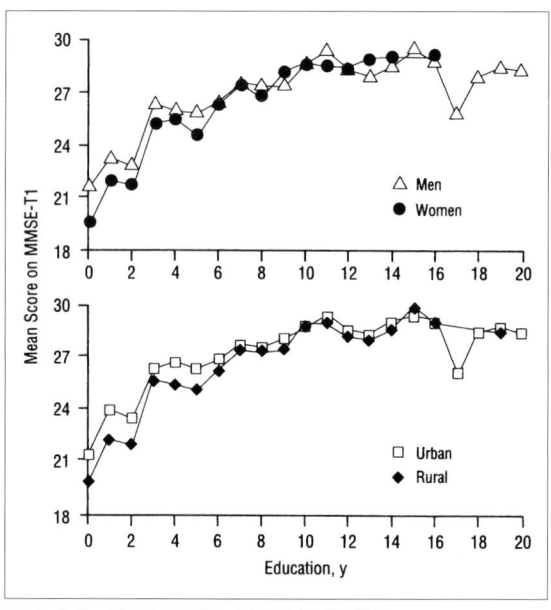

図II-14 教育年数別のMMSE平均得点
上：男女別に示したグラフ。教育年数が6年より少ない場合，男性の方が女性よりも高得点だった。
下：居住地別に示したグラフ。都市居住者の方が地方居住者よりも高得点の傾向があった。
(Liu H-C, et al.: Arch Neurol 51 : 910-915, 1994[30])

生率は 5.7％（417 人中 24 人）であった。なお、アルツハイマー病の場合、喫煙者の方が非喫煙者より発症年齢が遅いという結果から、喫煙が予防因子であると示唆されたこともある[33]が、その後、Cervilla ら[32]と同様、アルツハイマー病でも喫煙は危険因子であるとする大規模研究の結果が発表されている[34]。

有機溶剤が認知障害に及ぼす影響についての調査もある。Reinvang ら[35]によると、職業上、工業用アルコールや塗料などの有機溶剤に長年被曝した人は、被曝していない人に比べて、WAIS-R の数唱と符号問題、および対連合学習課題と単語連続認知課題で、明らかに成績が低かった（図Ⅱ-15、16[35]）。長年被曝することで慢性的な中毒状態に陥り、短期ならびに長期記憶の貯蔵機構が障害されたと推定されている。

高次脳機能に関与する要因は多様であるが、言うまでもなく高次脳機能自体は外的内的刺激に基づいて構築されていく神経活動の現れである。性差などの生得的要因にしても教育などの環境要因にしても、それが神経回路の構築に発展的に寄与するものであれば脳機能は促進されるし、逆に阻害する方向に働けば機能が低下していく。機能促進の例がいわゆる教育であったりリハビリテーション活動だったりするし、機能阻害の例が加齢だったりする。神経心理学的症状を論じる際には、症状自体を検索かつ解明することはもとより、背景となる因子も考慮に入れる必要がある。

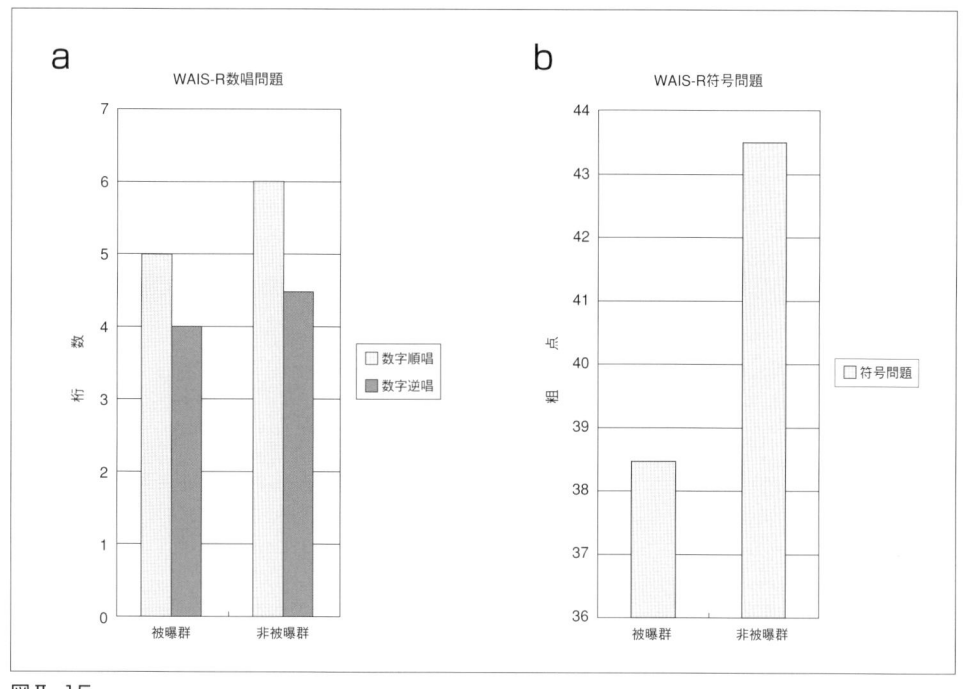

図Ⅱ-15
a：有機溶剤被曝群と非被曝群の WAIS-R 数唱問題；順唱、逆唱ともに非被曝群の方が高得点だった。
b：有機溶剤被曝群と非被曝群の WAIS-R 符号問題；非被曝群の方が作業量が多かった。
(Reinvang I, et al.：J Neurol Neurosurg Psychiat 57：614-616, 1994[35] より翻訳)

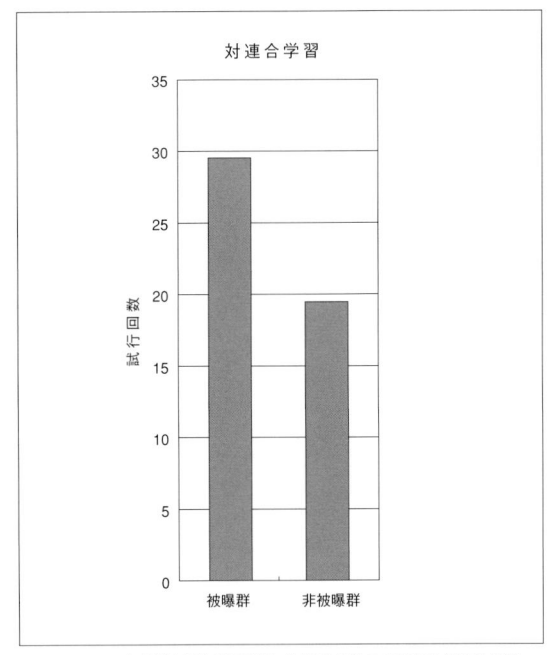

図Ⅱ-16 有機溶剤被曝群と非被曝群の対連合学習成績
基準に達するまでの試行回数を示す．非被曝群の方が，少ない試行回数で学習できた．
(Reinvang I, et al.：J Neurol Neurosurg Psychiat 57：614-616, 1994[35])より翻訳，改変)

文　献

1) Albert ML, Goodglass H, Helm NA, et al.：Clinical aspects of dysphasia. Springer-Verlag, Wien, 1981.
2) 竹内愛子，河内十郎：ラテラリティーが特異な失語症者の特徴と予後；非右利きの失語および右利き交叉性失語の場合．失語研 7：116-127, 1987.
3) Brown JW, Hécaen H：Lateralization and language representation. Neurology 26：183-189, 1976.
4) 佐藤睦子：(未発表資料)
5) Foundas A, Leonard CM, Heilman KM：Morphological cerebral asymmetries and handedness；the pars triangularis and planum temporale. Arch Neurol 52：501-508, 1995.
6) Yeni-Komshian GH, Benson DA：Anatomical study of cerebral asymmetory in the temporal lobe of humans, chimpanzees, and rhesus monkeys. Science 192：387-389, 1976.
7) Chi JD, Doolong EC, Gills FH：Left-right asymmetries of the temporal speech areas of the human fetus. Arch Neurol 34, 346-348, 1977.
8) Colombo A, DeRenzi E, Faglioni P：The occurrence of visual neglect in patients with unilateral cerebral disease. Cortex 12：221-231, 1976.
9) Oldfield RC：The assessment and analysis of handedness；the Edinburgh inventory. Neuropsychol 9：97-113, 1971.
10) Valdois S, Jaonette Y, Poissant A, et al.：Heterogeneity in the cognitive profile of normal elderly. J Clin Exp Neuropsychol 12：587-596, 1990.
11) 坂爪一幸，今村陽子：脳損傷患者のレーヴン色彩マトリックス検査の成績と痴呆，年齢，構成障害および性差の関連．神経心理 11：158-169, 1995.
12) 川畑信也，吉川あゆみ，後藤千春：年齢層別から見た健常者認知機能の変化．神経心理 16：185-192, 2000.
13) 土田昌一，武田祐子，祖父江敬子，ほか：知的機能検査の分析について脳ドックにおける評価．神経心理 14：225-232, 1998.
14) 中山温信，大澤美貴雄，丸山勝一：前頭葉機能の加齢変化—新修正 Wisconsin Card Sorting Test による検討．脳神経 42：765-771, 1990.
15) Heaton RK, Chelune GI, Talley JL, et al.：Wisconsin card sorting manual. Revised and expanded, Psychological assessment resources, 1993.
16) 牧　徳彦，池田　学，鉾石和彦，ほか：日本語版 Short-Memory Questionnaire と日本語版 Mini-Mental State Examination の健常高齢者における人口統計学的因子の効果の検討—中山町における高齢者調査から．脳神経 51：209-213, 1999.
17) Squire LR：Remote memory as affected by aging. Neuropsychol 12：429-435, 1974.
18) 深津玲子，藤井俊勝，佐藤睦子，ほか：長期記憶に対する年齢の影響．臨床神経 34：777-781, 1994.
19) 佐藤明夫：機能からみた脳の老化．脳神経 51：565-571, 1999.
20) 仲秋秀太郎，吉田伸一，古川壽亮，ほか：健常高齢者における前方視的記憶 prospective memory に関する研究．神経心理 14：55-65, 1998.
21) 峰松一夫：脳梗塞における神経心理学的症状．神経心理 5：13-21, 1989.
22) 水谷俊雄：生理的萎縮と病的萎縮；形態学からみた脳の老化．脳神経 51：573-581, 1999.
23) 伊沢秀而：知能の生物学的基礎．講座心理学 9；知能 (肥田野直，編)．東京大学出版会，東京，1970, pp. 133-161.
24) van Exel E, Gussekloo J, de Craen AJM, et al.：Cognitive function in the oldest old；women perform better than men. J Neurol Neurosurg Psychiat 71：29-32, 2001.
25) Restak RM：The brain；the last frontier. Doubleday, New York, 1979 (河内十郎，訳：脳の人間学；脳研究と人間の可能性．新曜社，東京，1982).

26) De Renzi E, Faglioni P, Ferrari P : The influence of sex and age on the incidence and type of aphasia. Cortex 16 : 627-630, 1980.
27) Kertesz A, Sheppard A : The epidemiology of aphasic and cognitive impairment in stroke ; age, sex, aphasia type and laterality difference. Brain 104 : 117-128, 1981.
28) Witelson SF, Nowakowski RS : Lert out axons make men right ; a hypothesis for the origin of handedness and functional asymmetry. Neuropsychologia 29 : 327-333, 1991.
29) 大沢正子：知能の規定要因 Ⅱ環境要因・講座心理学9；知能（肥田野直，編）．東京大学出版会，東京，1970, pp. 79-103.
30) Liu H-C, Teng EL, Lin KN, et al.: Performance on a dementia screening test in relation to demographic variables. Study of 5297 community residents in Taiwan. Arch Neurol 51 : 910-915, 1994.
31) Jorm AF, Scott R, Henderson AS, et al.: Educational level differences on the Mini-Mental State; the role of test bias. Psychol Med 18 : 727-731, 1988.
32) Cervilla JA, Prince M, Mann A : Smoking, drinking, and incident cognitive impairment ; a cohort community based study included in the Gospel Oak project. J Neurol Neurosurg Psychiat 68 : 622-626, 2000.
33) van Duijn CM, Hofman A : Relation between nicotine intake and Alzheimer's disease. BMJ 302 : 1491-1994, 1991.
34) Launer LJ, Andersen K, Dewey ME, et al.: Rates and risk factors for dementia and Alzheimer's disease; results from EURODEM pooled analyses. Neurology 52 : 78-84, 1999.
35) Reinvang I, Borchgrevink HM, Aaserud O, et al.: Neuropsychological findings in a non-clinical sample of workers exposed to solvents. J Neurol Neurosurg Psychiat 57 : 614-616, 1994.

（佐藤睦子）

第Ⅲ章　主要症候と責任病巣

❶ 言語とその障害

1. 言語障害

　言語(language)とは，ヒトとヒトとの間でのコミュニケーション，すなわち，意志や感情，考えなどを表現したり伝達したり理解したりするために用いられる音声や文字を手段とした記号体系をいう。言語の基本的要素は，音声言語(口頭言語，話しことば)についていえば「聴く」ことと「話す」ことであり，文字言語についていえば「読む」ことと「書く」ことである。したがって，後天的な脳の器質的障害により生じる言語の象徴機能の障害である失語症では，障害の程度に軽重の差はあっても，言語の各要素である「聴く」，「話す」，「読む」，ならびに「書く」ことにわたる障害を呈することになる。

　なお，ヒトの言語の獲得過程では言語における大脳優位性が論じられている。通常，右利き者では左半球に言語中枢が存在する。ブローカ(Broca)中枢(領野)は主として言語の表出面に関与しており，左の前頭葉で下前頭回の弁蓋部と三角部に存在する。ウェルニッケ(Wernicke)中枢(領野)は主として言語の理解面に関与しており，左の側頭葉で上側頭回の後方部に存在する。しかし，ヒトの言語活動は言語中枢(言語領野，言語野)のみが担っているわけではない。言語中枢と大脳皮質や皮質下の諸領域には多くの回路が形成されており，右の大脳半球や大脳皮質下の諸部位を含めた脳全体により言語活動が営まれていると考えるべきであろう。

　言語の各基本的要素にわたる障害を言語障害(language disturbance, language disorders)とするならば，それを満たすものは失語症である。ヒトとヒトとの間でのコミュニケーション体系としての言語の狭義の障害は失語症ということができる。

　しかし，失語症以外にみられる発話の障害も広義の言語障害ということができる。発声器官や構音諸筋の障害に伴うもので音声障害や発声障害などと呼ばれている(voice disorders, speech disorders)。なお，構音障害(dysarthria)は種々の原因による構音筋の障害による言語障害で，麻痺性構音障害や失調性構音障害，錐体外路性構音障害などがある。

2. 失語症

1) 失語症とは

　失語症を正しく評価するためには，失語症とは何かを理解することが重要である。失語症は多くの研究者によってさまざまに定義されている。一般的には後天的な脳の器質的障害により生じる言語の象徴機能の障害を失語症と呼ぶ。すなわち一度獲得された正常な言語機能が大脳の言語野を含む病巣によって障害され，言語の理解や表出に障害をきたした状態である。

　言語の象徴機能の基本的要素は「聴く」「話す」「読む」ならびに「書く」ことである。通常，失語症では障害の程度に軽重の差はあっても，音声言語である「聴く」能力や「話す」能力，また，文字言語である「読む」能力や「書く」能力の各基本要素にわたる障害を呈することになる。たとえば，ブローカ失語では言語の表出面の障害が強

調されてはいるが，多かれ少なかれ言語の聴覚的理解や書字，読字にも障害を認めるものである。失語症では音声言語と文字言語の両者で障害をみることに留意したい。このことが他の言語障害との重要な鑑別点となる。

なお，音声言語に障害を伴わない文字言語の障害は，純粋失読や純粋失書，失読失書などと呼ばれる特殊な言語障害といえよう。

2）失語症の診断にあたって

失語症を診断するにあたっては，意識の障害や知能の障害の有無や程度を把握することが重要である。脳血管障害急性期で意識障害がある場合は失語症の評価に困難が多い。失語症が存在するか否かの問題と，失語症の評価が正しく行えるか否かは別の問題である。痴呆の患者でも正確な評価は困難になるであろう。

大脳優位性との関連では利き手を知ることも重要である。右利きであれば言語中枢はそのほとんどが左半球に存在すると考えてよかろう。一方，左利きでも70～80％は左半球に言語中枢があると考えられているが，言語中枢が右半球に存在する頻度は，右利きで右半球に存在する場合よりも圧倒的に高くなる。また，中枢は左にあっても左右両側に側性化していることもあり，左利きや両手利きでは大脳優位性に配慮が必要となる。左利きでは失語症を生じても一般に軽症であり回復性がよいとする報告もある。

なお，右利き者で右半球損傷により生じた失語症を交叉性失語（crossed aphasia）と呼ぶ。かつては，利き手と同側の障害による失語症，すなわち，左利き者の左半球障害による失語症も交叉性失語と呼んだこともあるが，最近では右利き者，それも利き手の矯正歴がなく，近親者に左利きがいない場合の右半球損傷による失語を意味する傾向にある。

失語症を理解するのに必要な解剖学の基礎について簡単に触れておきたい。まず，言語領野（言語中枢）の部位を確認したい。ブローカ領野は左の下前頭回後部の前頭弁蓋部や三角部にあり前方言語野とも呼ばれる。ウェルニッケ領野は左の上側頭回の後半部に存在しており，角回や縁上回を含めて後方言語野と呼ばれる。上縦束は前頭葉や側頭葉，頭頂葉，後頭葉を連絡する連合線維であるが，その一部を形成する側頭葉からの線維は島を巡って弓状に走ることから弓状束と呼ばれている。弓状束にはブローカ領野とウェルニッケ領野を連絡する線維も含まれ，縁上回の皮質下でもっとも密となる。前方言語野と後方言語野，それを結ぶ弓状束はシルビウス溝を囲むように存在しており，これらは言語機能を営むのに重要な部位であるため環シルビウス溝言語領域と呼ばれている。

3）失語症の症候

言語の基本的要素は「聴く」「話す」「読む」ならびに「書く」ことである。したがって，失語症の基本症候は言葉を「話すこと」の障害のみならず，話を聴いて「理解すること」や，文字を「読むこと」，「書くこと」の障害である。

失語症の中核症候は失構音に代表される発語の障害や喚語の障害（呼称の障害や語想起の障害，錯語），統語の障害，聴覚的理解の障害，復唱の障害，読みの障害，書字の障害である。通常，計算の障害も認められる。

a）発語の障害

発語の障害ではブローカ失語で観察される特有の構音やプロソディーの障害である失構音（アナルトリー）が代表的な失語症状であろう。一貫性のある構音の誤りである麻痺性構音障害と異なり，失構音は一貫性のない構音の誤りが特徴で，話そうとすると，構音がぎこちなく，プロソディー（発話のスピードやリズム，抑揚など）が障害されてくる。とくに発語の開始が困難で，意識して話そう（随意的発話）とすればするほど誤りが目立ってくる。構音失行や発語失行などとも呼ばれている。

重症失語症者で発語の際に決まりきった言葉が反復して出てくる。この常同言語を再帰性発話と呼ぶ。ブローカの報告例は"tan, tan"の反復であった。なお，重症失語症者で日常使い慣れてい

るあいづちや挨拶，感情表現，系列語が例外的に発せられることがあり残語と呼ばれている。

b）喚語の障害

意図した言葉をうまく出せない状態を喚語障害と呼ぶ。すべての失語症者に認められる失語の中核症状である。喚語困難や語健忘などとも呼ばれている。状況に応じて単語を適切に使用できない状態であるが，目の前にある日常品の名称を言えない場合は呼称の障害であり，会話のなかで必要な単語が出てこない場合は語想起の障害として区別することもある。一般に高頻度語と比較して低頻度語で障害が著明となる。物品の名称が言えないため，その用途を述べたり，まわりくどい説明を加えることがある。迂言や迂回操作，迂回反応などと呼ばれる。

喚語がうまくできないこともあれば，喚語したものが誤っていることもある。字や語が誤って発せられる現象を錯語と呼ぶ。単語の特定の字の誤りを音韻性錯語，ないしは字性錯語という。「時計」が「トテイ」，「タケイ」となる。単語の他の語への置換を語性錯語という。「タバコ」が「マッチ」，「りんご」が「みかん」のように，多くは意味的関連がある単語へと置き換わる。意味性錯語と呼ばれたこともある。なお，保続による誤りを生じることもある。「鉛筆」を見せて「えんぴつ」，次いで「時計」を見せても「えんぴつ」，「鍵」を見せても「えんぴつ」と答えるような現象を保続と呼ぶ。疲労すると保続が出現しやすくなるといわれている。

音の置換がはなはだしいときは意味がとれなくなる。単語様であれば新造語と呼ばれ，発話全体の意味が不明となればジャルゴンと呼ばれている。しかし，この間の明確な区分は困難で，ジャルゴンも個々の音も弁別できない未分化ジャルゴンから，新造語の混入が多く理解困難な発話を新造語ジャルゴン，個々の単語は存在するが，文章全体の意味が不明となる意味性ジャルゴンなどと分類されている。

c）統語の障害

個々の単語の喚語は可能であるが，文の構成障害をきたすことがある。失文法と呼ばれ，とくに助詞や助動詞が脱落し，名詞のみがぽつんぽつんと発語される電文体が特徴である。ブローカ失語で観察される症状である。

ウェルニッケ失語では錯語とともに文法の誤用を認め内容が理解できないことがある。助詞の脱落はないが，助詞の使用が混乱する。これを錯文法と呼び失文法と区別する。

失語の臨床の場では，極端な失文法や錯文法を呈することは少なく，両者が混在したような文の構成障害をみることが多い。

d）聴覚的理解の障害

言語の聴覚的理解の障害は程度の軽重はあってもすべての失語症者に認められる症候である。発話面の障害に比較して目立ちにくいため見落とされがちではあるが，詳細な失語症検査を実施すればその存在を把握することができる。

通常，単語や文を聞き取ることはできても，その意味の理解が困難となる。理解障害の程度に影響を与える因子には，単語の使用頻度や抽象性，文の長さや構文の複雑さ，発話の速度などが関与してくる。なお，環境音は理解できるのに言語音そのものの認知が障害されることがある。この障害のみを認めるときは純粋語聾と呼ばれる。まれな病態である。

e）復唱の障害

復唱は口頭で与えられた検者の音声刺激（単音や単語，句，文，系列言語など）を繰り返す単純な検査であるが，多くの失語症患者でその障害が認められる。

言語の聴覚的理解が障害されていれば復唱は困難になる。聴覚の入力系の障害でありウェルニッケ失語での復唱障害がこれに相当する。発語に障害があればやはり復唱は障害される。ブローカ失語による復唱障害である。この両系に障害が認められないのに復唱に際して音韻性錯語が頻発するために復唱が障害されることがある。伝導性失語に特徴的な症候である。

復唱が保たれている失語症もある。健忘性失語では良好である。しかし，復唱が保たれているこ

とが特徴である失語型は超皮質性失語であろう。超皮質性失語は超皮質性運動性失語と超皮質性感覚性失語，超皮質性混合性失語の3型に分類されている。超皮質性失語では検者の言うことをそのままオウム返しに復唱してしまう反響言語をみることがある。

f) 読み書きの障害

失語症では，通常読み書きにも障害をきたしてくる。失語症で出現してくる読み書きの障害は失語性失読や失語性失書と呼ばれている。一方，音声言語，すなわち言語の聴覚的理解や言語の表出に障害を示さずに，文字言語，すなわち，読み書きのみに純粋な障害を呈してくることがあり，純粋失書や失読失書，純粋失読などが代表的な病態である。後者については別項にて解説が加えられている(☞ p.49)。

日本語は文字言語に漢字(表意文字)と仮名(表音文字)という異なる文字体系を有している。そのため，漢字と仮名の障害に解離を生じることがある。

読みは音読と読解の両面から検討する。音読は視覚的に与えられた文字言語を音声言語に変換する過程であり，読解は文字言語を読んでその内容を理解する過程である。両者が同時に障害されることが多いが，解離をみることもある。伝導性失語では読解は保たれるが音読が障害される。超皮質性感覚性失語の1型である語義失語では音読が保たれているのに読解が障害される。

失語症では書字にも障害が出現してくる。自発書字と書き取り，写字について検討する。自発書字や書き取りに比較して，失語症者の写字の障害は軽度である。

g) 計算の障害

計算機能は言語機能と独立していると考えられるが，多くの失語症者では計算障害を伴っている。したがって，標準的な失語症検査では計算能力も同時に評価している。なお，左頭頂葉の頭頂間溝をはさむ領域の障害により失計算が純粋な型で出現することも報告されている[1]。

4) 失語症のタイプ

かつて，失語のタイプやその症候を理解するための失語図式として，ウェルニッケ・リヒトハイム図式(Wernicke-Lichtheim diagram)がよく用いられていた(図Ⅲ-1)。WernickeとLichitheim(1884)による古典的立場からの失語図式である。聴覚言語中枢(A)と運動言語中枢(M)，ならびに概念中枢(B)を設定し，各言語中枢の皮質下に聴覚経路(a)と言語運動経路(m)を置く。言語了解はa→A→Bの経路，言語表出B→M→mの経路，復唱はa→A→M→mの経路で処理される。聴覚言語中枢の障害で皮質性感覚性失語(ウェルニッケ失語)が，運動言語中枢の障害で皮質性運動性失語(ブローカ失語)が出現する。各言語中枢と概念中枢の間での障害は超皮質性失語を生じ，言語中枢間の障害では伝導性失語を呈する。聴覚言語中枢への求心路の障害では皮質下性感覚性失語を，運動言語中枢より遠心路の障害では皮質下性運動性失語を生じることになる。臨床的に失語のタイプを理解するには便利であるが，解剖学的根拠は乏しい。また，この分類には健忘性失語は存在してこない。

失語症の診断の流れを図Ⅲ-2に，また，失語症各タイプの失語症状の特徴を表Ⅲ-1に示した。

a) ブローカ失語(Broca失語，運動性失語)

発話は非流暢でゆっくりゆっくり苦労しながら話す(努力性)。発語量は少ない。プロソディーの障害が顕著で，電文体になることもある(失文法)。発語の障害は自発話のみならず呼称や復唱，音読場面で出現する。聴覚的理解や読みの障害は相対的に良好であるが，正常ではない。通常書字は障害されている。

右片麻痺や口腔顔面失行を伴うことが多い。

責任病巣はブローカ領野と中心前回下部を含む領域で，病巣が周囲へと拡大していれば失語症は重度となる(図Ⅲ-3)。なお，ブローカ領野のみに限局した病巣ではブローカ失語は出現せず流暢性失語(超皮質性感覚性失語)を呈するとの報告も多い[2,3](図Ⅲ-4)。

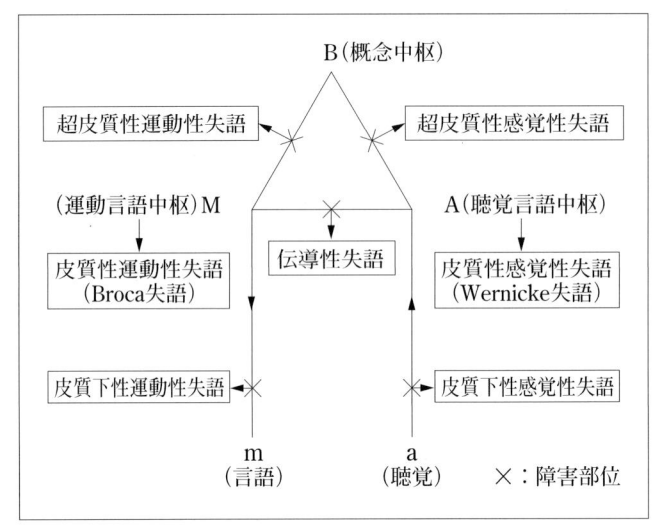

図Ⅲ-1 ウェルニッケ・リヒトハイムの失語図式

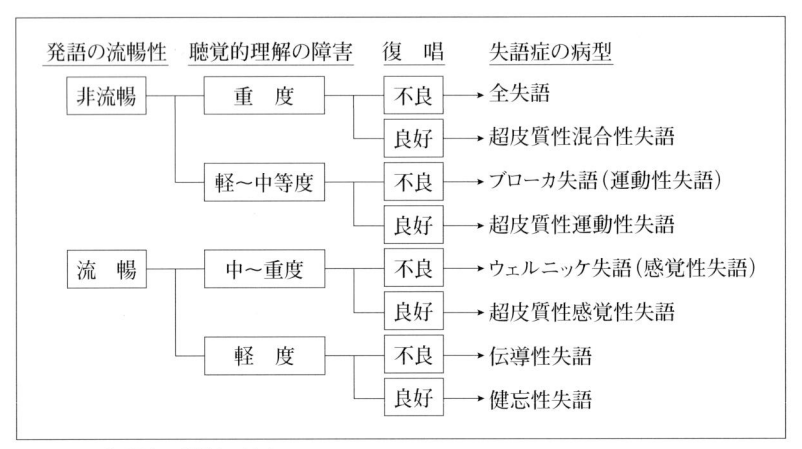

図Ⅲ-2 失語症の診断の流れ

表Ⅲ-1 失語症のタイプと鑑別のための基本症状

タイプ	発　語	聴覚的理解の障害	復　唱
全　失　語	非流暢	重　度	不　良
ブローカ失語	非流暢	軽度〜中等度	不　良
ウェルニッケ失語	流　暢	重度〜中等度	不　良
伝導性失語	流　暢	存在しても軽度	不　良
超皮質性運動性失語	非流暢	軽　度	良　好
超皮質性感覚性失語	流　暢	中等度〜重　度	良　好
超皮質性混合性失語	非流暢	重　度	良　好
健忘性失語	流　暢	存在しても軽度	良　好

b）純粋語唖
　（純粋失構音，純粋アナルトリー，アフェミー）

発話は非流暢で努力性，発話量も少なく，基本的にはブローカ失語と同様である。しかし，聴覚的理解や書字，読字は障害されていない。筆談によるコミュニケーションが可能である。

責任病巣は中心前回下部に想定されている（図Ⅲ-5）。

c）超皮質性運動性失語

他の言語機能に比較して復唱能力が良好な失語群を超皮質性失語と呼ぶ。超皮質性運動性失語では発話の発動性に乏しく，自分から話しかけることは少ない。発語は非流暢で，反響言語（とくに復唱を求めているわけではないのに検者の言葉を繰り返す）が認められる。

責任病巣は前大脳動脈領域にある補足運動野や中大脳動脈が灌流する前頭葉でブローカ領野周辺部位に求められている（図Ⅲ-6）。

d）ウェルニッケ失語（Wernicke失語，感覚性失語）

発話は流暢であるが，錯語が目立ち，ときにジ

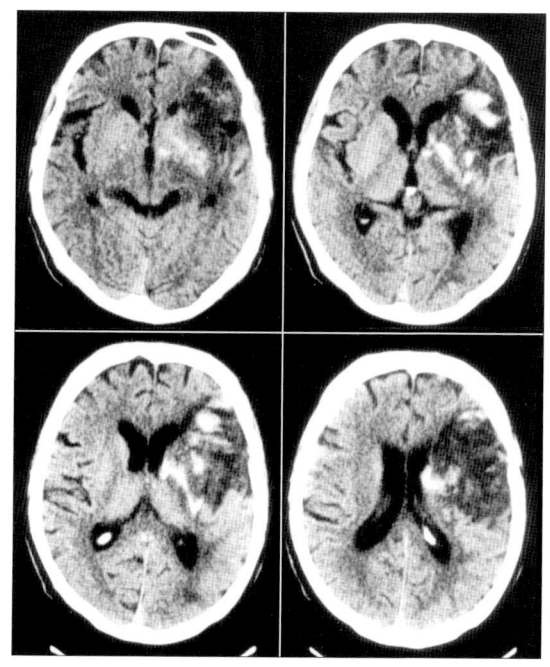

図Ⅲ-3
61歳，男性，右利き。ブローカ失語。CTスキャンで左前頭葉を中心とした梗塞巣を認める。

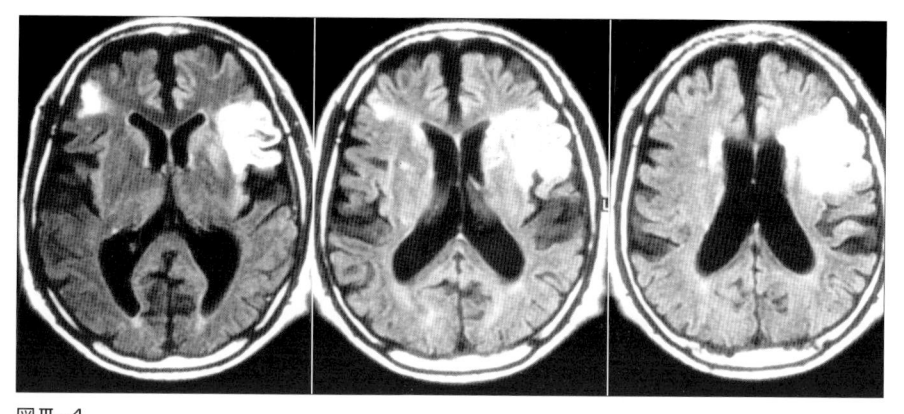

図Ⅲ-4
75歳，男性，右利き。超皮質性感覚性失語。CTスキャンで左の前頭葉を中心とした病巣をみるが，病巣はブローカ領野に限局しており超皮質性感覚性失語を呈した。

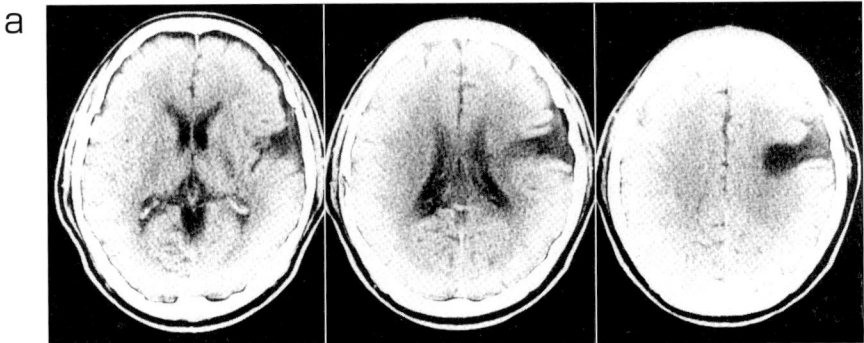

図Ⅲ-5
63歳,男性,右利き。純粋語唖。CTスキャン(a)で左の中心前回を中心とした病巣を認める。MRI(b)の矢状断層でみると,中心前回の病巣がより明瞭となる。

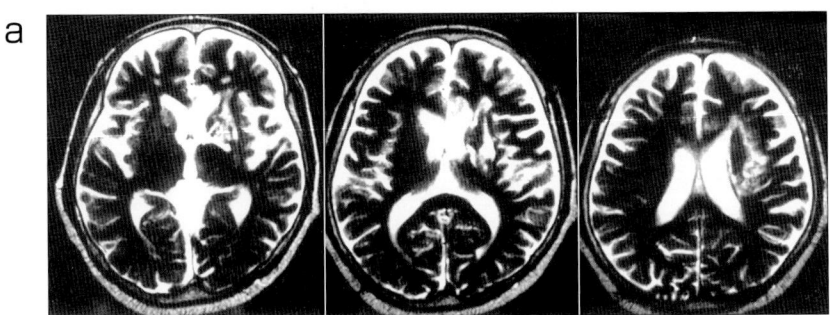

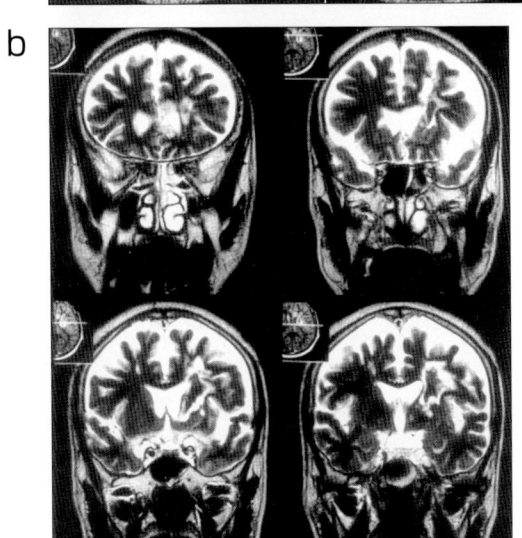

図Ⅲ-6
53歳,男性,右利き。超皮質性運動性失語。MRIでブローカ領野周辺の左前頭葉皮質下を中心に梗塞巣を認めた(a:横断層,b:冠状断層)。

ャルゴンとなる．発話量そのものは個々の患者で異なるが多弁となることも多い．

聴覚的理解は重度に障害され，話のつじつまが合わなくなる．言語障害に対する病識が欠如することがある．復唱は不良で，読字や書字も障害される．

責任病巣はウェルニッケ領野に求めることができるが，重症のウェルニッケ失語では，病巣は通常頭頂葉の角回や縁上回へと広がっている（図Ⅲ-7，図Ⅲ-8，図Ⅲ-9）．

e）純粋語聾

発語は流暢で，呼称や復唱に障害はない．読み書きの能力も保たれている．本症の特徴は聴覚を介する言語の入力の障害で，語音の認知が選択的に障害される．したがって聴覚失認の1型にも分類されている．

純粋例はまれで，責任病巣は左ないしは両側の上側頭回に求められている．

f）超皮質性感覚性失語

聴覚的理解に障害をみるが，復唱は良好である．発語は流暢であるが，喚語困難や語性錯語が多く，反響言語や補完現象（ことわざの始めの部分をいうと，その続きをいう）をみることがある．

責任病巣は側頭，頭頂，後頭葉接合部を中心とした病巣でウェルニッケ領野を取り囲むような部位が想定されている（図Ⅲ-10，図Ⅲ-11）が，ブローカ領野に限局した失語でもこのタイプを呈してくることがある．

なお，語義失語[4]は超皮質性感覚性失語の1型で語義の理解が障害される．また，読みや書字が障害され，類音的錯読や錯書をみる（作家：さっか→つくりいえ）．変性性痴呆性疾患，たとえばピック（Pick）病（側頭葉型のピック病）の経過中に本型の出現をみることがあり，責任病巣は側頭葉に求められている（図Ⅲ-12）．

g）伝導性失語

発語は流暢で，聴覚的理解は比較的保たれている．しかし，発話に際して音韻性錯語が著明で，復唱が障害される．一般に復唱障害が強調されてはいるが，錯語は自発話においても，呼称や読みにおいても出現してくる．患者は音韻性錯語を自覚しており，何度も修正を加えながら正しい音を探す．これを接近行動と呼ぶ．

責任病巣は縁上回に求められている（図Ⅲ-13）が，上側頭回や中心後回下部の損傷でも発現する[5]．弓状束の損傷による離断症候群と考える立場もある．

h）健忘性失語（失名辞失語，失名詞失語）

喚語の障害を中核症状とする．発話は流暢で聴覚的理解は比較的保たれている．復唱は良好で，読み書き能力も概して保たれている．呼称の障害や語想起の障害が目立ち，迂言をみる．純粋型も存在するが，各失語型の回復過程で本型を呈することも多い．

本型は基本的には流暢失語であり，責任病巣として側頭葉や頭頂葉病変を指摘する報告がある．しかし，各失語型の回復過程に出現することからも予想されるように，本症の責任病巣を特定するには困難も多い．

i）全失語

言語の基本要素である「聴く」，「話す」，「読む」ならびに「書く」能力が重度に障害された状態である．発話はまったくないか，無意味な音節や残語のみとなる．聴覚的理解の障害も重度で呼称や復唱もできない．

ブローカ領野とウェルニッケ領野を含む左中大脳動脈領域の広範な障害で出現してくる（図Ⅲ-14）．通常，右の片麻痺や感覚障害も重度である．まれに片麻痺を伴わない全失語をみることがある．脳塞栓症の症候としての意義が強調されている[6]．CTスキャンでみるとブローカ領野やウェルニッケ領野に病巣はみるが，その間に位置する中心回領域が障害を免れる離散性病巣が特徴である．なお，主幹動脈の血栓閉塞（左内頸動脈閉塞症）では，CTスキャン上いわゆる深部型境界域梗塞例で全失語をみることがある（図Ⅲ-15）．この場合，CT病変は深部白質のみに限局しているようにあるが，機能画像でみれば，通常，言語野を含む大脳皮質領域にも広範な脳循環代謝の障害を

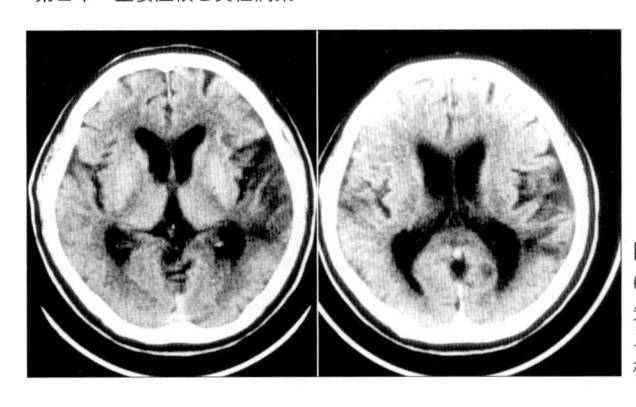

図III-7
61歳，男性，右利き。ウェルニッケ失語（軽症）。CTスキャンでウェルニッケ領野を中心とした左の側頭葉に梗塞巣を認めた。

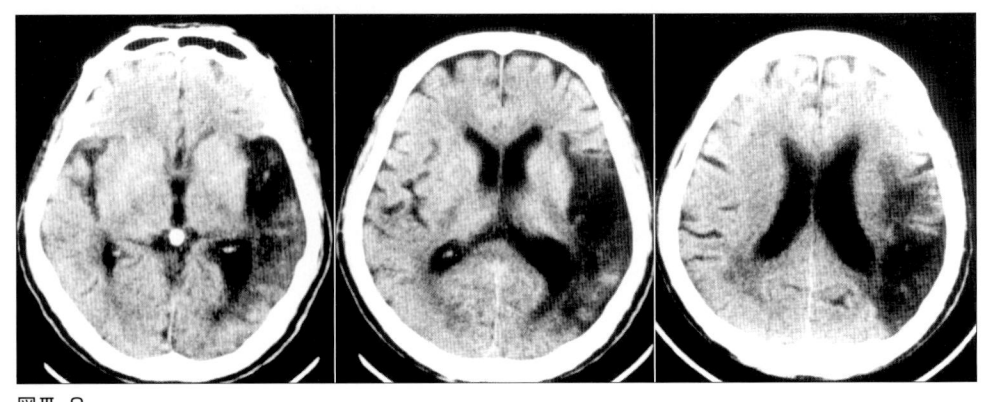

図III-8
72歳，男性，右利き。ウェルニッケ失語（重症）。CTスキャンでウェルニッケ領野を含む左の側頭葉から頭頂葉へかけての梗塞巣を認めた。

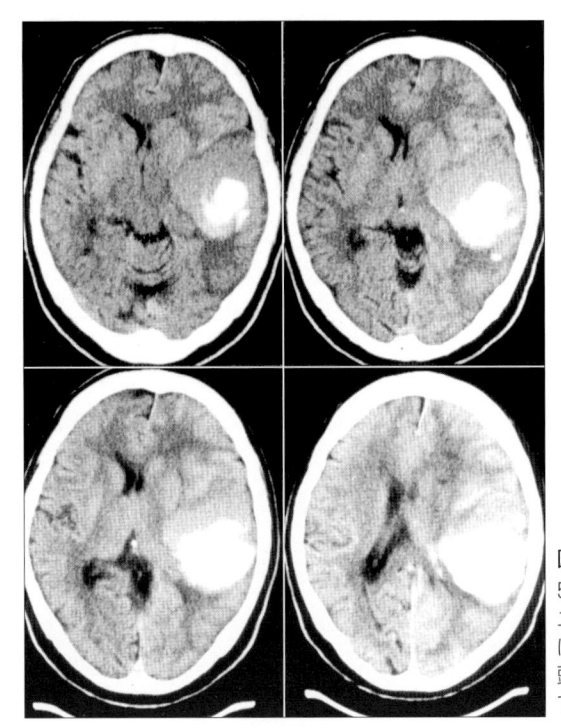

図III-9
52歳，男性，右利き。ウェルニッケ失語。脳出血でも失語症は出現してくる。左の側頭葉，頭頂葉を中心とした皮質下出血でウェルニッケ失語を呈した。

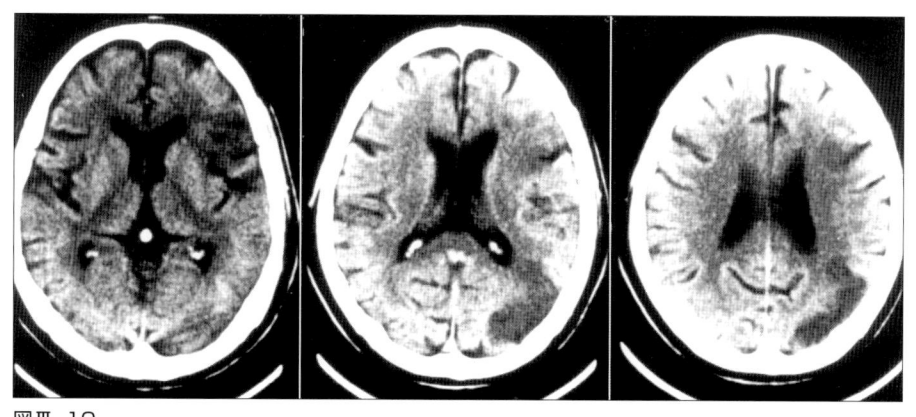

図Ⅲ-10
77歳，男性，右利き。超皮質性感覚性失語。CTスキャンで左の側頭，頭頂，後頭葉接合部を中心とした梗塞巣を認めた。

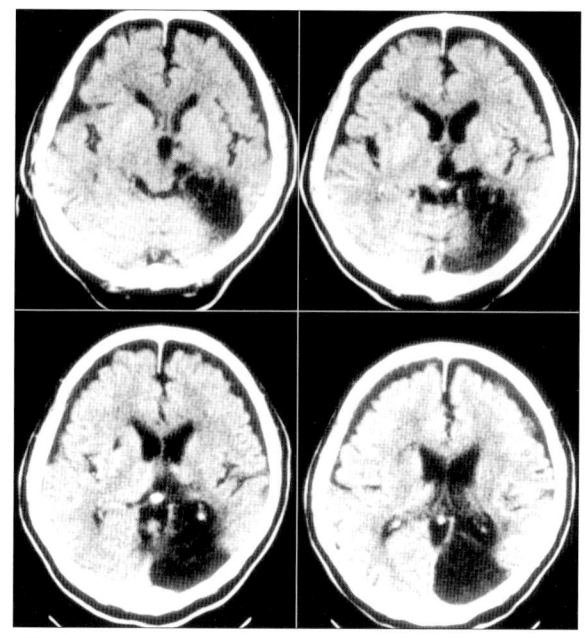

図Ⅲ-11
60歳，男性，右利き。超皮質性感覚性失語。左後大脳動脈閉塞症でも超皮質性感覚性失語を呈することがある。CTスキャンで広範な左後大脳動脈領域の梗塞をみる。右同名性半盲や純粋失読に加え，超皮質性感覚性失語をみた。

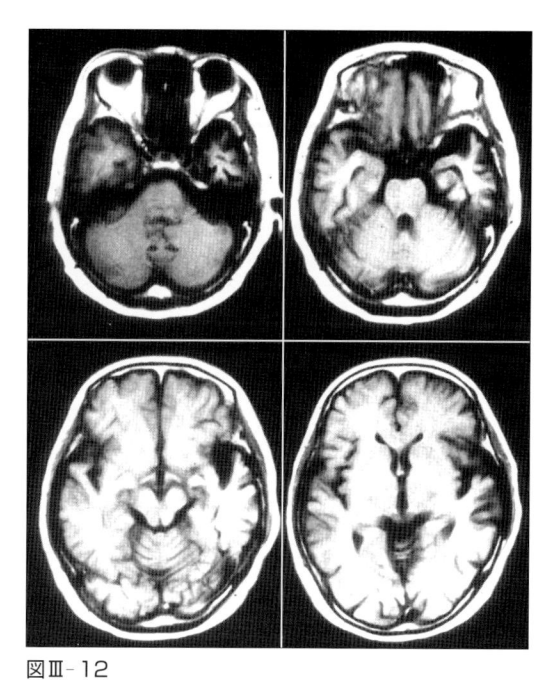

図Ⅲ-12
60歳，女性，右利き。超皮質性感覚性失語（語義失語）。ピック病の経過中に本失語型を呈した。CTスキャンで左の側頭葉を中心とする萎縮性変化をみる。

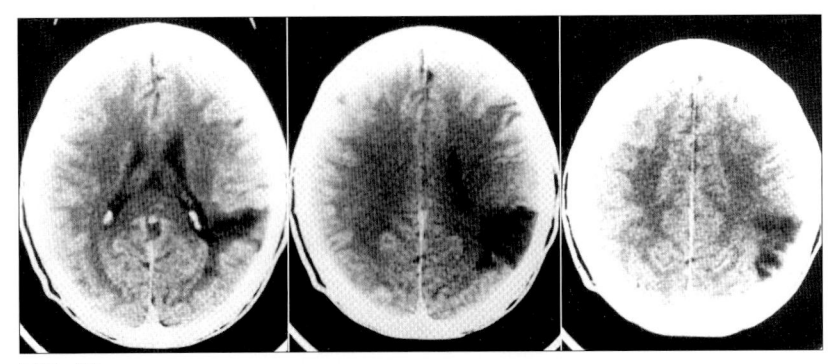

図Ⅲ-13
43歳,男性,右利き。伝導性失語。CTスキャンで左の縁上回を中心とする頭頂葉の梗塞巣を認める。

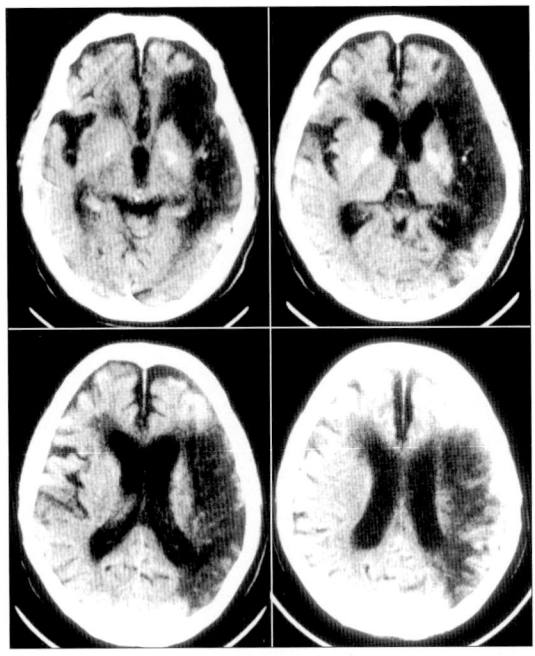

図Ⅲ-14
79歳,男性,右利き。全失語。CTスキャンでブローカ領野とウェルニッケ領野を含む左中大脳動脈領域の広範な梗塞をみる。

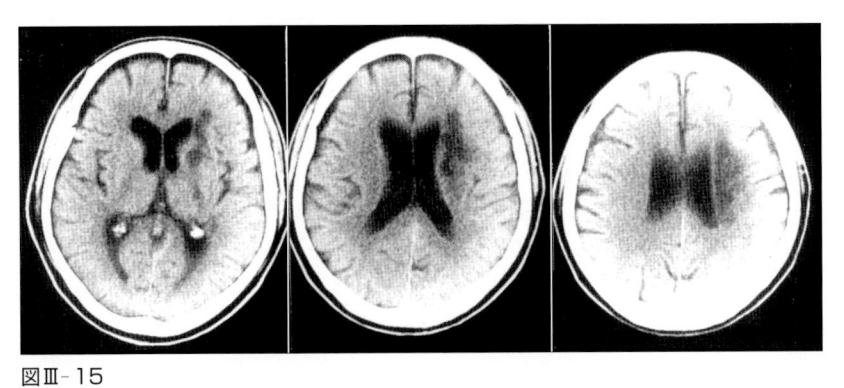

図Ⅲ-15
79歳,男性,右利き。全失語。内頸動脈の血栓性閉塞症。CTスキャン上,深部型境界域梗塞をみる。CT病変は深部白質のみに限局しているが,大脳皮質領域にも広範な脳循環代謝障害の存在することが予想される。

見いだすことができる。

j）超皮質性混合性失語（言語野孤立症候群）

復唱は保たれているが発語や聴覚的理解は重度に障害されている。読み書きも障害される。反響言語や補完現象も観察される。

ブローカ領野やウェルニッケ領野，弓状束は保たれているが，それを取り囲む領域に広範な障害を生じたときに出現してくる。言語野孤立症候群とも呼ばれる。

責任病巣は前大脳動脈と中大脳動脈の境界領域と中大脳動脈と後大脳動脈の境界領域がともに障害された場合や，主幹動脈閉塞で広範な深部型の境界域梗塞を生じた場合に出現する[7,8]。後者では一般に予後不良である。

k）皮質下性失語

画像診断の進歩により，大脳基底核領域や深部白質のみに病巣を有し失語を呈する症例を経験することができるようになった。線条体失語や皮質下失語と呼ばれる一群である。臨床的には中大脳動脈の穿通枝領域の脳梗塞や被殻出血で経験できる。最近，大脳基底核領域の言語機能への関与について多くの報告がみられるようになっているが，しかし，これらの症例においては，大脳基底核領域の障害のみで，あるいは周囲の白質も障害されることにより失語が出現してくるのか，言語領野への直接的，間接的影響により出現してくるのかは，今後の検討を必要とする課題であろう。

視床を中心とした病巣により失語症が出現してくることがある。視床出血による報告が多いが，視床梗塞に伴う失語症の報告もみられ，視床性失語症と呼ばれている。言語症状の特徴[9]として，①発語の障害，②比較的良好な言語の聴覚的理解，③呼称障害，④復唱障害は存在しても軽度，などがあげられている。しかし，視床に限局した病巣で真の失語症が出現してくるか否かに関しては検討の余地が残っている。視床に限局した梗塞で失語症をきたした症例の報告はみるが，視床に限局した梗塞の大多数には失語は認められない。一方，視床出血ではしばしば失語症状が認められる。この場合は線条体失語と同様に，周囲の白質や言語領野への直接的，間接的影響の有無について検討する必要がある。

5）緩徐進行性失語症

1982年，Mesulam[10]により提唱された概念であり，"slowly progressive aphasia without generalized dementia（全般性痴呆を伴わない緩徐進行性失語）" として報告された。本症の病像は徐々に失語症のみが進行し，その他の高次脳機能障害や痴呆症状を伴わないか，伴っても軽微であることが基本である。しかし，経過とともにやがて全般性の痴呆症状が出現してくることになる。その後，本症について数多くの報告が続いており，1987年，同じくMesulam[11]は，本症の名称を "primary progressive aphasia（原発性進行性失語）" と呼ぶよう提唱し，最近の臨床の場では，この用語を使用することが多い。彼らのグループが述べている本症の定義[12]は，①少なくとも2年以上，失語が進行すること，②検査では，あくまで失語が主体で，他の高次脳機能は正常，ないし，ごく軽微であること，③日常生活は自立していること，があげられている。

本症にみられる失語症のタイプは多種多様であり，病巣の主座によりブローカ失語や超皮質性運動性失語，全失語などの非流暢型のこともあれば，健忘性失語やウェルニッケ失語，超皮質性感覚性失語などの流暢型のこともある。なお，本邦では語義失語の様相を呈する症例の報告が散見されるのが特徴である。前田[13]の総説によれば，流暢タイプの失語症56例中17例が語義失語であった。

本症の病理所見も集積されている。その病理学的診断名はピック病やアルツハイマー（Alzheimer）病，皮質基底核変性症（corticobasal degeneration），クロイツフェルト・ヤコブ（Creutzfeldt-Jakob）病などと多彩である。Primary progressive aphasiaは臨床的な概念として理解することがよかろう。

6）構音障害

　構音障害（dysarthria）は発語に関係する筋肉，すなわち構音筋の障害によって生じる言語障害であり，音声言語や文字言語の障害である失語症とは必ず鑑別しなければならない。ただし，失語症患者にはしばしば構音障害を伴うことがあることを銘記すべきである。

　構音に関係する部位は，口唇や舌，咽頭，喉頭などであり，これらを構音器官と呼ぶ。構音障害はこれらの器官の筋や，それを支配する神経系の障害により生じる。なお，構音障害は発声障害とも区別する必要がある。発声障害には声がかすれる状態の嗄声とまったく声が出ない状態の失声（aphonia）があり，声帯の障害で出現してくる。この場合，喉頭の所見を確認する。

　構音障害は種々の疾患により出現する。脳血管障害では病巣と反対側（片麻痺と同側）の中枢性の顔面神経麻痺や舌下神経麻痺を呈することがあり，構音障害が出現してくる。この場合，麻痺性構音障害と呼ぶが，症状は軽度である。なぜなら，大脳皮質の運動野と顔面筋や構音筋を結ぶ経路（皮質橋路や皮質延髄路と呼ばれている）は両側性に支配されるために，一側性の障害では症状は高度とはならない。構音筋群は嚥下とも関連しており，同時に嚥下障害を伴うこともある。麻痺性構音障害は一側性の内包や放線冠，さらには脳幹の障害などで出現してくることが多い。この場合，通常片麻痺を伴っている。しかし，片麻痺が目立たず構音障害のみを呈することもある（pure dysarthria）。責任病巣として内包膝部から放線冠領域にかけての境界領域が注目されている（図Ⅲ-16）。

　延髄は球（bulb）と呼ばれている。延髄障害による構音や嚥下の障害を球麻痺（bulbar palsy）という。球麻痺は延髄の脳血管障害で出現してくるが，

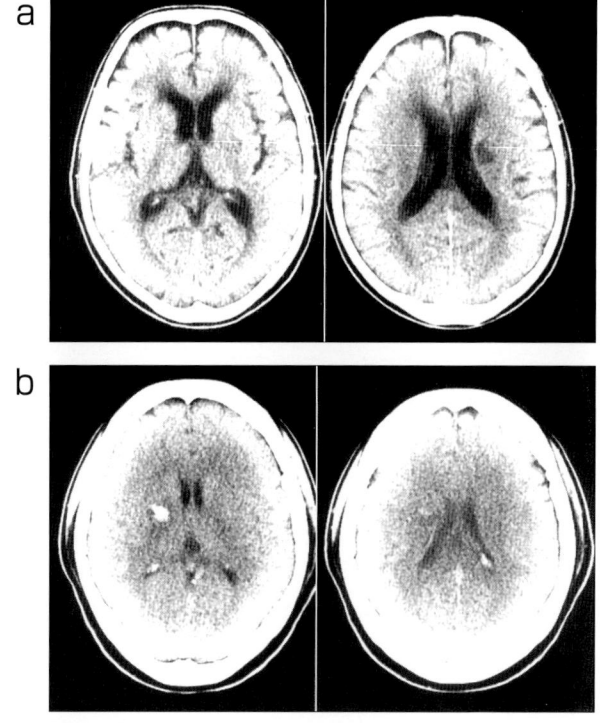

図Ⅲ-16
構音障害。片麻痺が目立たず構音障害のみを呈した症例。内包膝部から放線冠領域にかけての境界領域に病巣をみる。
a：72歳，男性。左の中大脳動脈穿通枝領域の脳梗塞。
b：47歳，女性。右の被殻出血。

運動ニューロン疾患(筋萎縮性側索硬化症)でもよく出現する症状である。

仮性球麻痺(pseudobulbar palsy)は両側性の皮質延髄路が障害されたときに出現し、重度の構音、嚥下障害を呈してくる。脳血管障害でみられる重度の構音や嚥下の障害は仮性球麻痺であることが多い。また、仮性球麻痺患者は同時に錐体路症状(片麻痺や四肢麻痺)や錐体外路症状(不随意運動や筋固縮)、感情失禁、知的機能障害、排尿障害などを伴うことが多い。しかし、pure dysarthriaを呈する病巣、すなわち内包膝部から放線冠領域にかけての境界領域が両側性に障害されると四肢麻痺を伴わない仮性球麻痺を呈し、重度の構音障害や嚥下障害をきたす[14]。

❷ 読み書きとその障害

1. 失読と失書

言語は音声言語と文字言語よりなる。音声言語(口頭言語)の基本的要素は「聴く」ことと「話す」ことであり、文字言語の基本的要素は「読む」ことと「書く」ことである。後天的な脳の機能障害により出現する文字言語、すなわち、読み書きの障害を「失読」や「失書」と呼んでいる。

読み書きの障害は多彩である。通常、失語症では音声言語の障害とともに程度に軽重の差はあっても文字言語の障害を伴っている。失語症者にみられる読み書き障害は失語性失読や失語性失書と呼ばれている。音声言語の障害を伴わない文字言語の障害は、失読失書や純粋失読、純粋失書、失行性失書などと呼ばれている。なお、右半球障害で出現する書字障害に空間性失書がある。

2. 読み書き障害の評価

書字は自発書字と書き取り、写字(模写)を検討する。自発書字や書き取りは障害されるが、写字が保たれることもあれば、その逆のこともある。

読みは音読と読解の両面から検討する。音読は視覚的に与えられた文字言語を音声言語に変換する過程であり、読解は文字言語を読んでその内容を理解する過程である。なお、みずからが書いたものを読ませることも重要である。また、なぞり読みによる読字能力の改善の有無をみる。

なお、日本語は文字言語に漢字(表意文字)と仮名(表音文字)という異なる文字体系を有している。そのために、漢字と仮名の両面からの検討が必要である。漢字と仮名の障害に解離を生じることもある。

3. 失語性失読と失語性失書

失語症では、通常読み書きにも障害をきたしてくる。失語症で出現してくる読み書きの障害は失語性失読や失語性失書と呼ばれている。

失語症の書字の成績をみると、自発書字や書き取りに比較して、写字の障害は軽度であるといわれている。読みは音読と読解の両面から検討する。両者が同時に障害されることが多いが、解離をみることもある。伝導性失語では読解は保たれるが、音読が障害される。超皮質性感覚性失語(とくに語義失語と呼ばれる状態)では音読は保たれているのに読解が障害される。

4. 失読失書(alexia with agraphia)

1891年、Dejerineは左の角回に病巣を有する読み書き障害の症例を「失書を伴う語盲」として報告した。その後、類似の病態は失読失書として多数報告されている。

基本症候は読み書き障害で、音読や読解が障害される。なぞり読みによる運動覚促通は認められない。自発書字と書き取りはともに障害されるが、通常写字は保たれている。

本症では、その責任病巣と日本語における漢字仮名問題が注目されている。

1）責任病巣と発症機序

　失読失書の責任病巣についてみると，以前は左の角回に求められることが多かった。しかし，1980年代になり，左の側頭葉後下部病巣で出現する失読失書の報告が続いている（図Ⅲ-17）。

　本症の責任病巣について，角回のみを責任病巣として特定するには臨床データがいまだ十分でないとの指摘がある。画像診断で病巣をみると，角回近傍に病巣があるとしても，いずれも深部であり，角回より下方の側頭葉，後頭葉移行部の病巣により本症をみた症例も深部に病巣を有する。このことから，角回という特定の皮質に責任病巣を結びつけるより，むしろ下部頭頂葉，側頭葉後縁および後頭葉の中間部に位置する白質病変と考える方が自然であり，深部白質の連合線維障害に病巣を求めるべきかもしれないとする見解が述べられている[15]。なお，病巣が前方へと広がれば失語要因が加わり，上方へ広がれば失書要因が強まり，後方へと広がると失読要因が増すことになる[15]。

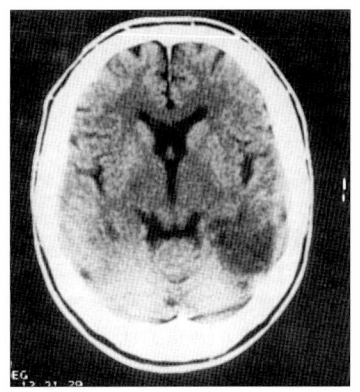

図Ⅲ-17
60歳，男性，右利き。失読失書。左の側頭葉後下部に梗塞をみる。

2）漢字仮名問題

　失読失書では日本語の漢字仮名問題が注目されている。古典的な角回病巣による失読失書では一般に仮名の障害が著明であることが指摘されてきた[15]。一方，側頭葉後下部病巣で出現する失読失書では，漢字の障害が著明である症例の存在が報告されている[16]。日本語における読み書きにおける漢字と仮名の経路の解離が注目されることになる。しかし，側頭葉病変による失読失書の読み書きにおける漢字と仮名の障害程度についてみると，つねに漢字が重度に障害されているわけではない。一般的にいえば，書字では漢字の障害が著明であるが，読字に際しては必ずしも一定の傾向はなく漢字の障害が目立つものもあれば，仮名の障害が著明な症例も存在する。

　失読失書の発現機序についてはGeschwind[17,18]のdisconnection説で説明されている。左の角回は連合野間の連合に関与しており，視覚的言語理解におけるvisual auditory associationと書字に際して機能するauditory somesthetic associationの双方の経路は，左の角回を中継点として機能している。したがって，左の角回が障害されると，この2つの経路が同時に障害され，失読失書を生じることになる。

　側頭葉後下部の障害により出現する失読失書は，漢字や仮名の処理過程の障害として説明できる。Iwata[16]は側頭葉後下部の病巣により漢字の読みが著明に障害される機序について，漢字はoccipito-temporal associationと，仮名はoccipito-parietal associationと関連しており，左の側頭葉後下部の障害では漢字に強い読みの障害をきたすことを報告している。角回病変では仮名に強い障害を呈することになる。

　書字に関する神経機構についても漢字仮名の処理過程が論じられている[19]。仮名の情報は，ウェルニッケ領野からただちに角回に達し，そこからブローカ領野や上肢の運動連合野に向かい仮名の書字が達成される。漢字の情報はウェルニッケ領野から側頭葉後下部を経て後頭葉に入り，さらに角回に到達し，さらに前方へ向かい処理される。側頭葉後下部病巣で書字における漢字の障害が著

明であることが説明できる。

ただし，先に述べたように現在，側頭葉病変による読み書きの障害における漢字仮名問題では，漢字の読み書きの経路が注目されてはいるが，症例によっては仮名優位の障害を認めたとの報告も多く，一定の見解が下されているわけではない。失読失書において，報告例により読み書き障害の程度や漢字仮名障害の差異が出現してくるのは，微妙な病巣の差異が関与しているものと考えられる。

5. 純粋失読(pure alexia, alexia without agraphia)

純粋失読では，書字は良好であるのに，読みが障害されてくる。患者は自分が書いたものを読めなくなる。しかし，書字がまったく正常であるとはいえず，しばしば，漢字の書字に障害をみることが指摘されている。

1) 読字の障害

読字の障害の程度を示す用語として，字性失読や語性失読，文の失読があるが，重症度を意味することに用いられていると考えられる。文章の読みは実用的であるのに，文字や単語が読めない状態は考えられない。

純粋失読では音読と理解に解離がない。通常音読されたものは理解されている。

純粋失読では読みが障害されていても，文字の種類(平仮名，片仮名，漢字)の識別は比較的容易であり，さかさまや横向きに置かれた文字を指摘できるという。また，場合によっては，誤字を指摘し，その訂正も可能であるという。純粋失読患者は文字形態を視覚的に十分把握していると考えられる[20]。

純粋失読の漢字仮名問題については，いまだ結論が出されているわけではない。多分に報告者の主観がはいってくるが，漢字と仮名が同程度に障害されていると判定された症例もあれば，仮名の読みの障害が著明な症例や，漢字の読みの障害が著明な症例が報告されている。しかし，ある種の失語症者でみるような漢字と仮名の際立った解離はないことが指摘されている。なお，本症では一般的にアラビア数字の読みは保たれている。

純粋失読では，読みに際して書字運動を加えることで，読みの能力に改善をみることが知られている。すなわち，指で文字をなぞりながら読むと，音読が容易になる現象であり，schreibendes Lesenと呼ばれる運動覚性促通の所見である。純粋失読では内言語障害を伴わないので，視覚系以外の感覚系を用いると，読字の能力が向上するといわれている。患者は手掌や背中に指で書かれた文字はよく了解している。

2) 書字の障害

純粋失読では，自発書字や書き取りは正常であるのが原則である。しかし，わが国の報告例ではしばしば漢字の書字障害が指摘されている。また，字画の多い，使用頻度の少ない漢字が仮名に置き換わることが多いことも知られている。仮名の書字には通常障害は認められない。

漢字の書字障害の出現には，側頭葉病変による失読失書の際に認められる漢字の書字障害と同様の機序が関与している可能性も考えられる。本症の責任病巣については後述するが，本症は左後大脳動脈の閉塞を原因とすることが多く，後大脳動脈は後頭葉とともに側頭葉後下部を灌流している。このことが漢字の書字障害の一因となっている可能性がある。

純粋失読にはしばしば写字の障害が認められる(図Ⅲ-18a[21])。一般に字画の多い複雑な漢字での障害が高度である印象を持つが，その程度は症例によりさまざまである。仮名の障害も著明なことがある。失読が改善すると患者は写字に際し，みずからに書き取りを課すようになり，読めた字は書くことができるようになってくる。

写字障害の特徴として，右手と左手の成績の解離があげられている[22](図Ⅲ-18b[21])。すなわち，写字の障害は右手に出現する。左手の写字が可能であることは，視知覚に問題がないことを意味しており，右手の写字障害が純粋失読の発症機序は

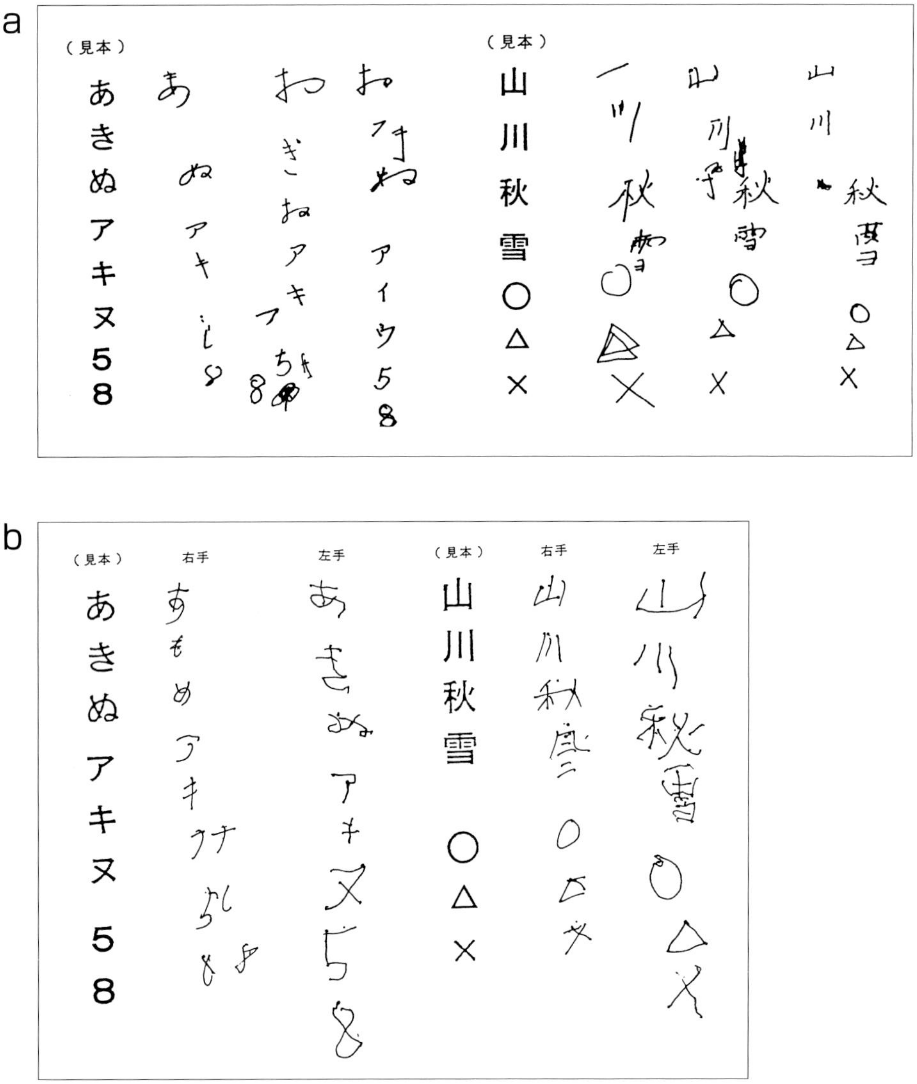

図Ⅲ-18
a：純粋失読にみられる写字障害。
b：左右の手での写字の障害の解離が特徴である。
[田川皓一：純粋失読．神経心理学と画像診断（岸本英爾，宮森孝史，山鳥　重，編）．
朝倉書店，東京，1988，pp.86-94[21]]

脳梁離断症候群であることを如実に示している。

3）責任病巣と発症機序

責任病巣としては左の後頭葉と脳梁膨大部が重視されている。後頭葉病巣は舌状回や紡錘状回を中心に楔状回や鳥距回に広がっている。後頭葉と脳梁膨大部はともに後大脳動脈の灌流域にあり，本症は左後大脳動脈閉塞症を原因として発症する頻度が高い[23]（図Ⅲ-19）。

本症の発現機序は脳梁離断症候群としてとらえられている。Geschwind[17]は，その説明に視覚-言語性の連合障害の概念を取り入れている。すなわち，左後頭葉と脳梁膨大部の損傷により，左の視野の読みに際して，右後頭葉と左角回の書字言語中枢との連絡が遮断されるために読みの障害が出現するという。通常，右の視野には同名性半盲をみる。

なお，左後頭葉と脳梁膨大部の損傷により出現する古典型の純粋失読とは異なるタイプの純粋失

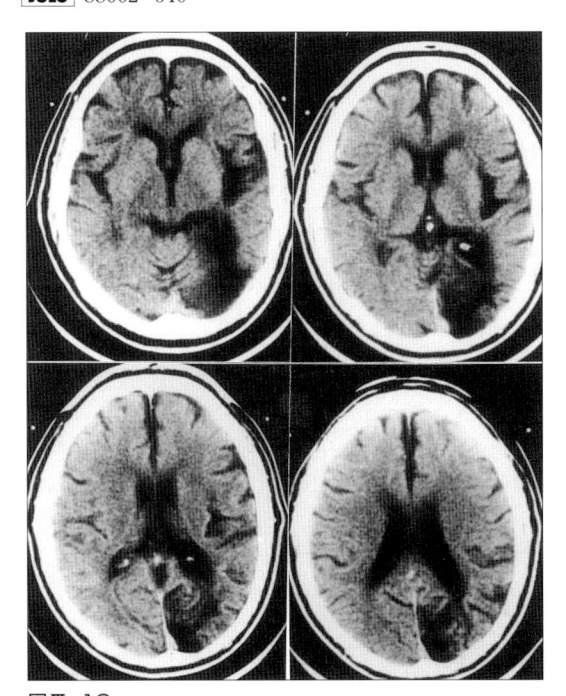

図Ⅲ-19
73歳，男性，右利き。純粋失読。
左後大脳動脈閉塞症。

読が，Greenblattにより報告されている[24]。この場合，右の同名性半盲は伴わない。第一型の責任病巣は，左の角回直下の白質にあり，subangular typeと呼ばれている。両側鳥距皮質から左角回への経路が左の角回直下で離断されるために純粋失読が出現することになる。第二型はsplenio-occipital without hemianopsia typeと呼ばれている。左の側頭葉，後頭葉下部の障害により，鳥距皮質から左角回への経路が左の側頭葉，後頭葉下部の障害で離断されるために出現する。ともに半球内離断症候群と考えられており，古典型の純粋失読と対比し，非古典型純粋失読と呼ばれている[24]。ちなみに，本邦では第一型は角回直下型，第二型は後角下外側型と呼ばれている[25]。

6. 純粋失書(pure agraphia)

純粋失書は書字の選択的な障害を主徴とする。自発書字と書き取りは障害され，写字は保たれている(図Ⅲ-20)。責任病巣として左の頭頂葉や前頭葉が考えられており，頭頂葉性純粋失書[26]や前頭葉性純粋失書[27]と呼ばれている(図Ⅲ-21)。なお，頭頂葉では主として上頭頂小葉に病巣が存在するとの報告が多いが，下頭頂小葉に病巣をみることもある。前頭葉では中前頭回のExner中枢の障害が考えられている。障害は両側性に出現してくる。

なお，左手のみに出現する「左手の失書」は脳梁離断症候群として出現する症状である。

7. 失行性失書

文字の想起は可能であるが，構成行為の障害により，うまく書字できない場合を失行性失書，あるいは構成失書と呼ぶ。文字が重なったり，離れたりして，字画が乱れてくる。自発書字や書き取りのみならず，写字にも障害をみる。

左の頭頂葉の上頭頂小葉を中心とした病巣で出現する。

8. 空間性失書(spatial dysgraphia)

左半側空間無視の患者では，横書きした左の部分を無視して読むことがある。極端な場合は「旁(つくり)」のみを読み，「偏(へん)」を無視することもある。書字に際しても，左を無視するために，紙面でのバランスがうまく取れない。

右半球損傷に認められる書字障害に空間性失書の存在が指摘されている[28](図Ⅲ-22)。書字が紙面の右方向に大きく傾くことに加え，余分なstrokeがみられること，書字のラインが水平を保てないこと，単語内に余白がはいること，などが特徴である[29]。

9. その他の書字障害

1) 鏡像文字

運動麻痺のために右手が使用できないときに，左手で字を書いたときに文字が鏡像となることが

図Ⅲ-20
純粋失書にみられる書字障害。右端は自発書字で別府南荘園。その次からは、"今日はよい天気です""女の子が本を読んでいる""鳥が飛んでいる"を書き取ってもらった。それぞれを書き取りするのに1分間程度を要した。

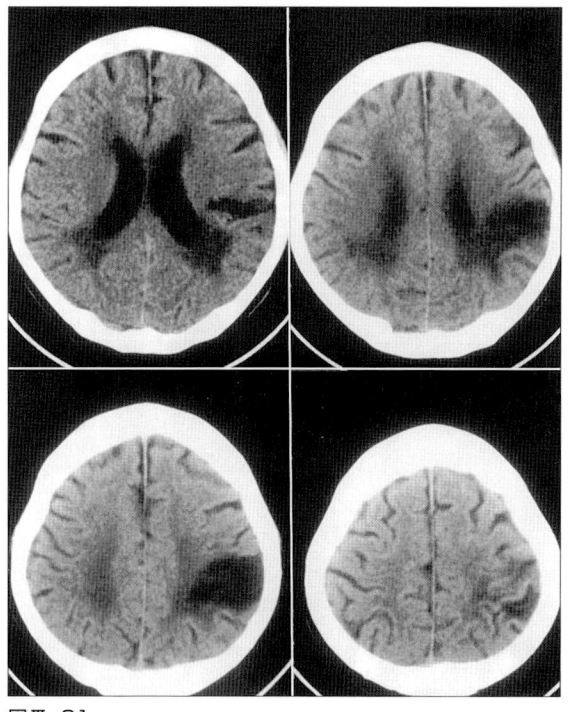

図Ⅲ-21
69歳，男性，右利き。頭頂葉性純粋失書。左の頭頂葉に梗塞をみる。

ある。鏡像書字や鏡映文字などとも呼ばれている（図Ⅲ-23）。パーキンソン（Parkinson）病や本態性振戦でみられるとの報告もあるし，正常人でも同様の現象が観察されることもある。

脳損傷では左半球の前頭葉や頭頂葉，大脳基底核領域，視床などの障害で出現してくることが報告されており，責任病巣をある部位に特定できるものではない。

2）過書

右半球損傷で出現する書字の異常として過書 (hypergraphia) が知られている（図Ⅲ-24）。筆記用具や紙があると，何かをきっかけに次から次へと文字を書き続けることがある。文法的にはとくに問題はないが，内容的には一貫性に欠けることが多い。

左半側空間無視や左片麻痺の否認（病態失認）などに伴って出現する。脳血管障害の急性期から亜急性期にかけて出現する症状である。

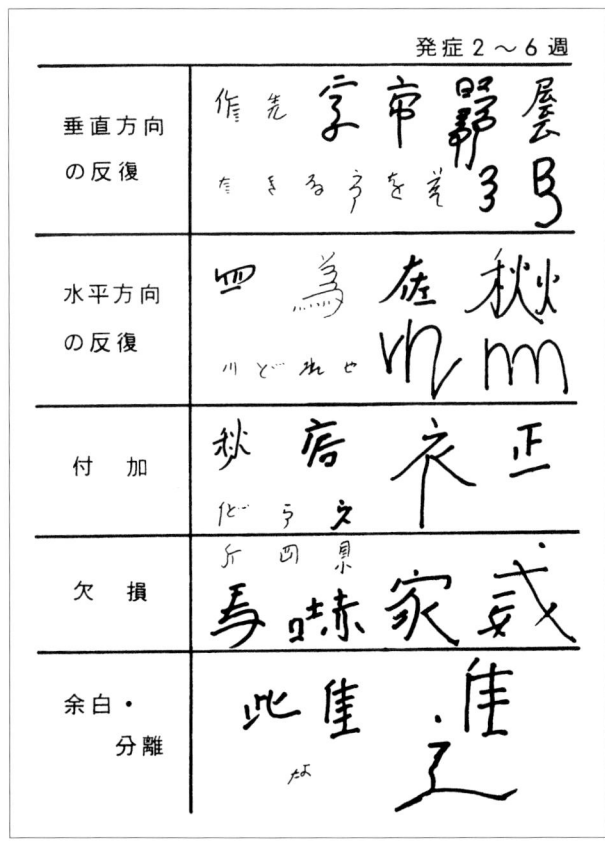

図Ⅲ-22
空間性失書の種々相。
(中野明子，ほか：神経内科 18：634-636，1983[29])

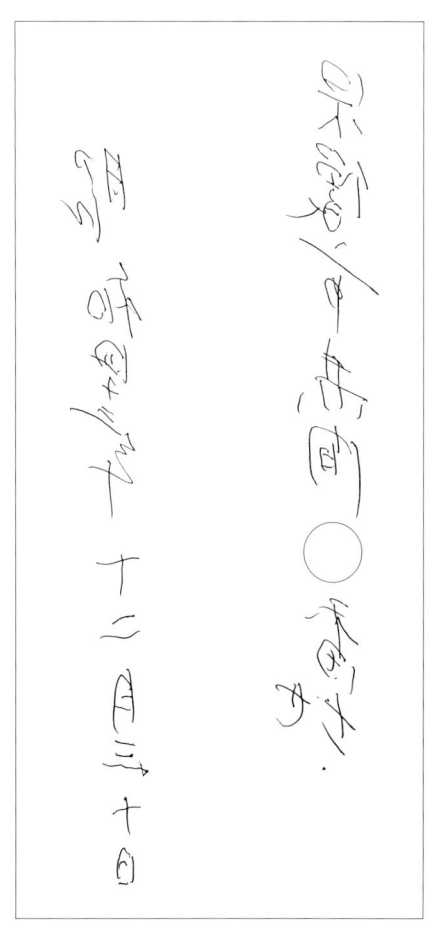

図Ⅲ-23
鏡像書字。71歳，男性，右利き。左の前頭葉外側部の梗塞。"宗像市赤間○番地　昭和四十三年十二月三十日"と書いている。

図Ⅲ-24
過書。63歳，男性，右利き。右半球の広範な脳梗塞。鉛筆と紙を与えると，いきなり日記風に文字を書き始めた。左半側空間無視の所見も観察できる。

❸ 行為とその障害

1. 失行症とは

　指示された動作を誤ったり，物品の使用を誤ったりする行為の障害を失行と呼ぶが，そのためにはいくつかの条件を満たさねばならない。まず，運動麻痺や失調，不随意運動などの運動障害はないことが望ましい。しかし，仮に存在しても行為の障害はこれらの運動障害に由来しないことが重要である。次に，失語による言語の理解障害や失認による種々の認知障害にもとづくものではないことを明らかにする必要がある。また，意識障害や注意障害，意欲の低下，痴呆による知的機能低下などにより課題が理解されなかったり，実施されなければ行為の障害を論じることはできない。
　失行は古典論的には肢節運動失行と観念運動性失行，観念性失行の3型に分類されている。さらに，構成失行や着衣失行が加えられる。
　なお，失行症状がいかなる場面で出現するかも重要である。日常生活場面での自発的運動と口頭命令による運動，模倣による運動で差異があるか否かを観察したい。命令による動作では，実際に物品を使用する動作と使用しない動作で比較したい。一般的にいえば，観念運動性失行は口頭命令での障害が著明である。模倣運動でも障害されるが，自発的な運動では障害されない。一方，観念性失行では日常生活場面での動作や口頭命令による物品の使用に障害が目立つが，簡単な模倣動作は可能である。肢節運動失行では自発的運動でも，口頭命令による運動でも，模倣運動でも障害をみることになる。

2. 失行症のタイプ

1) 肢節運動失行

　肢節運動失行では習熟した運動がぎこちなくなる。とくに微細な運動で障害が目立ってくる。ボタンをはめる，手袋をはめるなどの動作で観察するとよい。
責任病巣は中心前回や中心後回の中心溝領域にある[30,31]。これらの領域にある運動記憶心像の障害により生じると考えられているが，中心回領域の障害による体性感覚と運動前野の線維連絡の障害として説明することもできる。

2) 観念運動性失行

　観念運動性失行は身振り動作や単一物品の使用の障害であり，自発的行為には障害はないが，要求されると単純な動作ができなくなる。口頭や書字による命令で敬礼や手招き，櫛やはさみの使用などができない。
　責任病巣は左の頭頂葉後部に想定されている。縁上回や上頭頂小葉などの皮質の関与や頭頂葉皮質下白質の関与が指摘されている。症状は両側性に出現する。
　左手の一側性の観念運動性失行は脳梁の障害による離断症候群として出現する。
　なお，口部（口腔）顔面失行は口部顔面筋に出現する観念運動性失行である。唇をなめる，舌を挺出する，口笛を吹く，火を吹き消す，咳ばらいをするなどが口頭命令や模倣によりできなくなる状態である。通常，左半球損傷で出現する症状と考えられている。ただし，口部顔面失行は肢節運動失行と同類に分類される傾向もある[32]。本失行は運動性失語症に伴って出現することが多く，責任病巣としては左の中心前回弁蓋部が重視されている[33]。なお，観念運動性失行の責任病巣と同様に縁上回を重視する報告もある[34]。

3) 観念性失行

　観念性失行は系列動作の障害である。マッチ箱からマッチを取り出し，それを擦ってタバコに火をつけるなどの一連の行為ができなくなる。古典論とは異なり，物品を使用することの障害を観念性失行とする考え方もある。
　責任病巣は左の頭頂葉後部で角回を中心とした領域に想定されている。症状は両側性に出現する。

4) 構成失行

構成失行とは構成行為の障害であり，積み木や図形のコピーなどに障害をみる。

構成失行(constructional apraxia)はKleist[35]により使い始められた用語である。Kleistの定義によれば，構成失行とは組み立てたり，組み合わせたり，描画したりする構成行為において，個々の動作には問題がないにもかかわらず，実際に組み立てや組み合わせ，描画などが障害されることをいう。左半球病巣で右片麻痺患者の左手に認められており，責任病巣として左の頭頂葉後部病変が想定されている。しかし，その後右半球病巣によっても構成失行が出現することも報告されており[36,37]，最近では左右どちらの損傷によっても構成失行が出現すると考えられている。

病巣の左右差により構成失行に質的な差が存在するとの報告もあれば，そうでもないとする考えも展開されている。しかし，一般的には右半球損傷による構成失行では視空間の認知に関する障害の影響が出るのではなかろうかと考えられている。右半球損傷による構成失行を論じるときには，左半側空間無視の存在を無視することはできないであろう。

なお，最近では構成失行を古典的な失行症の"失行"と同次元で語ることを避けて，構成障害(constructional disability)と呼ぶことも多い[38,39]。

5) 着衣失行

着衣失行とは着衣できないその他の理由が見いだせないにもかかわらず，着衣ができない状態をいう。本症は右の頭頂葉障害で出現し，左半側空間無視と同時に観察されることが多い。

❹ 認知とその障害

失認は大きく視知覚の高次機能障害や聴覚の高次機能障害，身体知覚の高次機能障害，身体の認知に関する高次機能障害に分類することができよう。それぞれの失認に対する評価法が存在しているが，もっとも重要なことはそれぞれの失認の臨床像を正しく理解しておくことであり，診察場面での患者や家族とのやりとりのなかでその存在を感じ取る観察眼を持つことであろう。ここでは各失認型の臨床的特徴を記載する。

1. 視知覚の高次機能障害

視覚性失認や視空間失認に分類されていた認知障害を広義の高次視覚機能障害と呼ぶことができよう。日本高次脳機能障害学会（旧 日本失語症学会）Brain Function Test委員会により標準高次視知覚検査も刊行されている[40]。

従来の視覚性失認には物体失認(狭義の視覚性失認)や同時失認，相貌失認，色彩失認(色名呼称障害)などが含まれる。かつては純粋失読も視覚失認性失読とも呼ばれ，視覚性失認に位置づけされていたが，現在は脳梁離断症候群として説明されている。純粋失読に関しては読み書き障害の項で述べられている(☞ p.51)。大脳性色盲や皮質盲は要素的な色覚障害や視野障害と考えられるが，神経心理学的にも重要な問題を有している。

対象の空間における位置，ないしは複数の対象物の空間における位置関係の視覚性認知障害を視空間失認と呼び，その代表的な症候が半側空間無視である。バリント(Bálint)症候群や地誌的障害も視空間失認に位置づけられる。

1) 視覚性失認

物体失認(狭義の視覚性失認)は物品の視覚的認知障害である。すなわち，視力や視野などの要素的な視覚は保たれているにもかかわらず，物品の認知ができない。しかし，触ったり，振ったりしたときの音などにより物品を認知することが可能となる。

物体失認は知覚型視覚性失認と連合型視覚性失認に分類される。前者では物品の模写や物品と物品のマッチングができない。後者では，物品の模写やマッチングは可能であるが，物品の意味がわからないために，物品の呼称や物品の性状，使用

方法の説明ができない。

物体失認は両側の後頭葉障害により出現する。なお，視覚性失語との鑑別も重要である。視覚性失語は物品の視覚的呼称の選択的障害である。物品の呼称はできなくとも，口頭命令による物品の指示は可能であり，物品の性状や使用法を書字やジェスチャーにより表現できるし，遠回しな表現で説明できることもある。むろん，触ったり，それから出る音を聴いたりすることにより，何であるかを言うことができる。

部分部分の視覚的認知は保たれているのに，その部分部分の関連性がわからず，全体像がつかめない状態を同時失認という。課題としては，状況画の説明を求める。

相貌失認ではよく知っているはずの身近な人や有名人の顔の識別が困難となる。熟知相貌の視覚的認知障害が特徴である。顔の輪郭や頭髪の感じはわかるが，目や鼻，眉の位置関係がわからないという。声や衣服で人を判断する。髪型や眼鏡，髭などが識別の手がかりとなる。鏡に映った自分の顔がわからなくなることもある。身近な人や有名人の顔写真の認知や老若男女の区別，顔の表情（笑い，泣き，怒り）の認知に障害をみることもある。本症は両側の後頭葉障害で出現してくるが，画像診断上右半球の一側性の後頭葉障害でも出現するとの報告をみる[41]。

色彩失認は色名の呼称障害であり，絵カードのマッチングは保たれている。

2) 大脳性色盲と皮質盲

大脳性色盲は後頭葉損傷による要素的な色覚障害であり，cerebral color blindness，あるいはachromatopsiaなどと呼ばれている。石原式色覚検査や色相テストで異常をみる。色名の呼称のみならず，色カードのマッチング，塗り絵などが障害される。障害が高度になると，色覚の異常を訴えることもあり，カラーテレビが突然モノクロテレビになった患者を経験したことがある。

皮質盲は両側後頭葉視覚領の障害により出現してくる。本症に随伴する神経心理学的症状としては，盲を否認する病態失認が重要で，Anton症候群と呼ばれている。

3) 半側空間無視

視空間の半側にある対象を無視する症状を半側空間無視と呼ぶ。通常，右の頭頂葉損傷により左半側の空間無視を呈することが多い（図Ⅲ-25[42]）。この領域は中大脳動脈の灌流域にあり，右中大脳動脈閉塞症により左半側空間無視が出現する頻度が高い。しかし，右後大脳動脈閉塞により本症の発現をみることもある（図Ⅲ-26）。この場合，責任病巣が後大脳動脈と中大脳動脈の境界域としての頭頂葉後部に存在するのか，あるいは，他の部位に求めるべきであるのか，についてはまだ結論はでていない。中等大以上の右被殻出血でも出現してくる（図Ⅲ-27[42]）。なお，皮質下病巣を主体とする右前脈絡叢動脈の閉塞でも，高率に出現してくることが知られている（図Ⅲ-28）。ときには前頭葉を中心とした病巣で半側空間無視を呈することがあり，前頭葉性無視と呼ばれている。

半側空間無視の存在を診断するには，日常生活場面での行動の観察が重要である。患者は左への注意が向かないために顔面や眼球は右を向いていることが多く，左からの呼びかけに不自然な反応を示す。歩行や車椅子での行動に際して，左にある障害物にぶつかったり，左へ曲がるのが困難で，うまく目的地に到着できない。食事のとき左側にある食べ物に気づかないことがある。また，同じ皿に載っているものでは，その左側を残す。視野の左半分にあるものだけを無視するわけではない。

半側空間無視を診断するための補助検査（図Ⅲ-29）としては[43]，線の二等分や線分の抹消試験，図形や絵の模写，時計の文字盤の完成などを用いる。二等分点は右へとずれ，左の線分は無視される。この場合，注意を喚起し，まだ残っていないかを確かめさせる。軽症であれば，修正を加えることができる。絵の模写では，左半側での見落としが目立つが，正面にあっても，右にあっても，左にあっても，個々の手本の左の方を無視するのが特徴である。迷路をたどらせたり，地図上での

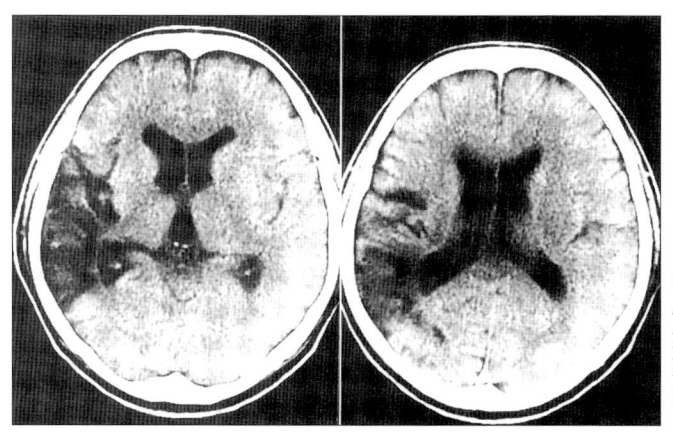

図Ⅲ-25
45歳，男性，右利き。右中大脳動脈閉塞症により左半側空間無視を呈した。頭頂葉後部を含み側頭-頭頂-後頭葉接合部に広がる梗塞巣をみる。半側空間無視の古典的な責任病巣である。

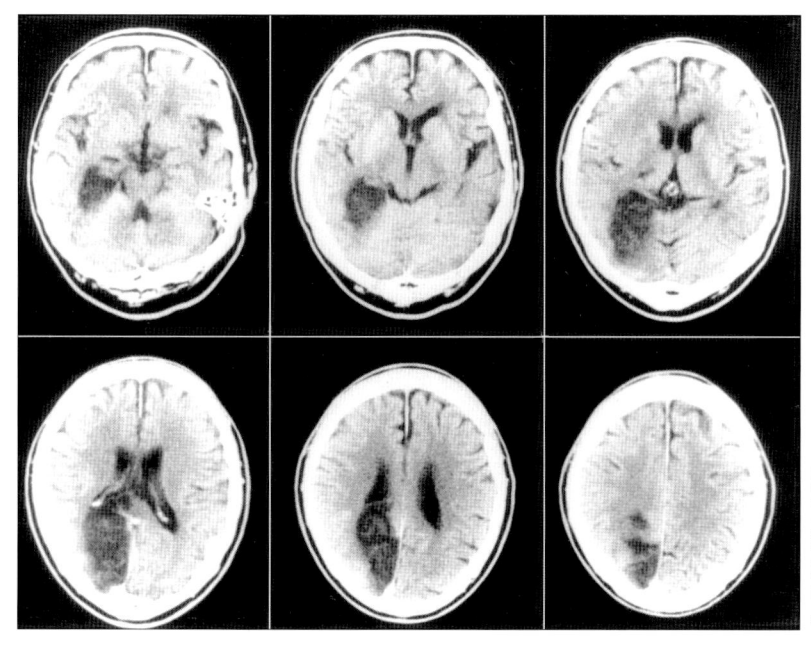

(田川皓一：Clinical Neuroscience 15：738-741，1997[42])

図Ⅲ-26
73歳，男性，右利き。右後大脳動脈閉塞により左半側空間無視を呈した。右後大脳動脈領域の広範な梗塞をみる。右の視床膝状体動脈領域にも梗塞をみる。

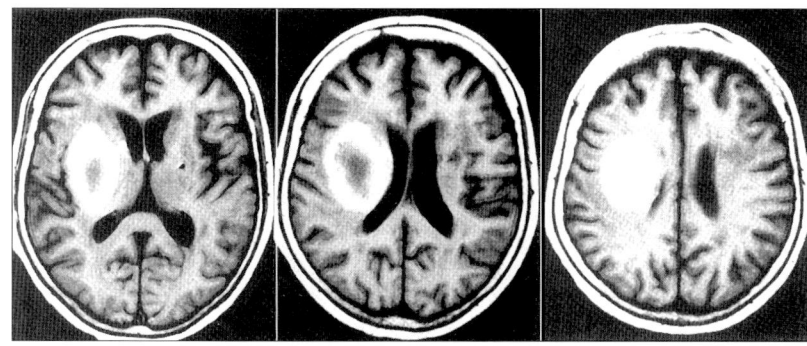

図Ⅲ-27
66歳，女性，右利き。右被殻出血により左半側空間無視を呈した。

(田川皓一：Clinical Neuroscience 15：738-741，1997[42])

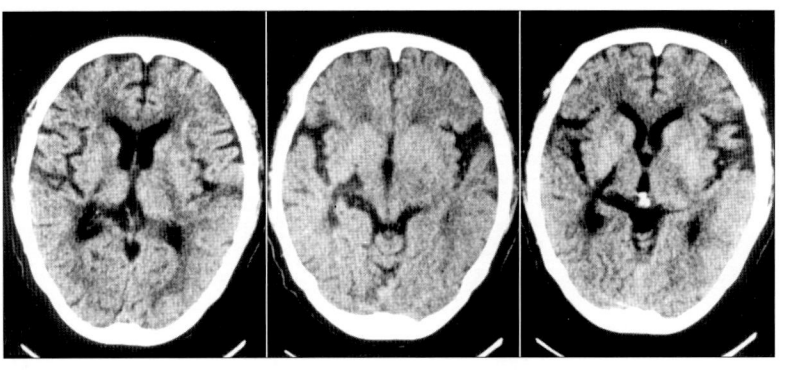

図Ⅲ-28
64歳, 女性, 右利き. 右前脈絡叢動脈閉塞で左半側空間無視を呈した.

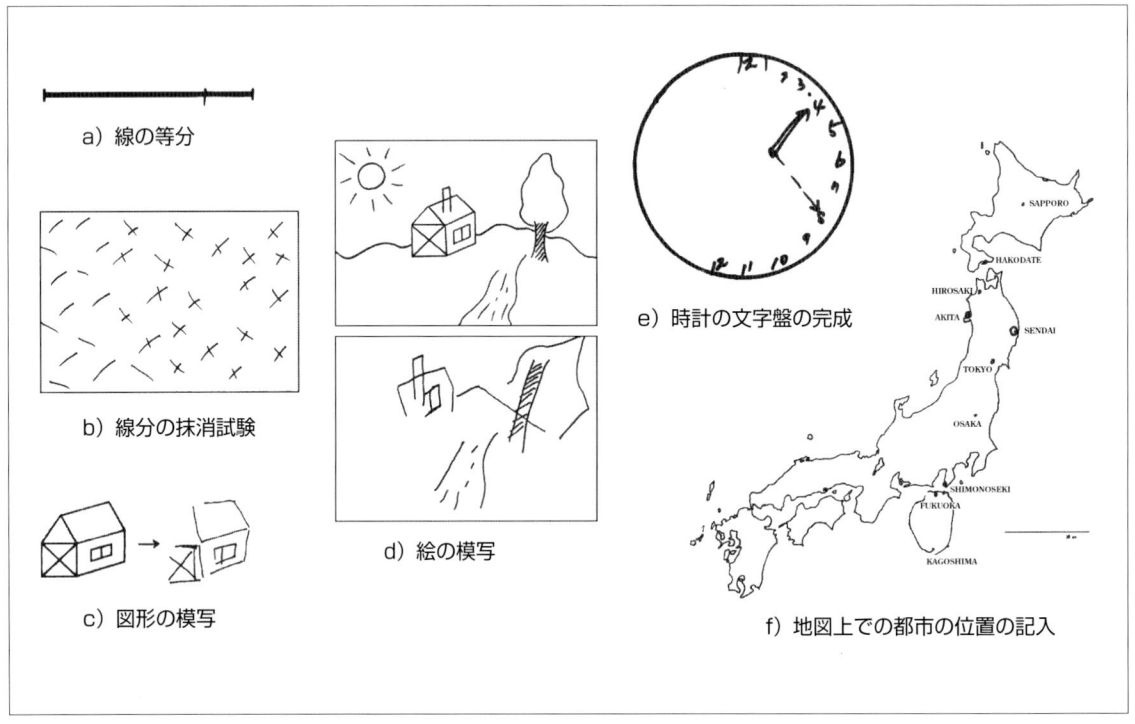

図Ⅲ-29 左半側空間無視の検査　　　　（田川皓一：Clinical Neuroscience 15：738-741, 1997[42]）

a) 線の等分
b) 線分の抹消試験
c) 図形の模写
d) 絵の模写
e) 時計の文字盤の完成
f) 地図上での都市の位置の記入

都市の記入なども行う. 九州は西（左）にあるがゆえに無視され, 九州のなかでは長崎が無視される.
　読み書きにも障害をみる. 書字が紙面の右へと偏り, 読みで左にある部分が無視される.「仙」が「山」,「社」が「土」と,「偏（へん）」が無視され,「特別急行列車」が「急行列車」や「列車」と読まれることがある.

4) バリント症候群と視覚性運動失調

バリント症候群は精神性注視麻痺と視覚性運動失調，視覚性注意障害を3主徴とする症候群であり，両側の頭頂葉後頭葉障害により出現してくる。

精神性注視麻痺では眼球運動には制限はないが，随意的に視線を移動させ，対象物を注視することができない。また，一点を注視するとその対象に視線が固定してしまい，他の対象に視線を移すことができなくなる。視覚性運動失調とは眼前にある対象物をうまくつかむことができない状態である。なお，視覚性注意障害は1つの対象物に注意が注がれた場合に，他の対象物にまったく注意が向かない現象をいう。

視覚性運動失調は注視した対象物をつかむことができない現象であるが，注視点より離れた周辺視野で対象物をうまくとらえることができない現象は視覚性運動失調と呼ばれている[43]。後者の視覚性運動失調は一側性のこともあれば，両側性のこともあり，同側視野内でのこともあれば，対側視野内でのこともある。病巣は一側の頭頂葉後頭葉接合部と考えられている。

日本語では両者とも視覚性運動失調と訳されるため，本用語の使用にあたっては，いかなる意味で使用されているのかの確認が必要である。

5) 地誌的障害

地誌的能力は実地の行動面での障害である道順障害と地誌的関係の表象能力の障害である地誌的記憶障害の2面からの検討が必要である[44]。

道順障害は自分の家や部屋に戻れない，目的とする場所に行くことができない状態である。しかし，それを説明できる疾患や病態が存在しないことが条件である。左半側空間無視のため右へ右へと行こうとして部屋に戻れないことや，痴呆のため道を迷うことは地誌的障害とはいえない。

地誌的記憶障害はよく知っているはずの道順や自宅の間取り，都市の地理的関係を口述したり図示したりすることの障害である。

なお，地誌的障害を街並失認と道順障害に分類する考えがある[45]。街並失認は熟知した家屋や街並の認知や記憶が障害され，その同定が困難になった状態である。自宅の間取りや熟知した地域の地図の口述や記述は可能である。一方，道順障害は一度に見渡すことができない広い空間での，家屋や街並みの位置の定位や記憶が障害された状態である。実地行動面での障害である先に述べた道順障害とは概念が異なる。選択的な道順障害の責任病巣としては，右頭頂葉内側部，主として脳梁膨大後域 (retrosplenial region) が重要視されている[45] (☞ p.69 参照)。

2. 聴覚の高次機能障害

後天的な脳損傷に基づく聴覚の高次機能障害は大きく皮質聾と聴覚失認に分類できよう。一次聴覚野である横側頭回の両側性の障害で皮質聾を生じるといわれているが，側頭葉皮質下の聴放線や内側膝状体の両側性病変によっても，いわゆる皮質聾を呈してくる。中枢性の聴力障害である。言語面でいうと，自分の意志を口頭で伝達することは可能であるが，他人の言葉は理解できず，コミュニケーションに筆談を用いる。

聴覚性失認は純粋語聾と失音楽，環境音の失認に分類できる。典型的には聴力に障害がない状況で，言語的，非言語的聴覚刺激が理解できない状態と定義することができよう。しかし，臨床の場で，まったく聴力障害はなく，語聾や環境音失認を呈してくることはまれと考えられる。両側の側頭葉の梗塞で，言語音や環境音，音楽の認知障害を呈した1例のCTスキャンを図Ⅲ-30に示した。

純粋語聾は聴力が保たれているのに，語音の認知が障害されている状態である。言語の聴覚的理解が選択的に障害されてくる。自発語に障害はなく，聴覚を介さなければ呼称や読み書きに障害はない。聴覚を介することになる復唱や書き取りは当然障害されてくる。

語音の認知が保たれているのに環境音の認知に障害をみる状態を環境音失認と呼ぶ。電話や目覚し時計の音，動物や鳥の鳴き声，自動車のクラ

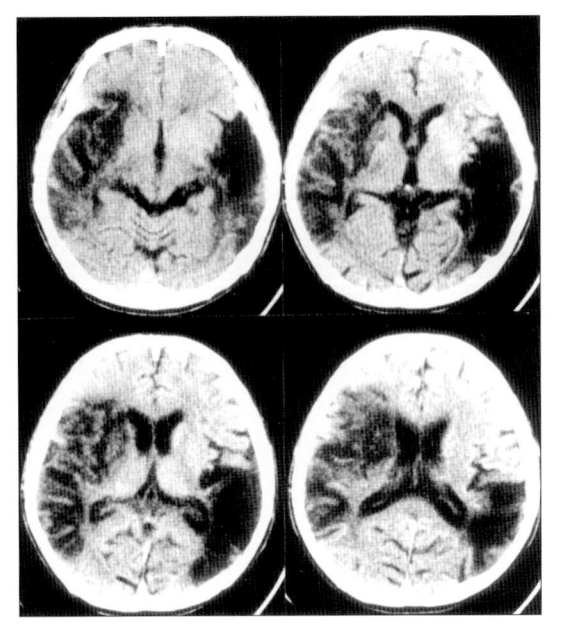

図Ⅲ-30
49歳，男性，右利き。聴覚性失認。両側の側頭葉を中心とした脳梗塞をみる。

ション，川のせせらぎ，波の音などの認知を検査する。音楽能力の障害は失音楽と呼ばれる。親しんでいる曲目がわからなくなったり，歌えなくなったりする。音楽能力については個人差が大きく，また，音楽に関する大脳優位性については議論も多い。音楽の素養が一般的レベルであれば，右の側頭葉優位であるが，プロになれば左が優位となるとの見解がある。

聴覚性失認の評価にあたっては，聴力検査や誘発電位などの補助検査も重要である。聴覚性失認では聴性脳幹反応は保たれている。

3. 身体感覚の高次機能障害

頭頂葉障害では要素的な感覚障害（触覚や温度覚，痛覚，位置覚など）とともに，多彩な中枢性の感覚障害が出現してくる。また，いわゆる触覚性失認と呼ばれる触覚性の認知障害も知られている。

1）中枢性感覚障害

触覚定位の障害や2点識別の障害，皮膚に書かれた字や図形の認知障害，重量の差異の識別の障害などは皮質性の感覚障害であり，それぞれの検査を実施する。

身体の2ヵ所に，同時に同じ性状の感覚刺激が与えられたときに，一方を認知できない現象は身体感覚の消去現象（sensory extinction）と呼ばれている。この場合，要素的な感覚障害との鑑別が重要である[47]。なお，消去現象は聴覚でも視覚でも生じてくる。

一側に刺激を与えたとき，反対の対称部位に与えられたと答えることがある。この現象は知覚転位症（alloesthesia）と呼ばれている。

2）触覚性失認

触覚性失認とは要素的な感覚障害では説明できない触覚性の認知障害であり，物体の素材や形態の弁別が不能になったり，物品そのものの認知ができなくなる現象を指す。触覚性失認の同義語としてastereognosiaが用いられることもある。astereognosiaは一次性失認と二次性失認に分類されている。また，一次性失認は素材の認知障害である素材失認と，大小や形態の認知障害である形態失認に分類されている。前者では表面の粗滑や弾力性，温度感，重量感などが障害されてくる。二次性失認はtactile asymboliaとも呼ばれ，狭義の触覚性失認に相当する。物体の素材や形態の認知は保たれているが，触るだけでは具体物の命名ができなくなる。

なお，触覚性失語という概念もある。触ったものが何であるかは理解しているが，それを言語化する段階で障害されるため物品の呼称ができなくなる。触覚性失認と触覚性失語の鑑別には，ジェスチャーによる物品の用途の説明が行われる。前者では物品の認知ができていないために，うまく説明できない。後者では認知そのものに障害はきたしていないので説明が可能である。また，カテゴリー分類も可能である。

4. 身体失認と病態失認

身体図式や身体部位の認知障害で，患者自身や検者の身体部位の指示や呼称に障害をきたす。身体失認は主として頭頂葉の病巣によって生じ，原則として症候は，左半球障害では両側性に，右半球障害では対側に出現してくる。

1) Gerstmann 症候群

Gerstmann 症候群は手指失認と左右障害，失書，失算を4主徴とする症候群で，その責任病巣は左頭頂葉後部に求められている（図Ⅲ-31）。患者は自分の指の名前が言えないと同時に検者の指の弁別も困難となる。左右障害では検者が手を交叉させると，より困難となる。

2) 身体部位失認

全身の身体部位の認知障害であり，身体部位の指示や呼称ができなくなる。この障害が純粋な型で出現してくることはまれであり，その存在を疑問視する報告もあるが，物品と身体部位の指示能力に差をみる症例の報告がある。

3) 半側身体失認

身体失認が一側に認められるとき半側身体失認と呼ぶ。一般に，片麻痺の否認，身体半側の忘却や不使用，さらに，身体半側の喪失感の3型に分類されている。

片麻痺の否認は盲や聾の否認（Anton 症候群）とともに病態失認の1型である。通常は左片麻痺の否認であり，バビンスキー（Babinski）型の病態失認と呼ばれている。本徴候は重症片麻痺患者で急性期によく観察される。実際には動かすことができないのに，片麻痺の存在を否認する。なお，片麻痺の存在を積極的に否認するわけではないが，その存在に無関心な場合は anosodiaphoria（疾病無感知）と呼び区別されている。この現象は皮質盲においても認められ，その存在は否定しないが，しばしば無関心である。

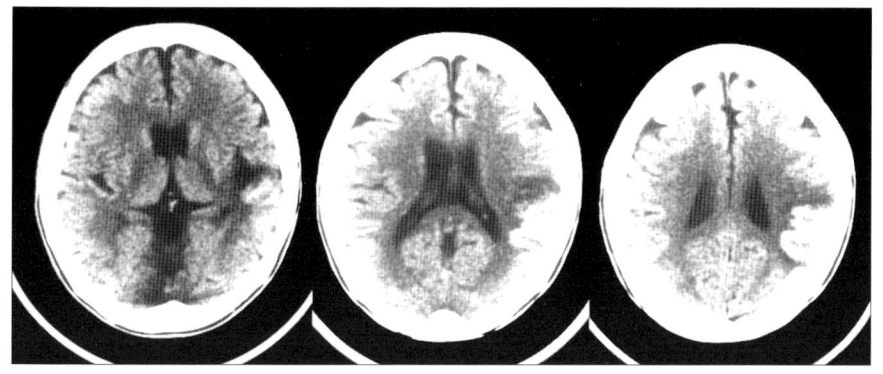

図Ⅲ-31
71歳，女性，左利き。Gerstmann 症候群。左の頭頂葉後部を中心として側頭，頭頂，後頭葉接合部に広がる梗塞巣（出血性梗塞）をみる。

❺ 記憶とその障害

1. 記憶障害を理解するための基礎的事項

　日常臨床の場で，"物忘れ"を主訴に来院する患者は多い．加齢に基づく生理的な物忘れのことも多いが，知能や注意，見当識，判断などにまったく障害を伴わない健忘症候群（純粋健忘）のこともあれば，痴呆の中核症状としての記憶障害のこともある．"物忘れ"や健忘，記憶障害などを理解するためには，記憶に関する基本的な用語や記憶の神経回路，さらには，記憶障害の分類を整理しておく必要がある．

1）記憶の分類

a）即時記憶と近時記憶，遠隔記憶

　保存される時間により，記憶は即時記憶（瞬時記憶）と近時記憶，遠隔記憶に分類される．即時記憶はせいぜい20〜30秒程度の短時間の記憶である．7桁程度の数字の順唱能力で評価する．近時記憶は数十秒から数分，数日に及ぶ記憶であり，遠隔記憶は年単位で保持される半永久的な記憶ということができる．しかし，保持時間については明確な基準があるわけではない．

　なお，認知心理学でいう短期記憶は即時記憶に相当し，長期記憶は近時記憶と遠隔記憶に相当する．健忘症候群では即時記憶（短期記憶）は障害されない．なお，短期記憶より短い記憶に感覚記憶がある．感覚器に受容された情報をごく短時間保持する過程である．

b）陳述記憶と手続き記憶（図Ⅲ-32[47]）

　記憶はその内容から，陳述記憶（宣言的記憶：declarative memory）と手続き記憶（procedural memory）に大別できる．陳述記憶は言語で表現できる記憶であり，エピソード記憶（episodic memory）と意味記憶（semantic memory）が含まれる．エピソード記憶は個人の生活史や社会の出来事の記憶であり，意味記憶は言語や計算，概念など社会全般における普遍的ないわゆる知識に相当する記憶である．健忘症候群では通常意味記憶は障害されない．

　手続き記憶は運動や技能など言語化できない記憶であり，健忘症候群では障害されない．なお，手続き記憶はプライミング（priming）や古典的な条件付けなどとともに，陳述記憶に対して非陳述記憶（非宣言的記憶，nondeclarative memory）に分類されることもある．プライミングとは先行する経験（課題の遂行）が，その後に行われる課題

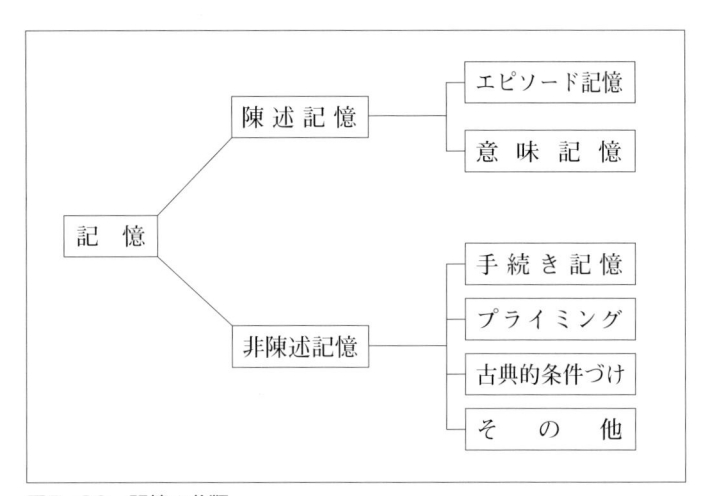

図Ⅲ-32　記憶の分類
(Squire LR, et al.: Trends Neurosci 11 : 170-175, 1988[47])

に促進的効果をもたらす現象をいう。なお，先行する経験が意識されることはない。

c）顕在記憶と潜在記憶

認知心理学の立場からは，顕在記憶と潜在記憶という用語も使用されている。顕在記憶は想起意識を伴う記憶である。エピソード記憶のように思い出すことができる記憶がこれに相当する。一方，手続き記憶やプライミングは潜在記憶に含められており，自分の経験としては思い出すことができない記憶である。

d）言語性記憶と視覚性記憶

難治性てんかんの治療に一側の側頭葉切除術が行われることがある。通常，日常生活に支障がでるような記憶障害は出現してこないが，記憶の検査を行えば異常を認めることがある。その場合，左側の切除では言語性記憶の障害が，右側の切除では非言語性の記憶障害が出現してくるといわれている。非言語性の記憶は図形の記憶として検査されるので，視覚性記憶とも呼ばれている。言語性記憶や視覚性記憶は大脳の左右の側性化を意識させる用語である。

言語性記憶は物語の記憶や三宅式記銘力検査（☞p.110）で用いられている対連合検査で評価されている。対連合検査は有関係対語と無関係対語で行われる。

非言語性記憶（視覚性記憶）はベントン視覚記銘検査（☞p.103）やRey-Osterriethの複雑図形検査（☞p.108）がよく実施されている。前者は図形を見せて覚えてもらい，その後で再生してもらう検査であり，後者は複雑図形を模写した後で，再生してもらう課題である。色と図形についての視覚性対連合検査もある。

e）前向性健忘と逆向性健忘

記憶障害は，発症時点を基準とした時間的経過から前向性健忘と逆向性健忘に分類することができる。前向性健忘とは発症後のことが記憶できなくなることを呼び，逆向性健忘とは発症時点から過去に遡る記憶が障害されてくることをいう。

言語性記憶や視覚性記憶の検査は前向性健忘の存在を知るための検査法である。

f）作動記憶と展望記憶

前頭連合野とかかわる記憶に作動記憶（作働記憶，作業記憶：working memory）がある。作動記憶は行動や判断，課題の遂行などに必要な情報を一時的，かつ，能動的に記憶，保持しながら操作する機能ということができる。あらたな行動や判断を生み出すための機能であると考えれば，記憶というより思考と言い換えることもできるし，会話や読解，推理，学習，計算など複雑な認知課題を遂行するのに不可欠な過程ということもできる。

この作動記憶は前頭葉機能として重要な遂行機能との関連でも論じられている。遂行機能とは，目的を持った一連の行動を達成するために必要な機能であり，作動記憶が正常に保たれてはじめて機能するものと考えられる。

なお，展望記憶という概念もある。近い将来の予定の記憶であり，予定記憶ともいう。午後から会議があり出席しなければならない，帰宅の途中に郵便物を投函しなければならない，などの行動予定の記憶である。予定した行動が終了すると，記憶は消去されても支障がない。前頭連合野に関連する記憶である。

2）記憶の過程

記憶を考えるときには，情報を記銘（memorization）し，その内容を保持（retention）し，必要に応じて再生（想起：recall）する3つの過程が必要である。記憶が正常であると判断するためには，この過程がすべて正常でなければならないことになる。しかし，記憶障害をみるとき，どの過程で障害されたかを明らかにすることには困難が多い。なお，記銘は登録（registration）や符号化（encoding），保持は保存（貯蔵：storage），再生は回収（検索：retrieval）などと呼ばれることもある。

3) 記憶の回路

　大脳辺縁系には記憶に関する求心性や遠心性の複雑な回路が存在する。代表的な回路はPapezの回路とYakovlevの回路である（図Ⅲ-33[48]）。
　Papezの回路は海馬-脳弓-乳頭体-乳頭体視床束-視床前核群-帯状回-海馬傍回から海馬へと戻る回路である。また、Yakovlevの回路は扁桃体-視床背内側核-前頭葉眼窩面皮質-鉤状束-側頭皮質前部-扁桃体への閉鎖回路である。情動の回路でもあるが、この回路を形成する部位の障害により記憶障害が出現してくることになり、とくに海馬や視床、前脳基底部などが責任病巣として重視されており、これらの部位の限局性障害で健忘症候群を呈してくることになる。
　なお、視床と前頭葉の線維離断を生じうる内包膝部や内包前脚部の限局性病巣によっても記憶障害が出現してくる。
　症状の発現には病巣の左右差も関係してくる。一般に左半球の病巣で記憶障害を呈することが多いが、右病巣でも出現してくるとの報告もある。この場合、記憶に関する大脳優位性が問題となる。記憶の回路が両側性に障害されると重度の記憶障害を呈することになる。

4) 記憶の神経機構

　記憶の回路を形成する諸領域は記憶の形成には重要な機能を有するが、このことと記憶がその部位に貯蔵されているかは別問題である。海馬や視床の障害による記憶障害患者では前向性健忘とともに逆向性健忘をみるといっても、発症時期から遡る数年間の記憶障害であり全生活史の健忘ではない。このことからある種の長期記憶は別の場所に貯蔵されていることが示唆される。半永久的な長期記憶は大脳半球の各感覚連合野に広く貯蔵されているものと考えられる。前頭連合野（前頭前野）が作動記憶に関与することも述べてきた。複雑な認知課題を遂行するのに不可欠な、記憶というより思考そのものとも考えられる機能である。健忘症候群とは異なる痴呆にみられる記憶障害には、大脳連合野の障害も大きく関与することになる。
　なお、手続き記憶には線条体が重要な役割を有していることが知られている。パーキンソン病やその他の大脳基底核疾患で手続き記憶の障害をみ

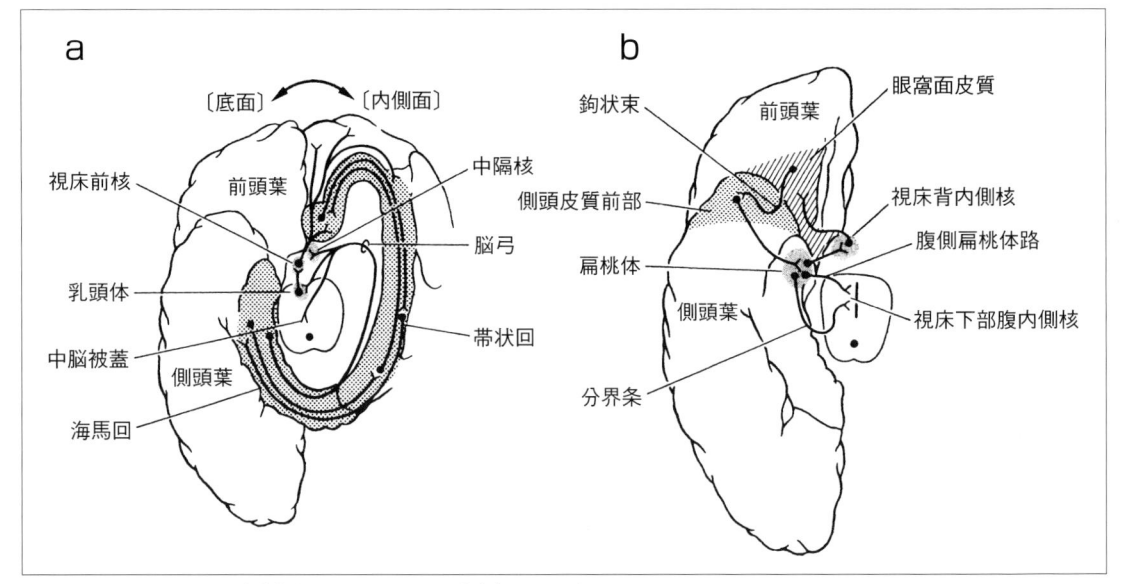

図Ⅲ-33　Papezの回路(a)とYakovlevの回路(b)
　　　　(Livingston KE, Escobar A : Arch Neurol 24 : 17-21, 1971[48]より翻訳)

ることが指摘されている。

2．記憶障害の臨床

1）海馬性記憶障害

難治性てんかんの治療に両側の側頭葉内側部の切除術を実施した後，重度の記憶障害を呈した症例が報告されている。切除部位には海馬や扁桃体が含まれており，記憶障害の発現に海馬や扁桃体の障害が関与することが指摘されることになった。海馬は，Papez回路の一部を構成しており，記憶に重要な役割を有する領域である。その後，海馬の両側性障害により重度な記憶障害を生じた多くの症例が報告されている。海馬（海馬体）は，一般に海馬台と固有海馬（アンモン角），歯状回よりなる領域をさしている。

一方，扁桃体のみの切除で記憶障害が出現するかについては議論の多いところであり，必ずしも意見の一致はない。扁桃体はYakovlevの回路の重要な部位を占めており，記憶障害の出現になんらかの作用を有する可能性がある。一般的には，大脳辺縁系は，①記憶変換器としての海馬体系と，②感情表出複合体としての扁桃体系とから構成されていると考えられており，この両体系の障害により多彩な記憶や情動の障害をきたすことになる。

海馬や扁桃体は側頭葉内側部に位置するため，この領域の障害による記憶障害は側頭葉内側部性記憶障害とも呼ばれている。

記憶障害は前向性にも逆向性にも認められる。視床性記憶障害と比較し，作話は少なく，記憶障害を自覚していることが多いといわれている。

なお，左の海馬障害では言語性記憶障害が，右では視覚性記憶障害が優位となるが，左の障害で視覚性記憶障害が，右の障害で言語性記憶障害がまったく観察されないというわけではない。

海馬を含む側頭葉内側面は後大脳動脈の灌流域にあることから，左後大脳動脈の基幹部の閉塞で，記憶障害が出現することが知られている（図Ⅲ-34）。一般的に，左の一側性の障害による記憶障害は軽度，ないしは一過性であり，両側性に障害されると重度で持続するといわれている。また，海馬病変で重度の記憶障害をみるとき，海馬のみならず扁桃体に病変が及んでいるとの指摘もある。

2）視床性記憶障害

間脳は大脳半球と脳幹をつなぐ位置に存在し，両者間の情報を伝える中継核として重要な役割を担っている。間脳は視床と視床上部，視床下部の3部より形成されている。視床には多数の神経核が存在する。高次機能障害との関連では，視床前核や視床内側核がとくに記憶障害の責任病巣として重要である。なお，乳頭体の中にある乳頭体核は視床前核に投射し，海馬や大脳辺縁系とも密接に関連することから，記憶を中心とした高次脳機能とのかかわりを有している。また，脳弓や乳頭視床束は乳頭体核と海馬や視床前核との線維結合である。やはり，記憶と密接に関連している。

視床や乳頭体の障害による記憶障害は間脳性記憶障害とも総称されることがある。この領域の記憶障害では，前向性健忘も逆向性健忘も認められる。海馬性記憶障害と比較し，作話が多く，病識を欠くことがある。一側性では左損傷例での報告が多いが，右損傷により記憶障害をきたした症例の報告もある。両側損傷では重度となる。

記憶の検査でみると，左の海馬障害では言語性記憶障害が，右では視覚性記憶障害が優位となる。

限局性の脳梗塞の検討から，間脳障害における健忘の責任病巣が明らかにされてきた[49]。前内側視床梗塞や傍正中視床中脳梗塞，Heubner動脈領域梗塞，内包膝（視床前外方）型梗塞が重要である（図Ⅲ-35）。これに関する解説は後述したい（☞p.196）。

コルサコフ（Korsakoff）症候群は健忘や記銘の障害，失見当識，作話などを主症状とする症候群である。記憶ではとくに近時記憶（recent memory）の障害が著明であり，逆向性，前向性の健忘をきたす。アルコール中毒患者で観察されてきた。病理学的な検討では，大脳辺縁系を含み視床から脳幹まで種々に病巣の広がりを有している。乳頭

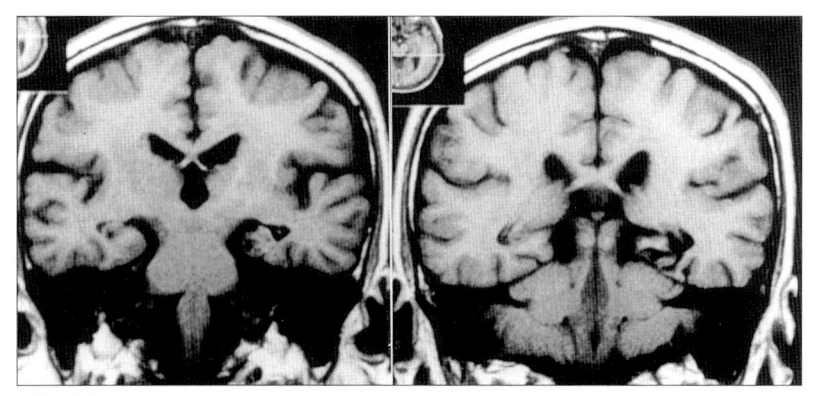

図Ⅲ-34
58歳，男性，右利き。海馬性記憶障害。左の後大脳動脈閉塞症により海馬の梗塞をきたした。

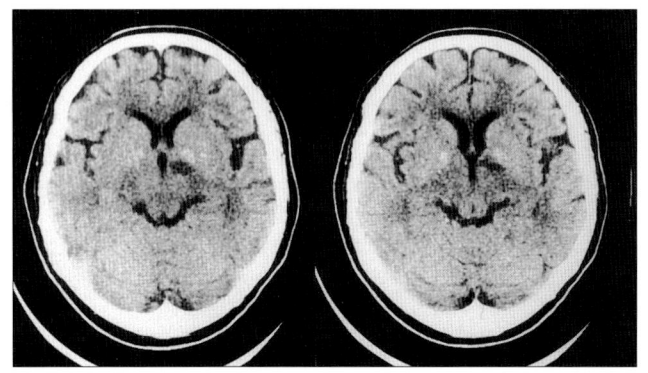

図Ⅲ-35
68歳，男性，右利き。視床性記憶障害。左の前内側視床に梗塞をみる。

体を重視する説や視床，とくに背内側核を重視する説もある。

3）前脳基底部健忘

　前脳基底部は前頭葉底部の後方部で大脳の内側面に位置しており，中隔核やブローカの対角帯，マイネルトの基底核，側坐核などからなっている。コリン作動性ニューロンが存在し，前頭葉や側頭葉内側部，間脳などと豊富な線維連絡を有している。とくに内側中隔核やブローカの対角帯からは海馬へ，マイネルトの基底核からは新皮質へと投射している。前脳基底部の損傷はいわゆる前脳基底部健忘を生じてくる[50]）。

　臨床的に前脳基底部健忘は前交通動脈の脳動脈瘤の破裂によるくも膜下出血やその脳外科的処置後に出現してくることが多い。なお，本動脈の損傷では前頭葉眼窩面の障害を伴うことも多い。

　前脳基底部健忘の臨床像については多くの報告がある。その臨床像を要約すると，見当識障害や健忘，作話などのコルサコフ症候群様の健忘症で，健忘は前向性健忘も逆向性健忘も，ともに認められる。作話には話により導きだされる作話と自発的に語られる作話があるが，前脳基底部健忘では自発的な作話をみることが指摘されている。また，しばしば意欲の低下や無関心，易刺激性，易怒性，攻撃性などの人格の変化なども認められる。臨床的には前頭葉性の精神症状と区別は困難であり，前頭葉機能検査においても異常を呈することが多い。

4) retrosplenial amnesia

左の脳梁膨大後部領域（retrosplenial region）の障害により出現する記憶障害は retrosplenial amnesia と呼ばれている[51]（図Ⅲ-36[52]）。この領域は帯状回や帯状束などとともに Papez 回路の一部を形成している。

記憶障害は前向性健忘が主体で、逆向性健忘は認めないか、存在しても軽度であることが特徴である。

なお、本領域は左の後大脳動脈の分枝により灌流されている。左後大脳動脈閉塞症による記憶障害では海馬の障害が強調されているが、retrosplenial amnesia の存在についても検討する必要があろう。

5) 一過性全健忘

一過性全健忘は急性に発症し、近時記憶の障害を主徴とする。逆向性健忘も観察される。その期間は観察時期により異なってくるが、初期にはかなり長期間の逆向性健忘が存在し、経過とともに、期間が短縮するといわれている。また、健忘は虫喰い状（patchy retrograde amnesia）で、思い出せることと思い出せないことが混在し、かつ、経過とともに変化する。意識は清明で、自分のおかれた状態に当惑する。しかし、作話は認めない。発作は一過性で完全に回復する。

本症の病因はいまだ十分に解明されてはいない。確診例では、器質的病巣はない。換言すると、疑診例は病因を異にする可能性がある。てんかん説が唱えられたこともあるが、epileptic amnesia は本症と区別されるべきである。脳循環代謝の検討から、発作中両側の側頭葉内側部の機能障害を指摘する報告もあるが、議論の余地がある。

なお、一過性全健忘では記憶の障害が強調されているが、その発症要因としては精神的、身体的ストレスの重要性も指摘されており、大脳辺縁系が記憶にも情動にも大きく関与していることを示唆している。

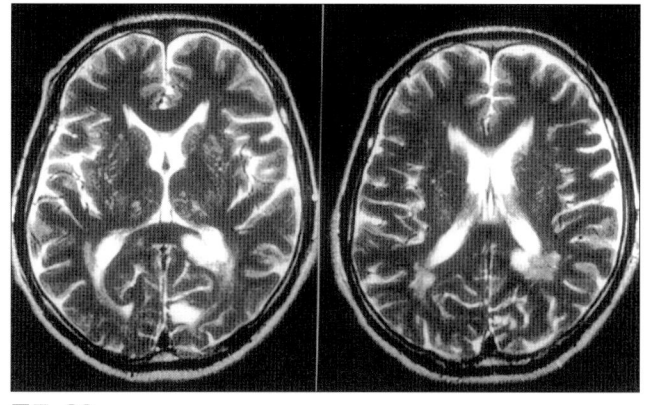

図Ⅲ-36
60歳，男性，右利き。Retrosplenial amnesia。MRI で左の脳梁膨大後域に梗塞巣をみる。
（谷脇考恭，ほか：神経内科 45：507-512, 1996[52]）

3. 記憶障害の原因疾患

1）脳血管性障害

すでに海馬性記憶障害や視床性記憶障害，retrosplenial amnesia で紹介したように，記憶に重要な部位の限局性病巣によって生じる記憶障害（健忘症候群，純粋健忘）の原因疾患の多くは脳血管障害，それも脳梗塞であろう。なお，視床は高血圧性脳出血の好発部位でもある。視床内側部の脳出血で記憶障害をきたすことがある。

前述したが前脳基底部健忘は前交通動脈の脳動脈瘤の破裂によるくも膜下出血やその脳外科的処置後に出現してくることが多い。脳血管攣縮も影響を与えていると考えられる。

記憶障害を中核症状とする病態を考慮すると，脳血管性痴呆も記憶障害をきたす重要な疾患である。しかし，脳血管性痴呆の原因や病態は複雑である。脳血管性痴呆は病巣の数や広がり，部位などから種々に分類されており，①血栓や塞栓による大梗塞や，②主として脳塞栓による多発性皮質梗塞，③主としてアミロイドアンギオパチーを原因とする多発性皮質出血，④大脳半球白質の広範な虚血性病変を特徴とする Binswanger 型の進行性血管性白質脳症［progressive subcortical vascular encephalopathy (PSVE) of Binswanger's type］，さらに，⑤大脳白質や基底核の多発性梗塞を特徴とし，白質病変が Binswanger 型ほど広範ではない多発梗塞性痴呆（multi-infarct dementia：MID）などがあげられている。記憶障害の発現機序はそれぞれに異なってくるものと考えられる。記憶回路に直接的な障害が及ぶこともあれば，記憶に関連する大脳辺縁系の相互間や大脳皮質との皮質，皮質下の線維連絡，あるいは大脳皮質間の線維連絡の障害などにより記憶障害が出現してくることであろう。脳血管性痴呆は，単一の病巣でも複数の病巣でも，また皮質病巣でも白質病巣でも両者の混合病巣でも，さらには脳梗塞でも脳出血でも出現してくることになる。

2）痴呆性疾患

痴呆は脳疾患を原因として，慢性進行性に，記憶や思考，見当識，理解力，計算能力，学習能力，言語，判断力などの複数の高次脳機能障害を示し，日常生活に支障をきたしている状態である。記憶障害は痴呆の重要な中核的な症状と考えられる。

痴呆をきたす疾患は多彩であるが，アルツハイマー病に代表される変性性疾患や脳血管性痴呆が重要な疾患である。脳血管性痴呆については前項で触れたので，ここでは変性性疾患について述べたい。痴呆の原因となる他の多くの疾患については割愛する。

アルツハイマー病の病変の主座は海馬や扁桃核を中心とした大脳辺縁系と大脳皮質である。大脳皮質の初期の病変は側頭葉の内側部や頭頂葉に認められるが，やがて病巣は脳全体へと広がることになる。その進行に伴い記憶障害も進行する。

主要な障害部位からも推測できるように記憶障害はアルツハイマー病の中核症状である。エピソード記憶は重度に障害されてくる。とくに前向性の健忘が目立つが，病期の進行とともに遠隔記憶も障害されてくる。意味記憶も重篤になるにしたがい障害されてくる。前頭前野の障害が進行するにつれ，作動記憶も障害されることになり，思考力や見当識，理解力，判断力などの高次脳機能障害が進行する。

非アルツハイマー型変性痴呆はアルツハイマー病以外の変性痴呆疾患の総称である。このなかに前頭側頭型痴呆（frontotemporal dementia：FTD）の一群で，意味記憶の障害を主徴とする疾患があり，意味性痴呆（semantic dementia）と呼ばれている。

意味性痴呆は，陳述記憶のなかで，エピソードの記憶は保たれているが，意味記憶が選択的に障害されている状態である。言語や視覚，聴覚，触覚などのさまざまな感覚様式を越えた意味記憶の認知障害を有することから，痴呆の名で呼ばれている。病巣の主座は左側の側頭葉にある。

なお，意味記憶の障害の観点からは，語義失語についても触れておかねばならない。語義失語は[4]超皮質性感覚性失語の1型で，名詞や具体語の意

味理解の障害，すなわち，語義の理解障害をみることが特徴である．側頭葉型のピック病の経過中に本型の出現をみることがあり，責任病巣は側頭葉に求められている．

ただし，通常のピック病は中年期に発症し，行動障害や人格障害，感情障害，言語障害が徐々に進行する疾患であり，病初期には記憶障害はないといわれている．少なくとも，行動の異常より先に記憶障害をみることはない．

なお，最近ではピック病は前頭側頭型痴呆の1病型として分類されることが多い．換言すれば，前頭側頭型痴呆の代表的病型はピック病であるということができよう．ただし，非アルツハイマー型変性痴呆の分類や用語，定義などについては，多くの議論があることを指摘しておきたい．

文　献

1) Takayama Y, Sugishita M, Akiguchi I, et al.: Isolated aculculia due to left parietal lesion. Arch Neurol 51：286-291, 1994.
2) 相馬芳明, 大槻美佳, 吉村菜穂子, ほか：Broca領域損傷による流暢性失語．神経内科 41：385-391, 1994.
3) 佐藤睦子, 後藤恒夫, 渡辺一夫：左前頭葉病変により超皮質性感覚失語と同語反復症を呈した1例．神経心理 7：202-208, 1991.
4) 井村恒郎：失語—日本語に於ける特性—．精神経誌 47：196-218, 1943.
5) 相馬芳明：伝導性失語．脳卒中と神経心理学（平山惠造, 田川皓一, 編）．医学書院, 東京, 1995, pp.173-178.
6) Van Horn G, Hawes A: Global aphasia without hemiparesis ; a sign of embolic encephalopaty. Neurology 32：404-406, 1982.
7) Bogousslavsky J, Regli A, Assal G: Acute transcortical mixed aphasia. Brain 111：631-641, 1988.
8) Bogousslavsky J, Regli A, Assal G: Isolation of speech area from focal brain ischemia. Stroke 16：441-443, 1985.
9) Jonas S: The thalamus and aphasia, including transcortical aphasia ; a review. J Commun Disord 15：404-408, 1982.
10) Mesulam M: Slowly progressive aphasia without generalized dementia. Ann Neurol 11：592-598, 1982.
11) Mesulam M: Primary progressive aphasia-Differentiation from Alzheimer's disease. Ann Neurol 22：533-534, 1987.
12) Weintraub S, Rubin NP, Mesulam M: Slowly progressive aphasia ; Longitudinal course, neuropsychological profile, and language features. Arch Neurol 14：1329-1335, 1990.
13) 前田真治：緩徐進行性失語症—本邦報告例の統計．神経内科 51：225-238, 1999.
14) 大森　将, 田川皓一, 山本　操, ほか：四肢の運動麻痺が目立たず重度の仮性球麻痺を呈する脳血管障害例の検討．失語研 12：271-277, 1992.
15) 山鳥　重：失読失書と角回病変．失語研 2：236-242, 1982.
16) Iwata M: Kanji versus Kana ; Neuropsychological correlations of the Japanese writing system. Trends Neurosci 7：290-293, 1984.
17) Geschwind N: Disconnexion syndrome in animals and man. Brain 88：237-248, 585-644, 1965.
18) Geschwind N: The development of the brain and the evolution of language. In: Monograph series on languages and linguistics (ed by Stuart CIJM). Vol.17, Georgetown University Press, Washington, 1964, p.155.
19) Iwata M: Neural mechanisms of reading and writing-Neurogrammatological approach—. In: Perspectives on neuroscience from molecule to mind (ed by Tsukada Y). University of Tokyo Press, Tokyo, 1985, p.299.
20) 倉知正佳, 福田　孜, 地引逸亀, ほか：純粋失読の2例—特に文字形態の視覚性把握について—．精神経誌 77：329-356, 1975.
21) 田川皓一：純粋失読．神経心理学と画像診断（岸本英爾, 宮森孝史, 山鳥　重, 編）．朝倉書店, 東京, 1988, pp.86-94.
22) 倉知正佳, 福田　孜, 地引逸亀, ほか：純粋失読の写字障害について—右手と左手との比較—．臨床神経 17：368-375, 1977.
23) 田川皓一, 杳沢尚之, 永江和久：脳血管障害による純粋失読について．神経内科 9：355, 1978.
24) Greenblatt SH: Subangular alexia without agraphia or hemianopsia. Brain Lang 3：229, 1976.
25) 河村　満：非古典型純粋失読．失語研 8：185-193, 1988.
26) 河村　満, 平山惠造, 長谷川啓子, ほか：頭頂葉性純粋失書—病変と症候の検討—．失語研 4：656-663, 1984.
27) 八島祐子, 石下恭子, 中西重雄, ほか：Speech arrest と"純粋失書"．脳神経 32：1039-1045, 1980.
28) Hecaen H, Marcie P: Disorders of written language following right hemispherelesions ; spatial dysgraphia. In: Hemisphere function in the human brain (ed by Diamond SJ, Beaumont JG). Paul Elek Scientific Books, London, 1974, p.345.
29) 中野明子, 池田芳信, 田川皓一：半側空間失認に

みられた書字障害．神経内科 18：634-636, 1983.
30) 塩田純一, 河村　満：肢節運動失行の症候学的検討．神経進歩 38：597-605, 1994.
31) 下村辰雄, 鈴木孝輝, 高橋　暁, ほか：中心領域に病巣を認めた肢節運動失行．神経内科 29：64-70, 1998.
32) 大東祥孝：失行論の歴史的変遷．神経進歩 38：526-532, 1994.
33) 大橋博司：臨床脳病理学．医学書院, 東京, 1965, pp.197-198.
34) DeRenzi E, Pieczuro A, Vignolo LA：Oral apraxia and aphasia. Cortex 2：50-73, 1966.
35) Kleist K：Kriegsverletzungen des Gehirns in ihrer Bedeutung fur die Hirnlokalization und Hirnpathologie. In：Handbuch der Arztlichen Erfahrung im Weltkriege (ed by Schjerning O). Barth, Leipzig, 1923, pp.483-491.
36) Patterson A, Zangwill OL：Disorders of visual space perception associated with lesions of the right cerebral hemisphere. Brain 57：331-358, 1944.
37) Piercy M, Hecaen H, Ajuriaguerra J：Constructional apraxia associated with unilateral cerebral lesions—left and right sided cases compared. Brain 83：225-242, 1960.
38) McFie J, Zangwill OL：Visual-constructive disabilities associated with lesions of the left cerebral hemisphere. Brain 83：243-260, 1960
39) Benson DF, Barton MI：Disturbances in constructional abilities. Cortex 6：19-46, 1970.
40) 日本高次脳機能障害学会 (旧 日本失語症学会), 編：標準高次視知覚検査 改訂版．新興医学出版社, 東京, 2003.
41) Landis T, Cummings JL, Christen L, et al.：Are unilateral right posterior cerebral lesions suficient to cause prosopagnosia? Clinical and radiological findings in six additional patients. Cortex 22：243-252, 1986.
42) 田川皓一：半側空間無視．Clinical Neuroscience 15：738-741, 1997.
43) 平山惠造：視覚性運動失調 (Ataxia optique) の臨床と病態．失語研 2：196-205, 1982.
44) 山鳥　重：視覚の高次障害．神経心理学入門．医学書院, 東京, 1985, p.56.
45) 高橋伸佳, 河村　満：街並失認と道順障害．神経進歩 39：689-696, 1995.
46) 田川皓一：Sensory extinction. 神経内科 30：351-356, 1989.
47) Squire LR, Zola-Morgan S：Memory；Brain system and behavior. Trends Neurosci 11：170-175, 1988.
48) Livingston KE, Escobar A：Anatomical bias of the limbic system concept；a proposed reorientation. Arch Neurol 24：17-21, 1971.
49) 秋口一郎：間脳と記憶．Clinical Neuroscience 12：1126-1129, 1994.
50) Damasio AR, Graff-Radford NR, Eslinger PJ, et al.：Amnesia following basal forebrain lesions. Arch Neurol 42：263-271, 1985.
51) Valenstein E, Bowers D, Verfaellie M, et al.：Retrosplenial amnesia. Brain 110：1631-1646, 1987.
52) 谷脇考恭, 田川皓一, 佐藤文保, ほか：後大脳動脈領域の梗塞による記憶障害―Retrosplenial amnesiaと思われる1例―．神経内科 45：507-512, 1996.

（田川皓一）

第Ⅳ章 神経心理症候に随伴する諸症状

❶ 意識障害

1. 意識とは

　意識の定義はかなり漠然としたものである。使用する立場によりさまざまな意味を有しており、いかなる立場で使用しているのか、どういう意味で使用しているのかを明らかにしておく必要がある。

　意識には大きく分けて2つの意味がある。1つは覚醒状態、ないしはその程度を表現している。英語で表現すると、consciousness（level of consciousness）に相当し、患者自身がその障害を訴えるわけではなく、その障害について外からの刺激で他覚的に評価することになる。その障害は覚醒の障害であり、意識水準の低下である。この機能は主として脳幹網様体が受け持つものである。

　意識のもう1つの側面は自己の認知能力や外界に対する反応性や感受性を表現するもので、感情や意志、情動などと関連している。英語ではawarenessに相当するもので、覚醒度とともに意識の内容をも問題とするものである。この機能には脳幹網様体よりも大脳半球が関与していると考えられている。

2. 意識の維持とその障害

　意識の維持には脳幹網様体と視床下部の働きが重要である。

　脳幹網様体は中脳被蓋から脳橋、延髄の背側部にかけて存在している。この網様体に脳幹を上行する感覚神経路が側枝を出している。各種の感覚刺激は大脳の感覚領野に伝達されると同時に、側枝を経由して一部網様体にも伝達されることになる。網様体のニューロンは視床の非特殊核へと線維を送り、中継後は大脳皮質に広く投射している。この経路が脳幹網様体賦活系であり、意識の維持に重要な役割を担っている。

　視床下部は覚醒や睡眠のリズム形成に重要な部位であり、また、大脳辺縁系や大脳皮質にも投射している（視床下部投射系）。

　意識障害は網様体賦活系や視床下部の障害、これらが投射する大脳皮質の広範な障害によって出現してくることになる。

3. 意識障害の評価

　意識を神経内科的にみると、正常な状態を意識清明（alert）と呼ぶ。意識障害は4段階に分類される。傾眠（somnolence）は、放っておくと眠っているが、呼びかけるとすぐに開眼し反応するレベルである。昏迷（stupor）は中等度の意識障害であり、疼痛刺激や音刺激、光刺激に反応するレベルである。このレベルでは自動運動も認められる。半昏睡（semicoma）になると重度の意識障害で、強い疼痛刺激で逃避反応がやっと認められるレベルである。昏睡（coma）になると、まったく反応は認められない。

　軽度の意識障害（意識混濁）を confusion（錯乱…この訳語にはなんとなく違和感があり、臨床の場ではなじまない印象を持つ）という。なんとなくぼんやりしている状態で、自己や周囲の認知や理解、判断、注意が障害される。

　せん（譫）妄（delirium）は意識障害に加え、精神

興奮を伴う。幻覚や錯覚，妄想，興奮をみる。慢性アルコール障害で出現する振戦せん妄が知られている。また，痴呆性疾患では夜間にせん妄が出現し夜間せん妄と呼ばれている。

しかし，せん妄では必ずしも精神興奮を伴うものではないとする見解もあり，acute confusional stateと同義的に使用することもある。この場合は単に軽〜中等度の意識障害をさしている。用語については，その意味するものを確認しておかねばならないこともある。なお，せん妄やconfusionは，何も器質的脳病変により出現してくると限ったものではない。まず器質的な脳病変を疑うよりも薬物の影響やありふれた内科疾患を念頭において診療にあたりたいものである。とくに老人においては，高頻度に出現する臨床症候であることに留意したい。

日本でよく使用される意識障害の評価法はJapan Coma Scale(JCS, 3-3-9度方式)であろう[1]。脳神経外科の立場から発表された意識障害の臨床評価法である(表IV-1)。覚醒(開眼)している状態が1桁で，刺激で覚醒する(開眼する)状態が2桁，また，刺激でも覚醒しない状態が3桁で表現される。

表IV-1 Japan Coma Scale(3-3-9度方式)

0	意識清明
I．刺激しなくても覚醒している状態(1桁)	
1	だいたい意識清明だが，いまひとつはっきりしない
2	見当識障害がある(時，場所，人)
3	自分の名前，生年月日が言えない
II．刺激すると覚醒する状態(2桁)	
10	普通の呼びかけで容易に覚醒する
20	大きな声，または身体をゆさぶることにより開眼する
30	痛み刺激を加えつつ呼びかけを繰り返すと，かろうじて開眼する
III．刺激をしても覚醒しない状態(3桁)	
100	痛み刺激に対し，払いのけるような動作をする
200	痛み刺激で少し手足を動かしたり，顔をしかめたりする
300	痛み刺激にまったく反応しない

(註) R：restlessness, I：incontinence, A：akinetic mutism, apallic state
(記載例) 100-I：20-RI

❷ 注意障害

神経心理学領域でいう注意の定義はなかなか困難である。しかし，注意の二面性については理解しやすいと思われる。

注意は全般性注意(汎性注意：generalized attention)と方向性注意(directed attention)に分類できる。

1．全般性注意

Geschwindによれば，全般性の注意には5つの機能がある[2]。選択性(selectivity)や持続性(coherence)，転導性(distractivity：状況に応じて注意を変換する機能)，普遍性(universality)，ならびに，感受性(sensitivity)である。方向性の注意と異なり，普遍性であること，多方向性であることが，全般性の注意の特徴である。

なお，Lezakは器質的脳損傷により出現する症候を分析し，注意の能力を4つの面から把握している[3]。①注意を集中(concentration)する能力で，focused attention，あるいは，selective attentionとも呼ばれる。②注意を持続する能力(sustained attention，あるいはvigilance)，③同時に複数の課題に対応する能力(divided attention)，ならびに④対象や課題を取り替えることができる能力(alternating attention)をあげることができる。

全般性の注意を論じるときは意識のレベルが問題になる。あるいは，覚醒度が問題となる。意識が清明でない場合や，内外の刺激に反応できる覚醒度がない場合に安易に注意障害で片づけることは避けなければならない。

意識障害，いわゆる覚醒度の障害は脳幹網様体から視床，大脳皮質への上行性賦活系の関与が指摘されているが，全般性の注意をつかさどる神経機構には不明な点が多い。

全般性の注意障害を主徴とし，見当識や記憶，言語，思考，判断，感情などが障害される急性の臨床症候群をacute confusional stateと呼ぶことがある。全般性の注意障害とみるか，軽度の意識障害(意識混濁)による症状と考えるかは議論が

あろうし，明確な基準も定めにくい。先にも述べたが，confusionとするか，せん妄(delirium)とするかについても明確な基準はない。したがって，この用語が何を意味しているかについては，使用者に内容を確認する必要がある場合も想定される。

　Acute confusional stateは種々の原因により起こってくる。器質的な脳病変によっても出現してくるが，薬物の影響や代謝性疾患，脱水や発熱などをきたす内科疾患，中毒などの可能性をまず考慮したい。また，精神的，身体的ストレスが誘因となろう。器質的脳疾患がすでに存在していると，軽微な要因で発症するかもしれない。脳梗塞で発症したとの報告もある[4]。しかし，要素的な運動や感覚の障害，神経心理症候などをまったく欠く場合は，脳梗塞としては例外的であると考えている。右の側頭葉を中心とした梗塞は神経学的には確かにsilentであり要素的な運動，感覚障害が目立たないことがあるものと考えられる。しかし，右の中大脳動脈領域のある程度の広がりを有する脳梗塞で，いわゆるacute confusional stateのみを呈することは，先ほどあげた内科疾患で出現してくる頻度と比較すると，きわめてまれなものであると考えている。

2. 方向性注意

　左右の空間へと方向性を有する注意を方向性の注意という。この場合の空間は視空間のこともあれば，他の感覚空間のこともあり，自己の身体に関する空間のこともある。方向性注意については，一般的には右半球が優位に機能しているものと考えられている。臨床的にとらえやすい方向性注意障害は左半側空間無視である。また，自己の身体部位の認知障害では左片麻痺を否認する，ないしは，それに無関心な病態失認である。いわゆる無視症候群(neglect syndrome)としてあげられている症候はこの方向性注意の障害と関連が深いものと考えられる（表IV-2）[5]。

　方向性注意障害から左半側空間無視の発現機序を考えてみたい。Kinsbourne[6]は左右の大脳半球はそれぞれ対側の空間へと注意を向けており，健常なときは両半球相互間の抑制によりバランスを保っていると考えた。脳損傷によりこのバランスが障害されると，半側空間無視が出現すると考えた。なぜ右半球損傷による左半側空間無視の方が多いかについては十分な説明はないが，通常，健常人では右への注意が優勢であると仮定している。Heilmanら[7]は大脳皮質から辺縁系，中脳網様体に至る注意-覚醒機能のシステムを想定し，半側空間無視を注意ないしは覚醒機能のシステムの一側性の障害で起こると考えた。半側空間無視の右半球優位性については，右半球は左右両側の空間へ注意を向けられるのに対し，左半球は右半球へしか注意を向けることができないため，右半球障害で左半側空間無視が起こると説明している。Mesulam[8]も後部頭頂葉と前頭葉，帯状回，さらには網様体を含むネットワークに注意や覚醒機能に関連する神経回路を想定し，一側性の損傷により対側の半側空間無視が出現すると考えた。彼らも視空間認知における右半球優位性を指摘している[9]。左半側空間無視の古典的な責任病巣は右頭頂葉後部に求められている。臨床の場でも左半側空間無視をみるとき，その責任病巣は右頭頂葉後部である頻度が高い。しかし，このネットワークを考慮すると前頭葉の関与なども考慮する必要がある。事実，前頭葉性の無視(frontal neglect)の存在も指摘されている。方向性注意の機構を考えるときは，頭頂葉と前頭葉の機能の分担を念頭に置くことも重要であろう。認知や知覚の面，すなわち注意の入力においては主として頭頂葉が機能し，反応や運動の面，すなわち出力においては主として前頭葉が機能していると考えたい。

表IV-2　無視症候群(Neglect syndrome)

- Inattention (Sensory Neglect) and Extinction
- Action-Intentional Disorders (Motor Neglect)
- Allesthesia and Allokinesia
- Spatial Neglect
- Personal Neglect
- Anosognosia and Anosodiaphoria

(Heilman KM, et al.: Neglect and related disorders. In: Clinical neuropsychology (ed by Heilman KM, Valenstein E), 3rd ed Oxford University Press, New York, 1993, pp.279-336[5])

❸ 精神症候

1. 精神症候総論

意識の障害や注意の障害も重要な精神症状であるが，すでに解説を加えたので要約したい。

意識には2つの意味的側面があり，1つは覚醒状態（level of consciousness）に相当し，もう1つは自己の認知能力や外界に対する反応性や感受性を表現するもので，感情や意志，情動などと関連している意識の内容（awareness）の問題である。意識のレベルを正確に評価することや，（使用する側の立場により多少の混乱はあるが）意識混濁であるconfusionやせん妄についての意味を理解することが重要である。

注意は全般性注意（汎性注意）と方向性注意に分類されている。注意障害という単語は，どのような意味で使用しているかを明確にしなければならない。

意識障害と注意障害を述べていくなかで，confusionやせん妄以外にも精神機能を表現する多くの用語を用いてきた。自発性や意欲の低下，感情や情動の障害，幻覚や錯覚，妄想，興奮，性格や人格の障害，見当識や記憶，言語，行為，認知，思考力，判断力の障害，さらには知能低下や痴呆などがこれに相当する。個々の症候が単独に出現してくることもあれば，複合して出現してくることもある。それぞれの用語の定義や意味を理解することが必要であるし，それぞれの評価法に精通したい。

2. 脳血管障害に伴う精神症候
　　—とくにうつ状態や自発性の低下について

脳血管障害に伴う精神症候は多彩である。急性期には意識障害をみることも多い。意識の変容や意識野の狭窄による種々の精神症候を呈してくることになる。不穏や興奮，見当識障害，注意障害，さらには，せん妄，徘徊，妄想，幻覚などがこれに相当する。また，自発性や意欲の低下なども出現してくる。

慢性期の精神症候としては，自発性や意欲の低下が問題になる。また，不安や焦燥，抑うつなどの情緒障害や不穏，興奮，徘徊，夜間せん妄などの行動の異常をみることもある。記銘や記憶力の低下，あるいは見当識障害などの知的機能が障害されてくることもある。知的機能が障害され社会生活に支障をきたす状態は脳血管性痴呆と呼ばれている。

ここでは，脳血管障害に伴ううつ状態と意欲の低下を主徴とする限局病巣による脳血管障害について概説する。

1）脳血管障害とうつ状態

脳血管障害後に出現するうつ状態はリハビリテーションの重要な阻害因子でもあり，これに対処したい。このためには，うつ状態の初期臨床像に留意したい。一般的な症状としては，意欲や自発性の低下，心気症状（便秘やその他の消化器症状），食思不振や不眠，易疲労性，体重減少などの長期にわたる単調な身体症状の訴えが多いといわれている。なお，日常臨床の場では，リハビリテーションにおいて予想される回復性にかげりがでてきたり，協調性がなくなってきたり，安定していたはずの臨床症候に悪化がみられるときなどは要注意と考えられている。

脳血管障害後に出現するうつ状態の頻度は比較的高率であることが知られている。内外の文献からその頻度をみると，低い方で15％，高い方では60％程度の頻度をあげている[10,11,12,13]。頻度は対象の選択基準やうつ状態の診断基準により修飾されてくるが，30〜40％程度と比較的高頻度の合併を指摘する成績が多い[10,13]。

脳血管障害後のうつ状態の背景因子についても多くの報告があるが，必ずしも意見の一致はない。年齢については一部で年齢の低いものほどうつ状態が著明であったとの報告もあるが，それに対して症例選択の不備を指摘する論文もあり，年齢には関連がないとする考え方が強い。性別でみると，差がないとする報告に対して，女性でうつ状態の頻度が高いとする報告がある。病型では脳梗塞に比較し，脳出血でうつ状態が強いとの指摘も

あるが，年齢や性別，病巣部位を加味した病型の差異について論じるほどの大規模な調査に乏しい。発症後の期間との関連性も検討されている。一般的に脳血管障害後のうつ状態は発症後4ヵ月〜2年に多いことが指摘されている[10]。また，身体機能障害の程度との関連性をみると，うつ状態と身体機能障害に相関はないとする報告もあるが，ADLのスコアの悪いものほどうつのスケールが有意に高くなっており，脳血管障害患者では身体機能障害の悪いものほどうつ状態が強くなり，またうつ状態にある患者は機能の回復が遅れることになるとの指摘がみられる[10]。知的機能との関連性なども論じられている。関連がないとするものもあるが，知的機能障害とうつ状態が相関するとの指摘がある[10,13]。これらの背景因子とうつ状態の相関性についての結論を導きだすには，診断基準を統一した多数例での長期にわたる検討が必要であろう。

脳血管障害後のうつ状態でもっとも関心がある問題は病巣部位との関連性であろう。しかし，この関連性についても，その成績は必ずしも一致してはいない。Robinsonら[14]の報告では左半球損傷では前方病変が，右半球損傷では後方病変がうつ状態に関与しているという。一方，左右に関係なく前方病変で著明であったという報告もある[12]。病巣の左右差についても一定の見解はない。左損傷に多いとする報告もあれば[14]，右損傷に多いとする報告もある[15]。病巣部位との関連性についても解決されていない問題が多い。

2）失語症とうつ状態

失語症とうつ状態の関連性について論及している報告がある。Gainotti[16]はうつ状態は左半球損傷患者で有意に頻度が高く，失語症のタイプでみるとウェルニッケ(Wernicke)失語に比較し，ブローカ(Broca)失語で出現率が高くなっているという。Robinsonら[14]の報告でも，左損傷例では前方病変例でうつ状態が強いことが指摘されており，ブローカ失語で高率になることと矛盾しない。ベッドサイドでの観察でも，錯語を交えながら流暢に話すウェルニッケ失語の患者に比較し，言葉数が減少するブローカ失語の患者の方がなんとなく元気がないように思えるものである。

一般に，ウェルニッケ失語に比較し，ブローカ失語の患者の方が相手に沈みがちな印象を与えるものである。聴覚的理解が比較的保たれ，発語の障害を自覚すればするほど，沈うつな気分になることは心情的にも理解できる。しばしば，ウェルニッケ失語では病識に乏しく，発話量が多くなるために，なおさらその印象が強くなる。なお，超皮質性運動性失語や超皮質性混合性失語では発語そのものにおける発動性の低下が重要な徴候として指摘されている。

3）自発性の低下を主徴とする脳血管障害

自発性の低下や過睡眠，記憶障害などを主徴とする脳血管障害の一群がある。視床内側部や内包膝部，内包前脚，尾状核などの病巣を鑑別したい（図Ⅳ-1）。視床は覚醒-睡眠機構に重要な役割を有しているし，海馬や大脳辺縁系とも密接に関連している。それぞれの部位で症状の発現機序は多少異なってくると思われるが，大脳辺縁系が関与する記憶や情動の回路，すなわち，Papezの回路やYakovlevの回路の障害をきたすことや，視床から前頭葉への線維連絡の障害による前頭葉の障害をきたすことが関与しているものと考えられる。内包前脚や内包膝部はその線維の通過する部位であり，前頭連合野と尾状核系の線維連絡の存在が知られている。症候は病巣の広がりや左右差などにより修飾されてくる。当然のことながら記憶障害は左病巣で目立つことになり，両側性に記憶の回路が障害されると重度で持続することになる。

病巣が広範で錐体路障害を伴っていると，脳血管障害によるものであるとの臨床診断は容易である。しかし，病巣が視床内側部や内包膝部，尾状核などに限局し，片麻痺を欠くときには，自発性の低下や過睡眠，記憶障害などを主徴とする脳血管障害の診断は必ずしも容易とはいえない。視床内側部の梗塞により自発性の低下や過睡眠，記憶障害などを呈した最初の経験例は，まず代謝性脳症を疑ったことを記憶している[17]。

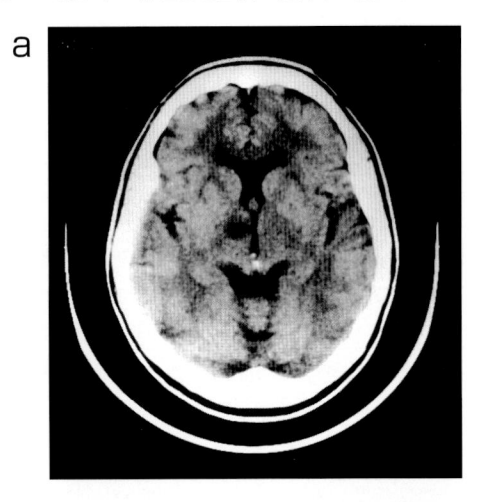

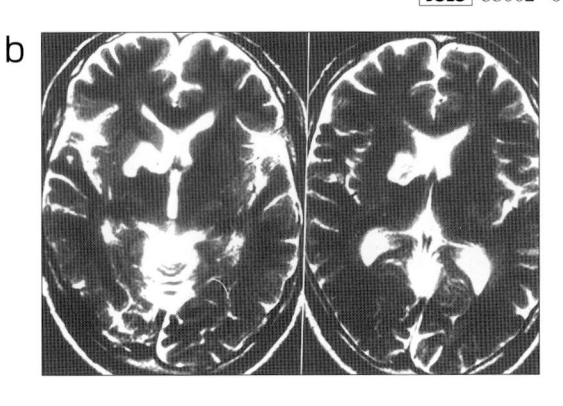

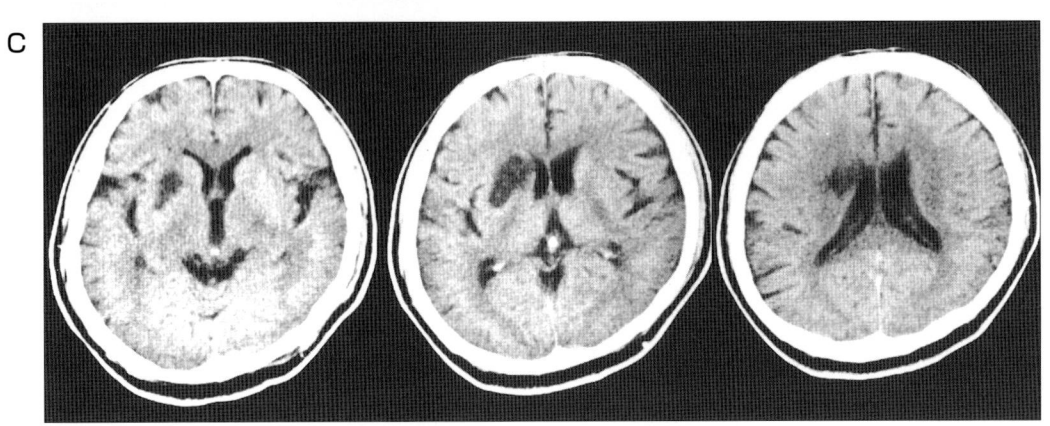

図Ⅳ-1 自発性の低下や過睡眠，記憶障害などを主徴とする脳血管障害
　a：62歳，女性，右利き。右の視床内側部の梗塞。
　b：47歳，男性，左利き。右の内包膝部を中心とした梗塞。
　c：59歳，男性，右利き。右の尾状核や内包前脚部を中心とした梗塞。

❹ 視野障害

　読み書き障害や視覚性の認知障害を論ずるときには，要素的な視力や視野が保たれていることが前提になる。

　視野の障害は中枢神経障害の局在診断に重要な所見である。視野の半分が見えない場合を半盲といい，両眼ともに同じ側が見えない場合を同名性半盲（homonymous hemianopsia）と呼ぶ。同名性半盲は視神経交叉より後方の視覚路，すなわち，視索や外側膝状体，視放線，視覚中枢の障害により病巣と反対側に出現する。前脈絡叢動脈の閉塞による同名性半盲は外側膝状体の障害による。視放線は広く開散しながら側頭葉や頭頂葉を走行し後頭葉の視覚中枢へと収束する。視放線が部分的に障害されると1/4盲となる。視放線が下方の側頭葉（側頭-後頭葉）病変で障害されると上1/4盲となり，上方の頭頂葉（頭頂-後頭葉）病変で障害されると下1/4盲となる。後頭葉に近づくにつれ同名性半盲となり，後大脳動脈閉塞症による広範な梗塞は同名性半盲を呈する。

　水平性半盲は上半分や下半分の視野の障害である。上水平性半盲は両側の側頭葉，後頭葉下部の障害により出現してくる。病巣の左右での広がりにも影響されるが，視覚性失認（狭義の視覚性認，物体失認）や相貌失認に伴って観察されるこ

とがある。

なお，後頭葉障害で要素的な色覚障害が出現するが，一側性の病巣では臨床的にとらえることはできない。臨床的に把握できる後天的な色覚障害（大脳性色盲）は両側性の後頭葉障害で出現する症状である。

❺ 運動麻痺

運動麻痺は中枢神経系の障害のみならず，末梢神経や筋肉疾患でも出現してくるが，神経心理学の随伴症状として問題になるのは中枢性の運動麻痺，それも大脳皮質の運動中枢から，放線冠，内包，脳幹にかけての障害による運動麻痺であろう。運動麻痺は障害部位により単麻痺や片麻痺，四肢麻痺などに分類できる。

単麻痺は主として大脳皮質運動領域の障害により出現してくる。

臨床の場でみると，運動麻痺は片麻痺として出現してくる頻度が高い。片麻痺は大脳皮質の運動野から上部頸髄までのどの部位の障害によっても起こってくるが，内包や放線冠を中心とする深部白質の障害により出現することが多い。内包付近の損傷では顔面を含む上肢に強い片麻痺となる。片麻痺に加え，失語や失認，失行症状を認めるときは大脳皮質にもなんらかの損傷があると考えた方がよい。線条体失語や視床失語などの皮質下性失語の場合，その損傷が周囲の大脳皮質へどう及んでいるかについては議論のあるところであるが，臨床的に定型的なブローカ失語やウェルニッケ失語を呈するときは大脳皮質の損傷を伴っていると考えられる。

脳幹の障害でも片麻痺を呈してくることがある。脳橋の傍正中枝の梗塞では内包性片麻痺と区別困難な運動麻痺をみる。脳幹の障害では一側の脳神経麻痺と対側の片麻痺を呈する交代性片麻痺が特徴的である。中脳障害では病巣側の動眼神経麻痺と対側の片麻痺（Weber症候群），脳橋障害では病巣側の顔面神経麻痺と対側の片麻痺（Millard-Gubler症候群），延髄障害では病巣側の舌下神経麻痺と対側の片麻痺（Dejerine症候群）

が出現する。ただし，脳幹性の片麻痺では，通常神経心理症候は伴わない。

両下肢の麻痺を対麻痺という。通常は脊髄障害により出現する。まれではあるが大脳性の対麻痺をみることがある。下肢の運動中枢は前頭葉内側面にある。大脳鎌から発生する髄膜腫（parasagital meningioma）では両側の下肢の運動中枢が障害され対麻痺を呈することがある。脊髄性の対麻痺はparaplegiaと呼ばれるが，大脳性の場合はこれと区別しdiplegiaと呼んでいた。

運動麻痺は弛緩性麻痺と痙性麻痺にも分類される。脳血管障害の急性期には弛緩性麻痺を呈し，筋緊張は低下し，深部腱反射も低下している。回復期になると痙縮が出現してきて，筋緊張は亢進し，深部腱反射が亢進する。弛緩性の麻痺で経過する場合の予後は不良である。

❻ 構音障害と嚥下障害

構音障害（dysarthria）は構音筋の障害によって生じる言語障害である（☞ p.48）。

構音に関係する部位は，口唇や舌，咽頭，喉頭などであり，これらを構音器官と呼ぶ。構音障害はこれらの器官の筋や，それを支配する神経系の障害により生じる。

構音障害は種々の疾患により出現する。脳血管障害では病巣と反対側（片麻痺と同側）の中枢性の顔面神経や舌咽神経，迷走神経，舌下神経などの麻痺を呈することがあり，構音障害が出現してくる。この場合，麻痺性構音障害と呼ぶが，一側性の障害では症状は軽度である。なぜなら，大脳皮質の運動野と顔面筋や構音筋を結ぶ経路（皮質橋路や皮質延髄路と呼ばれている）は両側性に支配されるために，一側性の障害では症状は高度とはならない。

構音筋群は嚥下とも関連しており，同時に嚥下障害を伴うこともある。また，舌咽神経や迷走神経は口蓋や咽頭の機能と関連しており，その中枢性の運動神経障害によっても嚥下障害を引き起こす可能性がある。しかし，構音障害と同様に一側性の障害では症状は軽微であり，両側性に障害さ

れたときに嚥下障害は重度になる(仮性球麻痺)。

延髄は球(bulb)と呼ばれている。延髄障害による構音や嚥下の障害を球麻痺(bulbar palsy)という。すなわち，延髄病変で舌咽神経や迷走神経，舌下神経などの脳神経が核性，ないしは，核下性に両側性に障害され構音や嚥下ができなくなることを球麻痺と呼ぶ。球麻痺は延髄の脳血管障害で出現してくるが，運動ニューロン疾患(筋萎縮性側索硬化症)でもよく出現する症状である。

仮性球麻痺(偽性球麻痺：pseudobulbar palsy)は両側性の皮質延髄路が障害されたときに出現し，重度の構音，嚥下障害を呈してくる。脳血管障害でみられる重度の構音や嚥下の障害は，頻度からすると仮性球麻痺であることが多い。また，仮性球麻痺患者は同時に錐体路症状(片麻痺や四肢麻痺)や錐体外路症状(不随意運動や筋固縮)，感情失禁，知的機能障害，排尿障害などを伴うことが多い。

❼ 錐体路症状と錐体外路症状

運動系は錐体路系と錐体外路系からなる。これまで述べてきた運動麻痺や構音，嚥下障害は錐体路系の障害に基づく症候である。随意運動には大脳皮質の運動野から脊髄の前角細胞へと至る神経線維が重要で，この経路は皮質脊髄路，あるいは延髄の錐体を通ることから錐体路と呼ばれている。この経路の障害が錐体路症状(錐体路徴候)と呼ばれ，運動麻痺や筋トーヌスの異常(とくに筋緊張の亢進による痙縮：spasticity)，深部腱反射の亢進，バビンスキー(Babinski)徴候の出現などが認められる。なお，皮質延髄路は運動性の脳神経核に至る線維で錐体路系の線維であり，顔面筋や口腔，咽頭，喉頭部の諸筋に分布している。構音や嚥下に重要な筋群で，咽頭部や喉頭部の諸筋は大脳の両側性の支配を受けていることに留意したい。したがって重度の構音，嚥下障害を主徴とする仮性球麻痺は両側の錐体路の障害によって出現してくることになる。

錐体路以外の運動系の経路が錐体外路である。延髄の錐体を通らない運動系を錐体外路系と呼ぶことができよう。解剖学的には視蓋脊髄路や赤核脊髄路，前庭脊髄路などの種々の脊髄路が記載されているが，最近では錐体外路といえば，線条体(被殻と尾状核)や淡蒼球，黒質，赤核，視床下核(ルイ体)，オリーブ核などの大脳基底核と脳幹網様体や小脳，視床の諸核との種々の経路をさすことが多い。したがって，錐体外路症状とは大脳基底核やそこから諸領域への経路の障害により出現する症状をいう。

錐体外路障害による基本症状は筋トーヌスの異常や運動のバランスの障害，不随意運動などである。黒質や線条体の障害が著明なパーキンソン(Parkinson)病は筋の固縮(rigidity)や無動症，振戦を主徴とする疾患である。尾状核の障害が著明なハンチントン(Huntington)病も代表的な疾患である。その他，アテトーゼやジストニアなどの不随意運動を主徴とする疾患群が含まれる。これらの大脳基底核の障害が優勢な疾患を錐体外路疾患と呼ぶこともある。

❽ 感覚障害

1. 感覚障害の種類

感覚障害は末梢神経障害でも，脊髄後根障害でも，中枢神経障害でも出現してくる。また，単独に出現することも，片麻痺を伴って同側に出現することもある。

運動障害は客観的に評価できる症候である。しかし，感覚障害は患者の主観によって表現される症候であることに留意したい。

感覚は表在感覚と深部感覚，複合感覚に分類することができる。

表在感覚は皮膚や粘膜の感覚であり，触覚や痛覚，温度覚がこれに相当する。

深部感覚は関節や筋肉，骨膜などからの感覚であり，関節覚(位置覚や運動覚)や振動覚がこれに相当する。表在感覚の鈍麻により，けがや火傷への注意が必要となるが，この表在感覚の障害そのものはリハビリテーションの大きな阻害因子とはならない。しかし，深部感覚が障害されると，

四肢の関節の位置や動きがわからなくなり，リハビリテーションの阻害因子となる。

複合感覚は頭頂葉を中心とした中枢性の感覚と考えられている．2点識別覚(two-point discrimination：皮膚に同時に加えられた2点の識別)やgraphesthesia(皮膚に書かれた文字や数字，図形の認知)，stereognosis(立体の認知)，2点同時刺激識別覚(double simultaneous stimulation)などで検査する．

多少用語についてふれておきたい．臨床の現場で感覚(sensation)と知覚(perception)は区別せずに用いられていることも多い．一般的にいえば，感覚の方がより要素的であり，知覚は感覚と認知の両過程をまとめたものであるといえよう．神経学用語集では，sensationは感覚，perceptionは1.知覚，2.認知とある．内科学用語集をみると，sensationは感覚，知覚とあり，perceptionは知覚，認知とある．場合によっては，感覚と知覚がどのような意味で使用されているか注意を要することもある．

2．感覚障害と責任病巣

末梢の感覚神経から脊髄後根を経由し，感覚路は頭頂葉の感覚領野へと向かう．

感覚神経線維路は体性感覚の種類により異なってくる．温痛覚神経は脊髄後角から対側の脊髄側索前部を外側脊髄視床路として上行し，視床後外側腹側核(VPL核)を経て中心後回へと到達する．深部感覚は脊髄後索を通り延髄の高さで交叉し(二次感覚ニューロンは延髄被蓋の薄束核と楔状束核に存在する)，対側の内側毛帯を上行し，視床後外側腹側核(VPL核)を経て中心後回へと到達する．触覚に関してみると，多くは深部感覚と同じく脊髄後索を通るが，一部は脊髄視床路を通っている．なお，三叉神経をみると，温痛覚神経は橋から三叉神経脊髄下行路を下行し，延髄の高さにある三叉神経脊髄路核で二次感覚ニューロンとシナプスを作り，対側の三叉神経視床路を上行し視床の後内側腹側核(VPM核)へ向かう．触覚神経の二次感覚ニューロンは橋の高さの三叉神経主感覚核に存在し，対側の三叉神経視床路を上行し視床の後内側腹側核(VPM核)へと向かう．

感覚神経路が障害されると種々の感覚障害が出現してくる．部位によっては，触覚は保たれているが，温痛覚が障害されるような感覚障害に解離をみることもある(解離性感覚障害)．延髄外側症候群(Wallenberg症候群)は病巣側では顔面に，反対側では頸部以下で温痛覚鈍麻をきたす．しかし，中脳の高さより高位のレベルになると，程度の差はあっても触覚や温痛覚，深部感覚が障害されるパターンを呈してくる．視床の広範な障害でも反対側のすべての感覚が障害されてくる．激しい疼痛を訴えることがあり，視床痛と呼ばれている．視床の限局性病巣では対側の手掌と口周囲の感覚障害をみることがある(手・口感覚症候群：cheiro-oral syndrome)．内包性の障害でも対側のすべての感覚障害が出現してくる．通常，片麻痺も伴う．

3．中枢性感覚障害，
とくに身体感覚の消去現象について

大脳の感覚領野の障害では，感覚皮質の身体部位局在に応じた表在性感覚の鈍麻をきたすことになるが程度は軽い．重度の感覚障害をみるときは皮質下性の病巣の存在を考慮したい．大脳皮質の感覚野の障害で問題になるのは，複合感覚の障害であり，2点識別覚やgraphesthesia, stereognosis, 2点同時刺激識別覚などを検査する．病巣と反対側に出現してくるといわれているが，触ったものがわからないstereognosisの障害(astereognosis)が純粋型として出現してくることはまれである．

ある感覚刺激が同時に与えられたとき，一方の刺激を認知できない現象を消去現象という．感覚刺激の性状により，身体感覚や視覚，聴覚における消去現象が存在する．身体感覚の消去現象(sensory extinction)は身体の2ヵ所に同時に感覚刺激を与えたとき，一方を認知できない現象である[18,19]．刺激の性状は同じである必要はないとされているが，日常臨床の場では同じ種類の刺激が与えられたときの反応で消去現象の有無を論じ

ることが妥当であろう。本現象の存在は2点同時刺激試験により検討することになる。すなわち複合感覚をみる試験である。しかし，本現象の発現機序や責任病巣には，右半球損傷に由来する無視症候群に重きを置くか否かを含め，種々の問題が残されている。わが国では，知覚抗争や触覚不注意などの名称で論じられ，井村[20]は本現象を劣位半球頭頂葉障害により出現する要素的感覚障害と失認症の中間に位置する症候と結論している。脳血管障害により出現する身体感覚の消去現象について，これまで何度か報告してきた。その成績を要約してみたい[21,22]。

身体感覚の消去現象を論じるときに，問題となるのは要素的感覚障害との鑑別である。このため，感覚針を2個用意し手の甲を左右同時に刺激する方法（同時刺激法）と左右交互に刺激する方法（交互刺激法）により両者の分離を試みた。この方法により，交互刺激と同時刺激をともに認知できる群（正常群と知覚障害軽〜中等度群），交互刺激と同時刺激をともに認知できない群（知覚障害重度群），交互刺激は認知できるが，同時刺激を認知できない群（身体感覚の消去現象群）の3群に分類することができる。ベッドサイドで比較的容易に身体感覚の消去現象をとらえることが可能と考えている。

しかし，本法により感覚障害を分類しているときに，いわば，偽消去群ともいうべき1群の存在に気づいた。すなわち，同時刺激では2点として認知できないが，交互刺激において，患側に健側より強い痛覚刺激を与えると，患側の認知も可能となる群である。あるいは，同時刺激でも，交互刺激でも患側の刺激を健側より強くすると，患側の認知が可能となる群である。この群を身体感覚の消去群と考えるか，感覚の脱失を伴うほどではないが，重度の感覚障害を有する群と考えるかは検討の余地がある。

身体感覚の消去現象には，種々の検討すべき課題がある。①大脳機能を考えるとき左右対称部位に与えられた刺激に対する反応で論じられることが多いが，身体部位の上下の同時刺激に際しても出現する[18]。②これまでは刺激として触覚をとりあげることが多く，痛覚や温度覚，深部感覚などに関する検討は十分でない。なお，刺激の性状は必ずしも同じである必要はないとすれば，さらに大きな問題を抱えることになる。③本現象は頭頂葉障害により出現することが強調されているが，視床や脊髄，末梢神経などの障害でも出現することが知られている[18]。大脳の障害と，それ以下のレベルの障害で出現する本現象の発現機序の相違については検討が必要である。④頭頂葉障害としても左右の問題は解決されていない。

身体感覚の消去現象の責任病巣や発現機序について，中大脳動脈領域の脳梗塞を対象として，前述の知覚針を用い同時刺激法と交互刺激法により本現象を認めた30例で検討を加えた[22]。その内訳は右半球損傷が25例で，左半球損傷が5例であった。しかし，左半球損傷例の4例は左利きであった。身体感覚の消去現象の経過をみると，4例は発症から1ヵ月以内に症状が消失したが，26例はそれ以上持続し，経過観察中の期間は持続していた。本現象が持続した26例では全例で頭頂葉を含む病巣を認めた。一過性であった4例の病巣をみると，3例でその主座は前頭葉にあり，1例では頭頂葉皮質下に存在した。急性期になんらかの影響が頭頂葉に及んだために本現象が出現したと考えた。

わが国では井村の報告[20]以来，大脳優位性に関して右半球損傷であることが指摘されている。一方では，必ずしも左右にこだわらない記載もあるが，以上の成績をみると右半球損傷で観察されやすい症候といえるのではなかろうか。この点を論じるとき問題になるのは失語症の存在であるが，前頭-側頭-頭頂葉の広範な梗塞はいざ知らず，比較的頭頂葉に限局した失語症例であれば，身体感覚の消去現象の有無を判定できない症例が高率であるとは思えない。

❾ 廃用症候群

何もしないで長期臥床していると，いわゆる廃用症候群が出現してくる。身体機能や精神機能を使用しないために出現してくる合併症で，運動器官でみると筋萎縮や骨萎縮，関節拘縮，関節痛，

肩手症候群などが認められる．寝たきり状態では褥瘡を生じやすくなる．また，起立性低血圧や心肺機能の低下などを伴ってくる．

　脳機能の低下は意欲の低下や感情の鈍麻，知的機能障害をきたし，やがては痴呆へと進行する．これらの諸症状は出現してからでは，回復するのに困難も多く，運動麻痺があるからといって，自動的，他動的に何もしないことが予後をきわめて不良なものとすることに留意したい．

文　献

1) 太田富雄，和賀志郎，半田　肇，ほか：意識障害の新しい分類私案―数量的表現（Ⅲ群3段階方式）の可能性について．脳神経外科 2：623-627，1974．
2) Geschwind N：Disorders of attention — a frontier in neuropsychology. Phil Trans R Soc Lond B 298：173-185, 1982.
3) Lezak MD：Neuropsychological Assessment. 3rd ed, Oxford Univ Press, New York, 1995.
4) Mesulam M-M, Waxman SG, Geschwind N：Acute confusional states with right middle cerebral artery infarctions. J Neurol Neurosurg Psychiatry 39：84-89, 1976.
5) Heilman KM, Watson RT, Valenstein E：Neglect and related disorders. In：Clinical neuropsychology (ed by Heilman KM, Valenstein E), 3rd ed, Oxford University Press, New York, 1993, pp.279-336.
6) Kinsbourne M：Hemi-neglect and hemispheric rivalry. Adv Neurol 18：41-49, 1977.
7) Heilman KM, Van Den Abell T：Right hemisphere dominance for attention；The mechanism underlying hemispheric asymmetries of inattention (neglect). Neurology 30：327-330, 1980.
8) Mesulam M-M：A cortical network for directed attention and unilateral neglect. Ann Neurol 10：309-325, 1981.
9) Weintraub S, Mesulam M-M：Right cerebral dominance in spatial attention. Further evidence based on ipsilateral neglect. Arch Neurol 44：621-625, 1987.
10) 長江雄二，伊藤栄一：脳血管障害とうつ状態の疫学および診断・治療について．日獨医報 36：323-335，1991．
11) 山口修平，小林祥泰，村田昭博，ほか：脳血管障害後のうつ状態に関する検討．臨床神経 27：1451-1456，1987．
12) Robinson RG, Price TR：Post-stroke depressive disorders；A follow-up study of 103 patients. Stroke 13：635-641, 1982.
13) Robinson RG, Starr LB, Price TR：A two year longitudinal study of mood disorders following stroke；Prevalence and durati on at six months follow-up. Br J Psychiatry 144：256-262, 1984.
14) Robinson RG, Kubos KL, Starr LB, et al.：Mood disorders in stroke patients；Importance of location of lesion. Brain 107：81-93, 1984.
15) 都筑信介，印東利勝：脳卒中発症後のうつ状態についての検討．頻度，及び発症後1年間の推移についての検討．脳卒中 9：162-167，1987．
16) Gainotti G：Emotional behavior and hemispheric side of the lesion. Cortex 8：41-55, 1972.
17) 佐藤雄一，田川皓一，平田　温，ほか：Hypersomnia を呈した一側性視床前内側部梗塞の2例　脳卒中 7：263-268，1985．
18) Bender MB：Extinction and precipitation of cutaneous sensation. Arch Neurol Psychiatry 54：1-9, 1945.
19) Bender MB：Extinction and other patterns of sensory interaction. In：Advances in Neurology, vol. 18 (ed by Weistein EA, Friedland RP). Raven Press, New York, 1977, pp.107-110.
20) 井村恒郎：知覚抗争と劣位半球頭頂脳の機能．精神経誌 64：885-889，1962．
21) 田川皓一：Sensory extinction. 神経内科 30：351-356，1989．
22) 田川皓一：身体感覚の消去現象．脳卒中と神経心理学（平山惠造，田川皓一，編）．医学書院，東京，1995，pp.323-328．

（田川皓一）

第Ⅴ章　神経心理学の評価

　神経心理学的評価は，現時点での症状を把握し治療方針の決定や予後推定のための判断材料を得たり，臨床症状の推移をチェックしたりするために行うものである．事前に病巣部位がわかっている場合は，それぞれの脳部位に相当する機能から評価を開始するが，病巣部位が判然としない場合は，麻痺などの神経学的所見や自由会話時の反応などを参考にしながら，言語系から評価を始めるか，空間処理系から開始するか，あるいは全般的な知的機能から始めるかを決める．全体的な評価の流れを表Ⅴ-1に示したが，StrubとBlack[1]は表Ⅴ-2のような項目で記録をしている．

　原則として，神経心理学的巣症状を論じる際は，意識障害や知能障害などの全般性障害を除外する必要がある．しかし，実際の臨床場面では，意識清明な患者のみを対象にできるわけではなく，意識障害が疑われる場合でも発症後早期からの経時的変化をとらえるために検査を施行しなければいけないこともある．一定時間ある程度の覚醒度を保てるならば，検査は施行可能である．Japan Coma Scale（表Ⅳ-1）やGlasgow Coma Scaleなど（表Ⅴ-3）で，意識レベルをチェックしておく．

　被験者にとってもっともよい成績が得られるよ

表Ⅴ-1　神経心理学的検査の流れの原則

① 意識レベルをチェックする
　　→Japan Coma Scaleあるいは
　　　Glasgow Coma Scaleなど
② 利き手をチェックする
　　→Edinburgh Handedness Inventoryなど
③ 病巣がわかっている時
　　左半球損傷の場合
　　　→おもに下記の言語性検査
　　右半球損傷の場合
　　　→おもに下記の行為・認知検査
④ 臨床症状から
　　全般的知的機能の低下が疑われる場合
　　　→WAIS-R，RCPMなどの知能検査
　　言語の理解や表出が障害されている可能性がある場合
　　　→SLTA，WAB，CADLなどの失語症検査
　　左右どちらか一側方向を向いていることが多い場合
　　　→BIT，高次視覚機能検査など
　　記銘・記憶障害が疑われる場合
　　　→WMS-R，ベントン視覚記銘検査，
　　　　RCFT，三宅式記銘力検査，RAVLTなど
　　多弁や多幸的，あるいは発動性欠如や抑制障害が疑われる場合
　　　→WCSTなどの前頭葉機能検査
　　痴呆が疑われる場合

表Ⅴ-2　高次機能のチェックリスト

Ⅰ．行動観察：異常行動の既往，理学所見，情動，
　　　　　　　前頭葉機能，否認や無視
Ⅱ．意識レベル
Ⅲ．注意：数唱，覚醒，半側不注意
Ⅳ．言語：自発語，理解，復唱，喚語，読字，書字
Ⅴ．記憶：即時記憶，見当識，遠隔記憶，学習能力
Ⅵ．構成能力：図形模写，自発描画，積み木構成
Ⅶ．高次認知機能：知識，計算，諺の理解，類似問題
Ⅷ．関連する皮質機能：観念運動失行，観念失行，
　　　　　　　　　　　精神運動速度，左右障害，
　　　　　　　　　　　手指失認，Gerstmann症候群，
　　　　　　　　　　　視覚失認，立体失認，
　　　　　　　　　　　否認や無視，前頭葉症状

　まとめ：① 主要障害領域
　　　　　② 予想される神経行動学的診断
　　　　　③ 予想される局在
　　　　　④ 予想される臨床診断
　　　　　⑤ 治療方針の提言

(Strub RL, et al.：The mental status examination in neurology. 4th ed, F.A. Davis Company, Philadelphia, 2000[1] より翻訳)

表V-3 Glasgow Coma Scale

A. 開眼（Eyes Open）
自発的に（spontaneous）開眼する……………………スコア4
呼びかけに対し（to speech）開眼する………………………3
疼痛刺激に対し（to pain）開眼する…………………………2
まったく開眼しない（never）…………………………………1
B. 最良言語反応（Best Verbal Response）
見当識良好（oriented）……………………………………スコア5
会話が混乱（confused conversation）している………………4
発語が混乱（inappropriate words）している…………………3
理解不明の音声（incomprehensive sounds）がある……………2
発語がない（none）……………………………………………1
C. 最良運動機能（Best Motor Response）
命令に従う（obeys commands）…………………………スコア6
疼痛部認識可能（localize pain）………………………………5
四肢屈曲反応（flexion）：逃避する（withdrawal）……………4
異常（abnormal）屈曲する…………3
四肢伸展反応（extensions）……………………………………2
まったく動かない（none）……………………………………1
3項目の合計得点を重症度の評価尺度とする．最重症は3点，最軽症は15点．

う，検査は適度な明るさと広さがあり，かつ騒音の少ない場所で行うなど，検査場面にも配慮する．

個別の高次脳機能障害の検査に前後して，標準的な心理検査を施行することも多い．巣症状を際立たせるため，心理検査のなかでも知能検査は使用される頻度が高い．以下に，知能検査などの一般的な心理検査および巣症状を検査する神経心理検査について概説する．

❶ 一般心理検査

1. 日本版 WAIS-R 成人知能検査法（Wechsler Adult Intelligence Scale-Revised : WAIS-R）

Wechsler 法は知能検査のなかでもとりわけ広く用いられている知能測定法で，被験者の年齢によって，用いられる検査が異なる．4～6歳（厳密には3歳10ヵ月16日～7歳1ヵ月15日）はWPPSI知能診断検査（Wechsler Preschool and Primary Scale of Intelligence），5～16歳11ヵ月はWISC-Ⅲ（Wechsler Intelligence Scale for Children Third Edition），16歳以上の被験者に対しては日本版WAIS-R成人知能検査法（WAIS-R）[2]が用いられる．

WAIS-Rは言語性検査と動作性検査からなる．言語性検査には知識，数唱，単語，算数，理解，類似の6項目，動作性検査には絵画完成，絵画配列，積木模様，組合せ，符号の5項目が含まれる．各下位検査は以下のように解釈される[3]．言語性課題の「知識」は，発達過程で体験した言葉や事実で，被験者の知識欲も反映される．「数唱」は，即時記憶，および努力抜きの注意力をみる．記銘力が低下すると数唱できる個数は少なくなるが，同時に，不安がある場合もこの種の注意力は低下し，得点が低下する．「単語」は，記憶と概念形成，およびその相互関係をみる．単語問題の成績は，総合知能と相関が深いといわれる．「算数」は，計算能力はもちろんのことその基本にある集中力が試される．「理解」は，ある状況をどの程度的確にとらえ，どのように処理するかという判断力をみる．社会適応的，常識的な判断が求めら

れるので，独創的な反応は得点に結びつかない。「類似」では，概念形成，思考の柔軟性をみる。これらの言語性課題ではことばによる表現力が試される。一方，動作性課題の「絵画完成」では視覚刺激を用いた注意集中力，「絵画配列」では出来事の連続を理解するための予期・予測力が検査される。「積木模様」では分析的な視覚認知と構成能力，「組合せ」では，適切な予測，スムーズな視覚 - 運動協応をみる。「符号」でも同様にスムーズな視覚 - 運動協応が求められるが，これにはさらに学習効果が加わる。これらの動作性課題では，あえてことばによる表現力は求められない。WAIS-R では，項目ごとに中止基準が設けられており，一定数の正答が続かなかった場合は，その項目でそれ以降の検査は中止する。以上の結果から，言語性知能指数（Verbal IQ：VIQ，言語性 IQ），動作性知能指数（Performance IQ：PIQ，動作性 IQ），および，これらを総合した知能指数（Full-scaled IQ：FIQ，全検査 IQ）が算出できる。WAIS-R 施行に要する時間はおおむね 60〜90 分である。

各項目の粗点は年齢群別の換算表を用いて評価点に換算され，その後，知能指数が求められる。粗点が同じでも，年代が異なると評価点が異なるので，知能指数も異なってくる。たとえば，30 歳代の被験者 A と 60 歳代の被験者 B とが同じ粗点をとったとしても，評価点は 60 歳代の方が高くなり，結果的に知能指数は被験者 B の方が高く算出される。知能指数による知能水準の分類は表 V-4 のようになる。

表 V-4 ウェクスラー法による知能水準の分類

知能指数	分類
130 以上	非常にすぐれている
120〜129	すぐれている
110〜119	平均の上
90〜109	平均
80〜89	平均の下
70〜79	境界線
69 以下	精神遅滞

（品川不二郎，ほか，訳：日本版 WAIS-R 成人知能検査法. 日本文化科学社，東京，1990[2])

知能は恒常的なものではなく年代とともに変化する。年齢が高くなるにつれて運動機能や知覚機能の低下に伴い作業処理速度が遅くなるため動作性検査の粗点は低下するが，一方では，年齢を重ねるにつれて社会的経験が深まるため言語性検査では粗点が上昇する可能性がある。また，知能検査を施行する際は，患者の病前の知的能力の概略を把握しておく必要がある。

失語症患者では，言語理解障害のために検査指示を理解することが不完全だったり喚語障害や錯語のために答えを適切に言語表現できなかったりするので，動作性検査のみを施行して全体的な知的能力を推定することもある（図 V-1）。一方，半側無視や構成失行の患者では，言語性 IQ が高いのに対し課題の左側を無視したり構成が拙劣なため，動作性 IQ は低い値になることがある（図 V-2）。

2. コース立方体組み合わせテスト（Kohs Block-Design Test）

コース立方体組み合わせテストは，聴覚障害が原因で言語発達が遅れた児童のために，言語要因を介さずに施行できる検査として開発されたもので，赤・黄・青・白で彩色された積み木を使って模様を構成する検査法である[4]。6 歳以上が対象となる。図版は 17 枚あり，4 個の積み木で完成する項目が 9 題，9 個のものが 2 題，16 個を用いるものが 6 題である。2 題連続して失敗すると，それ以降は遂行不能とみなされ検査は終了する。所要時間は 20〜50 分である。各項目とも制限時間が設定され，完成までの時間によって得点が異なる。得られた総得点から精神年齢を換算し，精神年齢を暦年齢で割って 100 を乗じた数値が知能指数となる。被験者が 13 歳以上の場合は，暦年齢修正表により暦年齢を修正する。

検者が練習用の図版で積み木を組み合わせて実演してみせたうえで検査を開始するので，検査指示が理解されやすく，聴覚障害児のみならず言語理解が障害された失語症者にも施行しやすい。一方，視空間認知の障害や構成障害などでは低得点

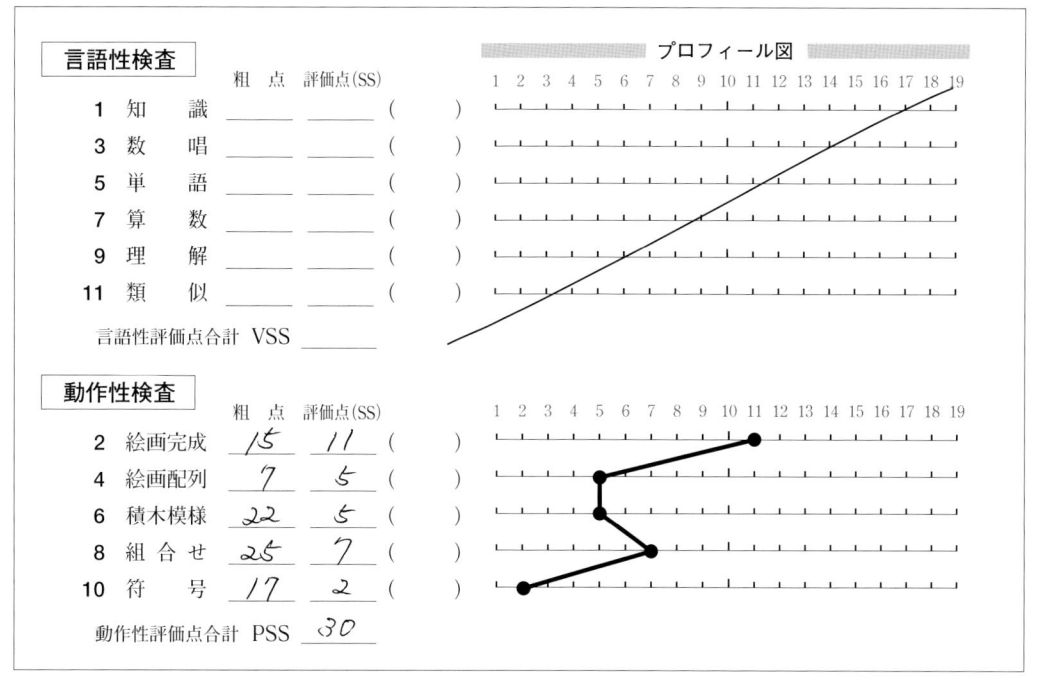

図V-1 WAIS-R プロフィール（1）

言語性検査

	粗点	評価点(SS)	
1 知識			( )
3 数唱			( )
5 単語			( )
7 算数			( )
9 理解			( )
11 類似			( )

言語性評価点合計 VSS _____

動作性検査

	粗点	評価点(SS)	
2 絵画完成	15	11	( )
4 絵画配列	7	5	( )
6 積木模様	22	5	( )
8 組合せ	25	7	( )
10 符号	17	2	( )

動作性評価点合計 PSS 30

44歳，男性，右利き。専門学校卒（教育歴15年）。左被殻出血による重度ブローカ失語（聴覚的単語理解8/10，呼称0/20，復唱3/10）。右片麻痺のため左手で遂行。失語症は重度であるが，絵画完成課題で得点が高いことから視覚性注意は保たれていることが推定される。動作性IQ72。

（記録用紙は，品川不二郎，ほか，訳：日本版WAIS-R成人知能検査法．日本文化科学社，東京，1990[2]）による）

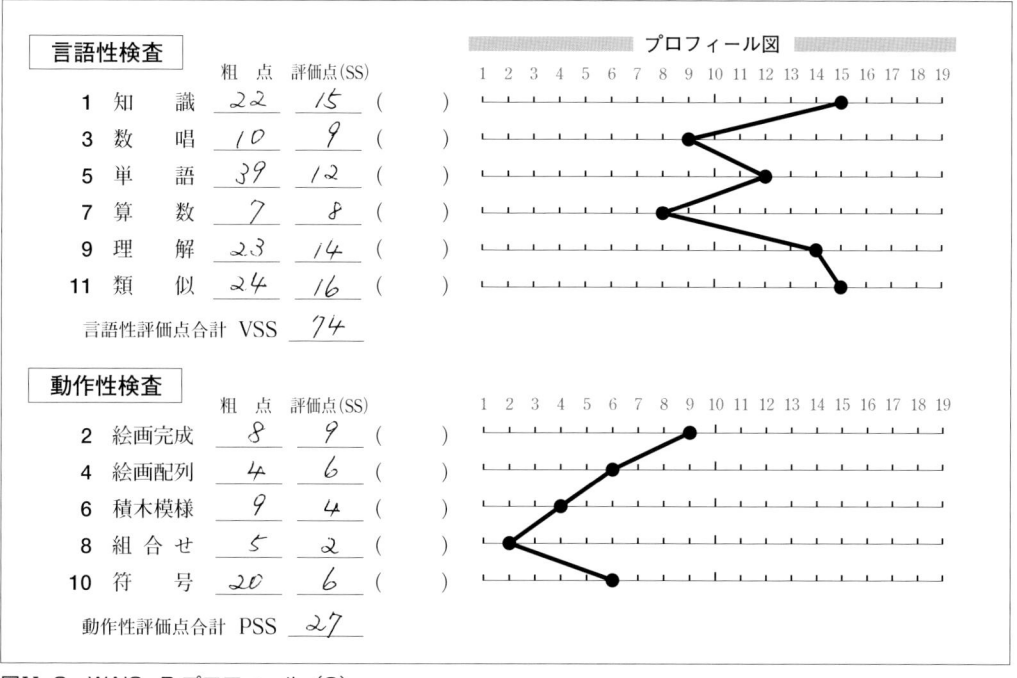

図V-2 WAIS-R プロフィール（2）

言語性検査

	粗点	評価点(SS)	
1 知識	22	15	( )
3 数唱	10	9	( )
5 単語	39	12	( )
7 算数	7	8	( )
9 理解	23	14	( )
11 類似	24	16	( )

言語性評価点合計 VSS 74

動作性検査

	粗点	評価点(SS)	
2 絵画完成	8	9	( )
4 絵画配列	4	6	( )
6 積木模様	9	4	( )
8 組合せ	5	2	( )
10 符号	20	6	( )

動作性評価点合計 PSS 27

67歳，女性，右利き。旧制女学校卒。右頭頂後頭葉神経膠腫による左半側無視。言語表現が豊かで知識も保たれているので言語性IQは高かったが，動作性検査では，左半側無視のため左側の刺激に対して反応が乏しく，得点できないことが多かった。結果的に，言語性IQ115，動作性IQ71，全検査IQ95。左半側無視がなければIQは高水準だったと推定される。

（記録用紙は，品川不二郎，ほか，訳：日本版WAIS-R成人知能検査法．日本文化科学社，東京，1990[2]）による）

JCLS 88002-640

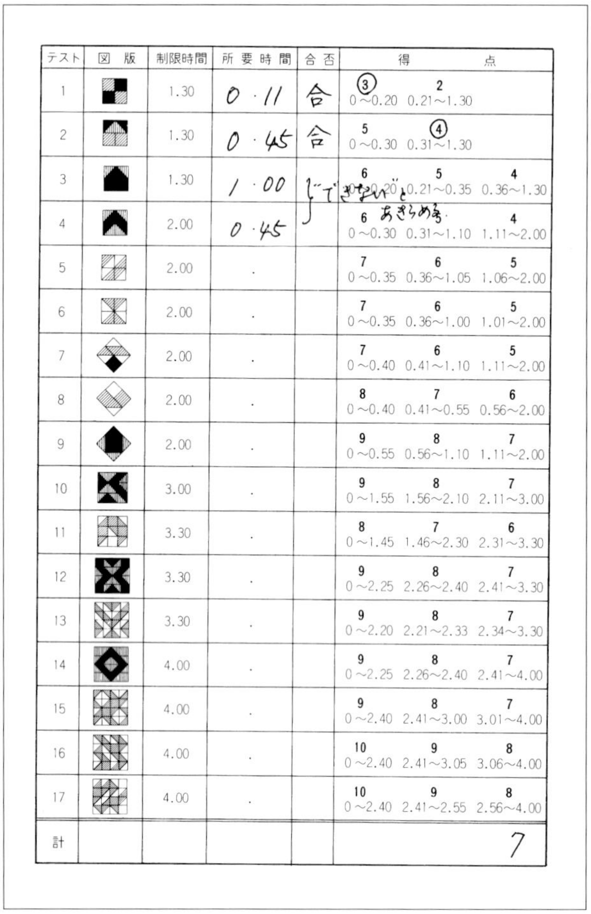

テスト	図版	制限時間	所要時間	合否	得点		
1		1.30	0・11	合	③ 0～0.20	2 0.21～1.30	
2		1.30	0・45	合	5 0～0.30	④ 0.31～1.30	
3		1.30	1・00	できないとあきらめる	6 0～0.20	5 0.21～0.35	4 0.36～1.30
4		2.00	0・45		6 0～0.30	5 0.31～1.10	4 1.11～2.00
5		2.00	・		7 0～0.35	6 0.36～1.05	5 1.06～2.00
6		2.00	・		7 0～0.35	6 0.36～1.00	5 1.01～2.00
7		2.00	・		7 0～0.40	6 0.41～1.10	5 1.11～2.00
8		2.00	・		8 0～0.40	7 0.41～0.55	6 0.56～2.00
9		2.00	・		9 0～0.55	8 0.56～1.10	7 1.11～2.00
10		3.00	・		9 0～1.55	8 1.56～2.10	7 2.11～3.00
11		3.30	・		8 0～1.45	7 1.46～2.30	6 2.31～3.30
12		3.30	・		9 0～2.25	8 2.26～2.40	7 2.41～3.30
13		3.30	・		9 0～2.20	8 2.21～2.33	7 2.34～3.30
14		4.00	・		9 0～2.25	8 2.26～2.40	7 2.41～4.00
15		4.00	・		9 0～2.40	8 2.41～3.00	7 3.01～4.00
16		4.00	・		10 0～2.40	9 2.41～3.05	8 3.06～4.00
17		4.00	・		10 0～2.40	9 2.41～2.55	8 2.56～4.00
計							7

（三京房 承認済）

図Ⅴ-3　コース立方体組み合わせテスト
56歳，男性，右利き。高校卒。右中大脳動脈閉塞症（右側頭頭頂葉梗塞）による構成失行。構成行為が拙劣でコース立方体組み合わせテストでは，2題しか正答できず得点7点，年齢換算により精神年齢7歳3ヵ月，修正暦年齢16歳で，IQは45となる。Mini-Mental State Examinationでは28点なので，臨床的に想定される能力よりもかなり低いIQが算出されたことになる。
（記録用紙は，大脇義一，編：コース立方体組み合わせテスト，三京房，京都，1979による）

になるので，臨床的に予想される知能指数よりも低値に出ることがある(図Ⅴ-3)。

3．日本版レーヴン色彩マトリックス検査(Japanese Raven's Coloured Progressive Matrices：RCPM)

レーヴン色彩マトリックス検査(Raven's Coloured Progressive Matrices)は，視覚を介した推理能力を測定する方法である。前項のコース立方体組み合わせテストが構成行為を必要とするのに対し，本法は図版の欠落部分にあてはまる模様を6個の中から選択するという方法をとり，口頭もしくは指さすことで意思表示をすればよいので，より簡便に施行できる。課題は，セットA，セットAB，セットBの3セットからなり，各セット12題，合計36題ある。1題1点で、36点満点である。セットAは視空間能力，セットBは類推能力をみる[5]。日本版では，45歳以上の健常人を対象として標準化作業が行われ，因子分析をした結果，WAIS動作性検査ときわめて類似する性格の検査らしいと推定されている。得点は年齢が高くなるにつれて低下する[6,7]。杉下ら[6]による分析では，年代別平均得点は表Ⅴ-5のようになった。50歳代と60歳代，60歳代と70歳代の間でそれぞれ平均得点に統計学的有意差を認めたが，70歳代と80歳代との間には有意差は認められなかったという。また，24点以下の場合，知能が低下していると推定された。本検査での誤反応は，注意，空間的操作，類推，推論など，いくつかの要因によって生じるという報告もある[8]。

表V-5 日本版レーヴン色彩マトリックス検査の年代別平均得点

年　齢	平均得点	標準偏差
45～49歳	34.0	2.030
50～59歳	34.2	2.127
60～69歳	29.2	5.398
70～79歳	26.9	5.396
80～89歳	24.9	5.273

(杉下守弘, ほか：日本版レーヴン色彩マトリックス検査手引. 日本文化科学社, 東京, 1993[6])

4. Mini-Mental State Examination (MMSE)

Mini-Mental State Examinationは, 1975年にFolsteinら[9]によって開発された, 認知機能検索のための簡便な検査法である. 本邦では, 森ら[10]や北村[11]によって日本語版が作成され, 短時間で簡単に実施でき有用性が高いことから, 神経疾患や一般内科疾患例の認知機能障害の検出や痴呆の検査として広く用いられている. Folsteinら[9]は"Mini-Mental State"として発表しているため, MMSと略されることもある. 検査内容は, 見当識, 記銘, 計算, 想起, 呼称, 復唱, 聴覚理解, 読み書き, 構成, と多岐にわたっている(表V-6, 表V-7). スクリーニングとして用いると, 痴呆の検出に役立つのみならず, ときに, 軽度失語や半側無視などの巣症状が明らかになることがある(図V-4, 図V-5). また, 発症早期から経時的に検査することで, 見当識障害の推移の実際をとらえることができる. 森ら[10]によると, 認知障害のない患者の93.3％は24点以上であるのに対し, 認知障害のある患者の83.8％は23点以下であった. 一方, 教育年数が高い方が低い人より有意に高得点で[12], MMSは高学歴の被験者にとっては感受性の低い検査とされる[13]. さらに, 75歳以上の健常者を対象に初回評価をしたのち追跡調査をした研究では, 初回高得点(28点程度)であった群では9年後の追跡調査でも正常値を保っていたが, 初回低得点(22～23点)であった群では9年後には10点前後にまで低下していた[14].

❷ 失語症の評価

失語症者の言語能力を検査する方法として, 本邦では, 標準失語症検査(Standard Language Test of Aphasia：SLTA)[15]やWAB失語症検査日本語版(Western Aphasia Battery：WAB日本語版)[16]がよく用いられている. 一方, これらの失語症検査では文脈を極力排除し検者の身振りや表情なども抑えた状態で言語能力を評価するため, 日常会話場面では比較的コミュニケーションが成立するにもかかわらず, 検査上は予想以上に低得点となり言語能力が著しく制限されていると判定されがちな患者がいるなど, 日常会話場面と検査場面とで言語運用に解離が認められることがある. このような臨床的必要性から, より実用的な運用面を評価する検査として, 実用コミュニケーション能力検査(Communication ADL Test：CADL)[17,18]が開発された.

以下に, これらの失語症検査について述べる.

表V-6 Mini-Mental State Examination（MMSE）

見当識	日付 ＿＿＿年＿＿＿月＿＿＿日＿＿＿曜日 季節＿＿＿ （012345）
	（あるいは＿＿＿年＿＿＿月＿＿＿日＿＿＿時頃 季節＿＿＿）
	場所 ＿＿＿県＿＿＿市＿＿＿病院＿＿＿階＿＿＿地方 （012345）
	（あるいは＿＿＿県＿＿＿郡＿＿＿町＿＿＿病院＿＿＿階）
記銘	「3つの言葉をおぼえてください」（たばこ，みかん，さくら） （0123）
	3語を覚えられた回数 ＿＿＿回
注意と計算	「100から7を順に引いていってください」（5回引く） （012345）
	（あるいは「"ふじのやま"を逆に言ってください」）
再生	「先程覚えた3つの言葉を言ってください」 （0123）
言語	物品呼称「これは何ですか」（時計，鉛筆） （012）
	復唱「まねして言ってください」（ちりもつもればやまとなる） （01）
	聴覚理解「大きい方の紙を取り，半分に折って，床に置いてください」 （0123）
	読字理解「ここに書いてあるとおりにしてください」（目を閉じてください） （01）
	自発書字「今日のお天気を文にして書いてください」 （01）
	図形の模写「この図形を描いてください」（一部重複した2個の五角形） （01）
	合計＿＿＿／30点

[Folstein MF, et al.: J Psychiatr Res 12：189-198, 1975[9]，森 悦朗，ほか：神経心理 1：82-90, 1985[10]，北村俊則：Mini-Mental State（MMS）．高齢者のための知的機能検査の手引（大塚俊男，本間 昭，監）．ワールドプランニング，東京，1991, pp.35-38[11]より改変］

表V-7 "Mini-Mental State"の原版

score	
	ORIENTATION
5 ( )	What is the (year) (season) (date) (day) (month) ?
5 ( )	Where are we: (state) (country) (town) (hospital) (floor) ?
	REGISTRATION
3 ( )	Name 3 objects: 1 second to say each. Then ask the patient all 3 after you have said them. Give 1 point for each correct answer. Then repeat them until he learn all 3. Count trials and record.
	ATTENTION AND CALCULATION
5 ( )	Serial 7's. 1 point for each correct. Stop after 5 answers. Alternatively spell "world" backwards.
	RECALL
3 ( )	Ask for the 3 objects repeated above. Give 1 point for each correct.
	LANGUAGE
9 ( )	Name a pencil, and watch. (2 points)
	Repeat the following "No ifs ands, or buts". (1 point)
	Follow a 3-stage command: "Take a paper in your right hand, fold it in half, and put it on the floor". (3 points)
	Read and obey the following: "Close your eyes". (1 point)
	Write a sentence. (1 point)
	Copy design: a pair of intersecting pentagon. (1 point)
Total score ( )	

（Folstein MF, et al.: J Psychiatr Res 12：189-198, 1975[9]）

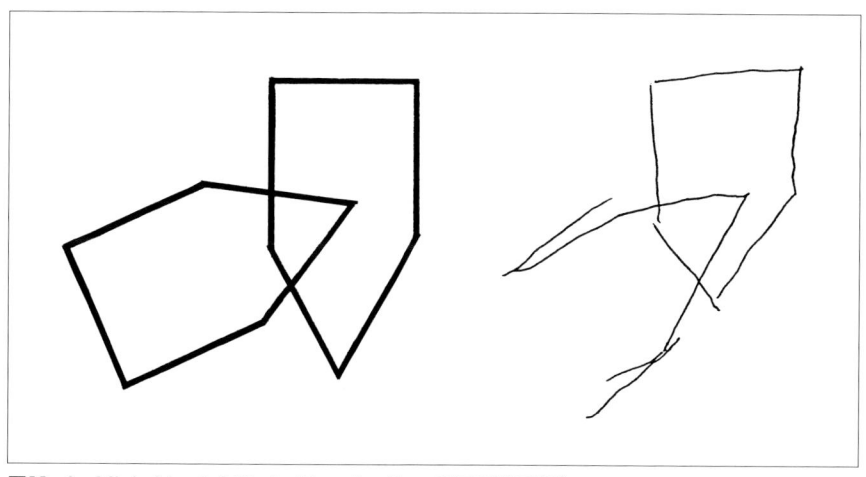

図V-4　Mini-Mental State Examination の図形模写(1)
　　　40歳，男性，右利き。右中大脳動脈閉塞症（右基底核部〜側頭頭頂葉梗塞）による左半側無視が認められる。図形模写以外の項目は全問正答できる。MMSE 29点。
　　　（図形は，Folstein MF, et al.：J Psychiatr Res 12：189-198, 1975[9]）による）

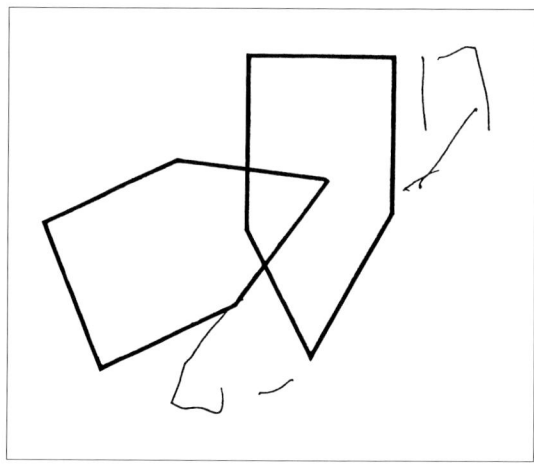

図V-5　Mini-Mental State Examinationの図形模写(2)
　　　50歳，女性，右利き。アルツハイマー病疑。呼称，復唱，文字理解は可能であるが，見当識，記銘・記憶，計算，書字などが重度に障害されている。図のように構成障害も著しい。MMSE 13点。
　　　（図形は，Folstein MF, et al.：J Psychiatr Res 12：189-198, 1975[9]）による）

1. 標準失語症検査
（Standard Language Test of Aphasia：SLTA）

標準失語症検査（SLTA）[15]は，リハビリテーション計画作成のための症状把握を目的に，本邦で開発された失語症検査である。聴く（聴覚的言語理解），話す（口頭言語表出），読む（音読，読字理解），書く（自発書字，書取），計算（四則筆算）の5つの大項目からなり，その下に合計26の下位項目がある。各言語様式で単音，単語，文レベルの能力を検索する。読み書きに関しては漢字と仮名を別々に検査するなど，日本語の特徴に即した内容になっている。反応は6段階に評価され，迅速な完全正答は段階6，一定時間以内の正答であれば段階5，不完全反応や誤答などは段階4以下と判定される。段階6および段階5の反応が得点となる。被験者の反応によっては，中止Aもしくは中止Bという中止基準をもとにして，検査を途中で打ち切り検査時の負担を減らすことができる。中止A基準は，1項目内で一定数の誤答が続いた場合にあてはまり，中止B基準は，特定の項目で一定の得点に達していなかった場合に適用される。プロフィール（図V-6）には，非失語症者150人の平均と-1標準偏差が記されており，軽度の失語症について検討する際の参考になる。検査に要する時間は60～90分である。

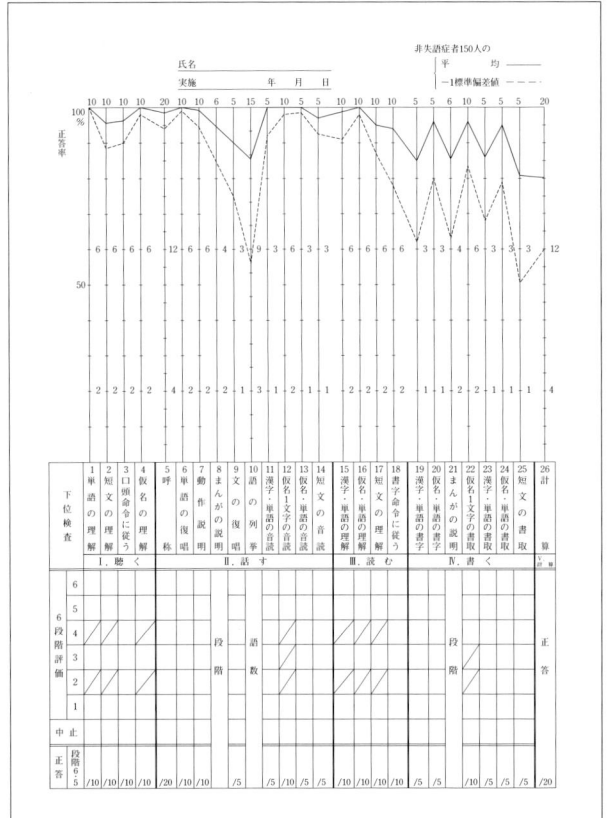

図V-6 標準失語症検査（SLTA）プロフィール
非失語症者150人の平均点を細い実線，同じく-1標準偏差を点線で表している。各項目の段階評価該当数を下の欄に書き入れる。段階6と5に評価されたものが「正答」となる。正答数で上段のグラフを作成する。
［日本高次脳機能障害学会（旧 日本失語症学会），編：標準失語症検査．新興医学出版社，東京，1997］

2．標準失語症検査補助テスト (Supplementary Test for Standard Language Test of Aphasia：SLTA-ST)

SLTAが臨床利用され始めてから約20年が経ち，SLTA完成当時からの懸案だった補助テスト(SLTA-ST)が完成した[19]。SLTAで検索しきれなかった部分を対象としているが，あくまでも「補助」検査であり，本法でSLTAの代用はできない。検査は，次の6つの大項目からなる(表V-8)。①発声発語器官および構音の検査，②はい-いいえ応答，③時間と金額の計算，④まんがの説明，⑤長文の理解，⑥呼称，である。採点法は，それぞれの項目で異なり，②，③，⑤の3項目では，正答か誤答かの2段階評価，④と⑥は，SLTAと同じく6段階評価である。検査結果は一覧表になるが，それぞれの項目の得点を結んだ折れ線グラフのプロフィールにはならない(図V-7)。

表V-8 標準失語症検査補助テスト(SLTA-ST)の検査内容

① 発声発語器官および構音の検査 運動障害性構音障害や嚥下障害，発語失行の程度を調べる。全211項目。 ② はい-いいえ応答 簡単な質問に「はい」か「いいえ」で答える。被験者の名前や住所も質問のなかに含まれる。全8項目。 ③ 金額および時間の計算 日常生活で経験する数字の操作能力(ことばの意味理解も含めた総合的な数字の操作能力)を調べる。金額に関する計算5問，時間の計算2問，計7問。	④ まんがの説明 主題が理解されたかどうかも評価される。ユーモアの解釈もあり，右半球の機能も関与する項目である。4コマ漫画，4問。 ⑤ 長文の理解 内容を正確に理解する力や長文を記憶する力を調べる。注意・集中力も要求される。物語10問，ニュース6問。 ⑥ 呼称 高頻度語55語，低頻度語25語からなる。SLTAの20語と合わせて100語になる。

[日本高次脳機能障害学会(旧 日本失語症学会)，編：標準失語症検査補助テストマニュアル．新興医学出版社，東京，1999[19]]

1．発声発語器官および構音の検査		発声発語器官の運動所見： 構音所見：							
2．はい―いいえ応答		正答数 /4							
3．金額および時間の計算		正答数 /4							
4．まんがの説明	1) 釣り人と長靴	段階				主題の説明			点
	2) 栗の木と子供	段階				主題の説明			点
	3) 黒猫と白猫	段階				主題の説明			点
	4) 鳥と鯨	段階				主題の説明			点
5．長文の理解	1) 物語 1	正答数 /10							
	2) 物語 2	正答数 /10							
	3) 物語 3	正答数 /10							
	4) ニュース	正答数 /6							
呼称		段階6	段階5	段階4	段階3	段階2	段階1	中止	正答数
	高頻度語								/55
	低頻度語								/25
	SLTA 20語								/20
	合計								/100
備 考									

図V-7 SLTA補助テスト(SLTA-ST)結果のまとめ

SLTA-STでは，プロフィール曲線が描かれるわけではなく，このような記載形式でまとめる。

[日本高次脳機能障害学会(旧 日本失語症学会)，編：標準失語症検査補助テスト．新興医学出版社，東京，1999]

3. WAB失語症検査日本語版 (Western Aphasia Battery：日本語版WAB)

　WAB失語症検査日本語版（WAB）[16]は，Kerteszの開発によるWestern Aphasia Battery[20]を参考に，日本語版として改編されたものである。SLTA同様，言語の様式別に言語症状を把握しようとするものであるが，言語面のみならず失行や半側無視，非言語性知能の検査も含んでいる。ただし，非言語性検査項目の施行については任意である。検査は，Ⅰ.自発話，Ⅱ.話し言葉の理解，Ⅲ.復唱，Ⅳ.呼称，Ⅴ.読み，Ⅵ.書字，Ⅶ.行為，Ⅷ.構成，という8大項目からなり，その下に38の下位項目がある（図Ⅴ-8）。採点は，項目ごとに設定された基準で行われる。SLTA同様，得点が低い被験者については中止基準が設けられ

ているが，さらに，読字と書字の項目では，基準以上に高い得点の場合にもそれ以降の検査を施行しなくてもよいことになっている。

　WABの特徴は，失語指数（AQ）を算出できることである。自発語を20点満点，話し言葉の理解，復唱，呼称をそれぞれ10点満点で算定し，それらの得点を合計して2倍するとAQが得られる。

　さらに，表Ⅴ-9のように，流暢性，話し言葉の理解，復唱，呼称の項目の得点配分によって，全失語，ブローカ（Broca）失語，ウェルニッケ（Wernicke）失語，健忘失語の4タイプに失語症を分類することができる。これらの失語症タイプ別の得点をプロフィールにすると，図Ⅴ-9のようになる。

　WAB施行に要する時間は約60〜90分であるが，これを20〜30分に短縮するために短縮版の作成も試みられている[21]。短縮版では，上記8

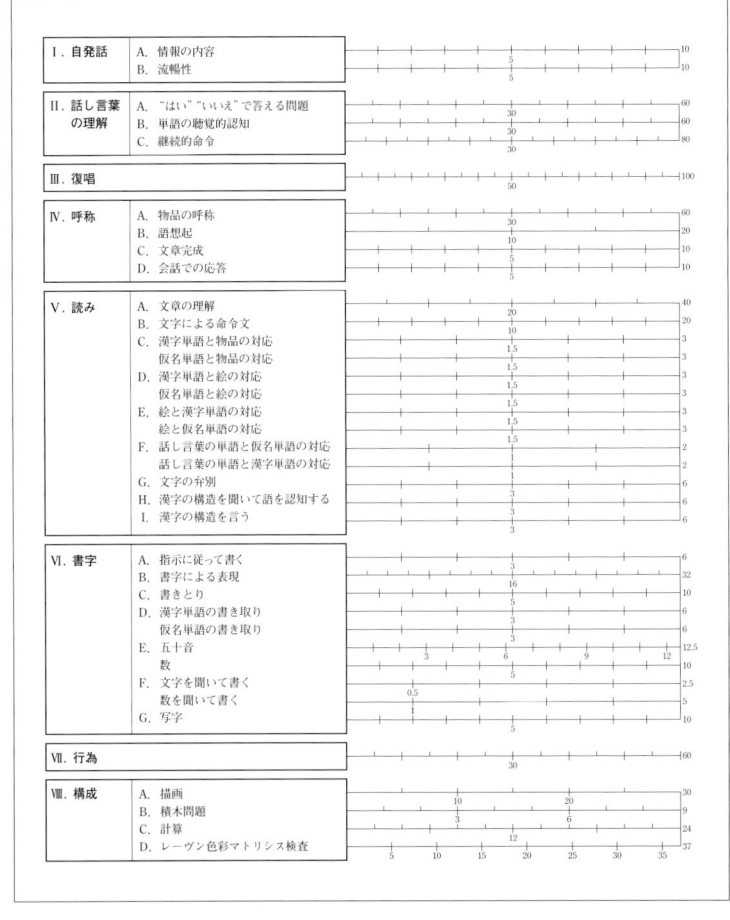

図Ⅴ-8　日本語版WAB下位検査プロフィール
8つの大項目からなり，その下に38の下位項目がある。
［WAB失語症検査（日本版）作製委員会（代表　杉下守弘），編：WAB失語症検査日本語版．医学書院，東京，1986[16]］

表V-9　日本語版WAB得点による失語症の分類基準

失語症のタイプ	流暢性	話し言葉の理解	復唱	呼称
全失語	0-4	0-4	0-3	0-2
ブローカ失語	0-5	0-10	0-7.9	0-7.9
ウェルニッケ失語	5-9	0-7	0-8.9	0-7
健忘失語	8-10	7-10	7-10	5-10

[WAB失語症検査（日本版）作製委員会（代表　杉下守弘），編：WAB失語症検査日本語版．医学書院，東京，1986[16]]

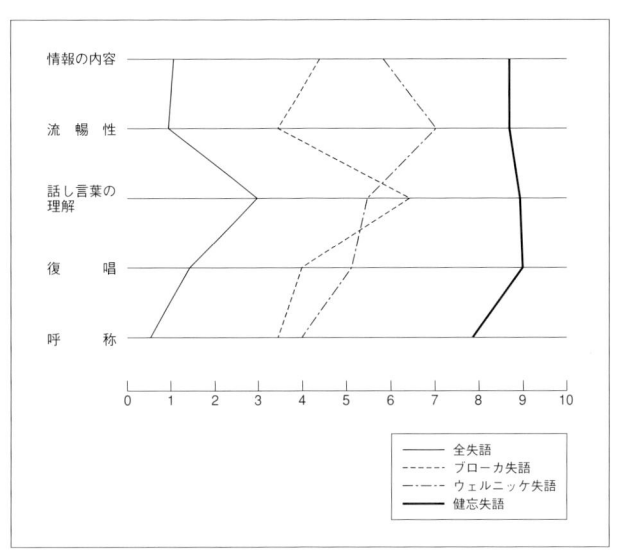

図V-9　日本語版WABによるタイプ別失語群のプロフィール

[WAB失語症検査（日本版）作製委員会（代表　杉下守弘），編：WAB失語症検査日本語版．医学書院，東京，1986[16]]

表V-10　短縮版WABの下位項目

① 自発話	情報の内容	10
	流暢性	10
② 話し言葉の理解	"はい""いいえ"で答える問題	60
	経時的命令	80
③ 復唱		100
④ 呼称	物品の呼称	30
⑤ 読み	文章の理解	40
	漢字単語と絵の対応	3
	仮名単語と絵の対応	3
⑥ 書字	指示に従って書く	6
	漢字単語の書き取り	6
	仮名単語の書き取り	6

（小俣文子，ほか：神経内科　30：164-173，1989[21]）

つの大項目のうち行為と構成の2つを除き，下位項目も12項目にしぼっている（表V-10）。

4. 実用コミュニケーション能力検査（Communication ADL Test：CADL）

SLTAやWABが，聴覚理解や口頭表出など言語様式別に検索する検査法であるのに対し，実用コミュニケーション能力検査（Communication ADL Test：CADL）[17,18]は，日常のコミュニケーション場面での言語行動を評価しようとする目的で開発された検査法[22]を，日本人失語症患者に適用できるよう標準化したものである。

CADLの検査指示は口頭で示されるだけではなく同時に文字でも提示され，被験者が検査指示を理解しやすいように配慮されている。想定される場面は，病院を初めて受診する，電車に乗って買物に行く，電話で応対する，聞いた時刻に時計を合わせる，ラジオで天気予報を聞くなどである。検査は34項目からなり，日常の活動の流れに近い状態で検査が進められるよう配置されている（図V-10）。一方，プロフィールは，もっとも容易な「適切な挨拶をする」から最難度の「薬を指定量だけ飲む」まで，難易度順に項目を並べ替えた成績表となる（図V-11）。被験者の反応は，正答，遅延，歪み，自己修正，不完全，非口頭反

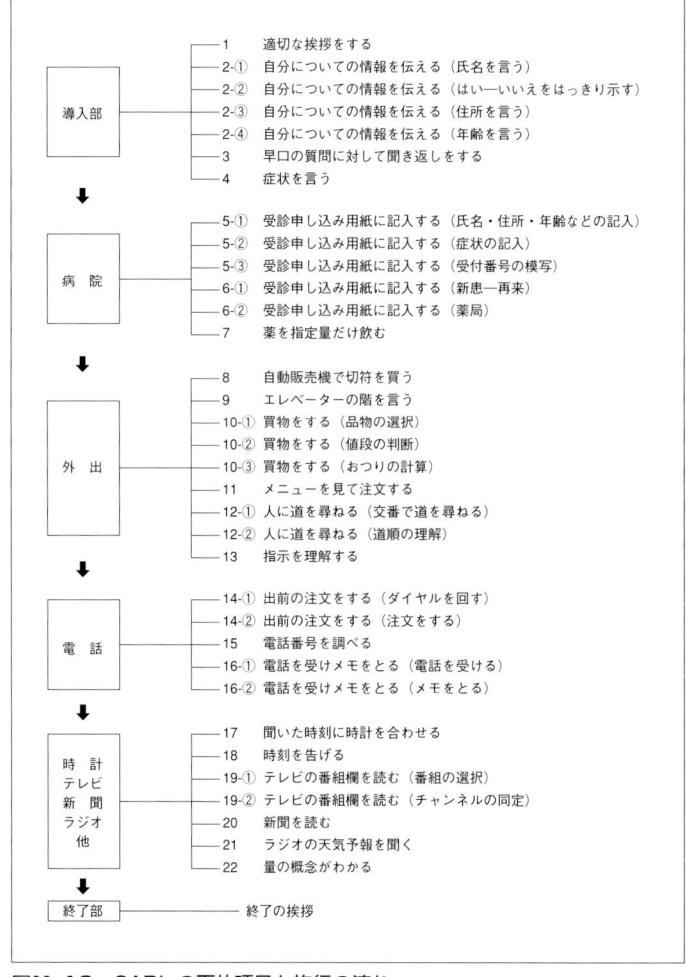

図V-10　CADLの下位項目と施行の流れ
（綿森淑子，ほか：実用コミュニケーション能力検査—CADL検査．医歯薬出版，1990，p.5[17]）

(難易度順プロフィール)

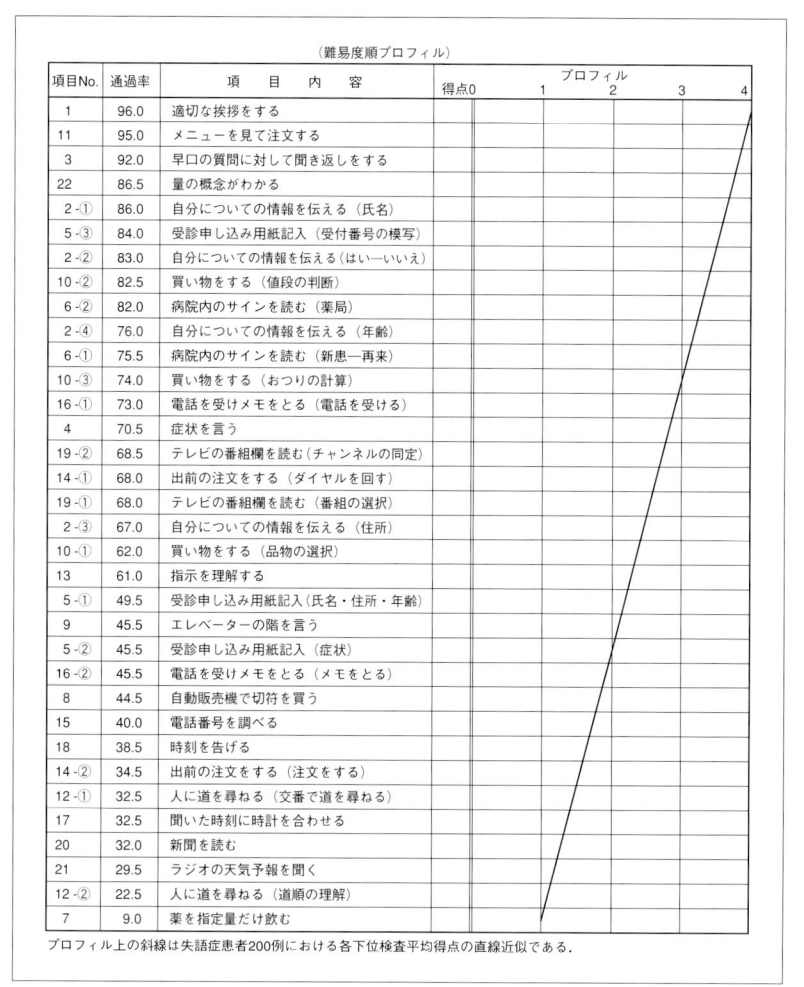

項目No.	通過率	項目内容	得点0	1	2	3	4
1	96.0	適切な挨拶をする					
11	95.0	メニューを見て注文する					
3	92.0	早口の質問に対して聞き返しをする					
22	86.5	量の概念がわかる					
2-①	86.0	自分についての情報を伝える（氏名）					
5-③	84.0	受診申し込み用紙記入（受付番号の模写）					
2-②	83.0	自分についての情報を伝える（はい─いいえ）					
10-②	82.5	買い物をする（値段の判断）					
6-②	82.0	病院内のサインを読む（薬局）					
2-④	76.0	自分についての情報を伝える（年齢）					
6-①	75.5	病院内のサインを読む（新患─再来）					
10-③	74.0	買い物をする（おつりの計算）					
16-①	73.0	電話を受けメモをとる（電話を受ける）					
4	70.5	症状を言う					
19-②	68.5	テレビの番組欄を読む（チャンネルの同定）					
14-①	68.0	出前の注文をする（ダイヤルを回す）					
19-①	68.0	テレビの番組欄を読む（番組の選択）					
2-③	67.0	自分についての情報を伝える（住所）					
10-①	62.0	買い物をする（品物の選択）					
13	61.0	指示を理解する					
5-①	49.5	受診申し込み用紙記入（氏名・住所・年齢）					
9	45.5	エレベーターの階を言う					
5-②	45.5	受診申し込み用紙記入（症状）					
16-②	45.5	電話を受けメモをとる（メモをとる）					
8	44.5	自動販売機で切符を買う					
15	40.0	電話番号を調べる					
18	38.5	時刻を告げる					
14-②	34.5	出前の注文をする（注文をする）					
12-①	32.5	人に道を尋ねる（交番で道を尋ねる）					
17	32.5	聞いた時刻に時計を合わせる					
20	32.0	新聞を読む					
21	29.5	ラジオの天気予報を聞く					
12-②	22.5	人に道を尋ねる（道順の理解）					
7	9.0	薬を指定量だけ飲む					

プロフィール上の斜線は失語症患者200例における各下位検査平均得点の直線近似である．

図V-11　CADLのプロフィール
下位項目を難易度順に並べたもの
(綿森淑子, ほか：実用コミュニケーション能力検査─CADL検査. 医歯薬出版, 1990, p.8[17])

表V-11　CADL総得点によるコミュニケーション・レベルの分類

コミュニケーション・レベル		総得点の範囲
段階1	全面援助	0～ 33点
段階2	大半援助	34～ 67点
段階3	一部援助	68～ 92点
段階4	実用的	93～115点
段階5	自立	116～136点

(綿森淑子, ほか：実用コミュニケーション能力検査─CADL検査. 医歯薬出版, 1990, p.34[17])

応，誤反応・反応拒否，再刺激の8種類に分類される。採点は，これら8種類の反応のうち，正答を4点，遅延から非口頭反応までを3点，誤反応・反応拒否を0点とする。各項目とも4点満点で，検査全体では136点が満点となる。合計点により，表V-11のように，全面援助から自立までの5段階にコミュニケーション・レベルを分類する。

また，CADLでは，検査項目には直接含まれてはいないが被験者の反応に関与する言語，認知，行為の側面を取り上げ，これを「関連要因」として，独自に扱っている。言語の側面には，①聴覚的理解力，②与えられた言語情報の記憶，③口頭言語による伝達能力，④書字能力，⑤読みの能力，の5項目が含まれる一方，認知，行為の側面には，⑥情報処理の効率性，⑦コミュニケーション手段の選択能力，⑧状況文脈を利用する能力，⑨ジェスチャーによる伝達能力，⑩複数の行為を実行する能力，⑪記憶からの想起，⑫視空間情報の処理能力，⑬数と計算の能力，⑭日常遭遇する事がらについての知識，⑮病識の有無が含まれる。これらの「関連要因」は，障害を分析したり治療計画を立てたりする際の基礎資料にすることができる。

CADLは，日常場面における言語活動の実用性を把握しようとするものではあるが，基本的に，被験者は検査指示を理解できる程度には聴覚的理解あるいは文字理解が保たれていなければならず，おのずから検査可能な対象の重症度は決まってくる。また，検査場面を感じさせない自然な雰囲気のなかで検査を進めつつ，日常の自発的な言語活動と臨床的な検査の結果との解離を少なくするには，検者の熟練が要求される[23]。

5．トークンテスト（Token Test）

トークンテストは，聴覚的言語理解（統語理解）および聴覚的把持（即時ないし短期記憶）を検索する検査である[24]。難度が非常に高いので重度失語症には不向きな一方，軽微な聴覚的言語理解障害を検出できる点が特長である[25]。

トークンテストで用いるトークンとは，厚紙，木あるいはプラスチックなどで作った小片のことである。検査には，色（後述の5種類），形（丸，四角の2種類），大きさ（大，小の2種）の3要素がそれぞれ異なる20個のトークンを用いる。De RenziとVignolo[24]の原版では，これらのトークンを，大きい丸，小さい丸，大きい四角，小さい四角の4列にして被験者の前に水平に並べ，口頭指示に対する被験者の反応をみる（図V-12）。課題は，Part1の「赤い丸に触ってください」という単純な指示から，Part5の「黄色い丸に触る前に，赤い四角をとってください」まで，しだいに難しくなっていく。採点に関しては，原版では62題62点満点である。BollerとVignolo[26]によると，非脳損傷者では57点以下になることはない。

De RenziとVignolo[24]の検査では施行に1時間前後かかるので，被験者の負担を軽くするため，1978年に短縮版が発表された[27]。本邦では，SpreenとBentonが39題に短縮改編したものを邦訳した版が用いられている[28,29,30]（表V-12）。邦訳版は，Part AからPart Fまでの6部で構成されている。De RenziとVignolo[24]の方法では各項目の正誤が得点になるが，邦訳版では項目内の各単位の正誤が得点となる。167点満点だが，156点で失語症群の86％が分類できるという。

このほかにもいくつかの短縮版や改訂版が試みられ，失語症患者の言語理解障害を検出するため

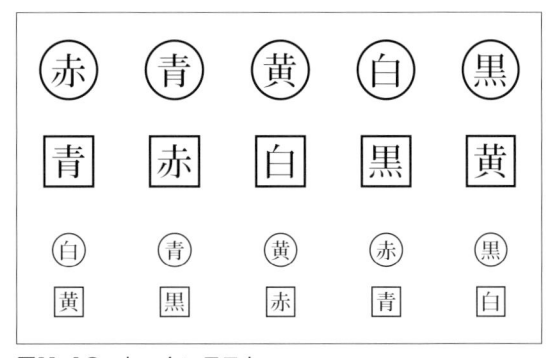

図V-12　トークンテスト
　　　　　トークンの並べ方
　　　　　(De Renzi, et al.: Brain 85：665-678,
　　　　　1962[24] より翻訳)

表V-12　トークンテスト

正答すると（　）内の数字が得点となる。合計167点。
[A] 教示は1回だけ繰り返してもよい。 ・大きな白い丸と大きな白い四角を提示。「ここにあるフダの形を言いますから，どちらかさして下さい」 　1．丸　（1） 　2．四角　（1） ・大きな丸5個を提示。「今度はフダの色を言いますからさして下さい」 　3．黄色　（1） 　4．赤　（1） 　5．青　（1） 　6．黒　（1） 　7．白　（1）
[B] 教示は1回だけ繰り返してもよい。 ・大きなトークン10個を提示。「また私の言うフダをさして下さい」 　8．黄色い　四角　（2） 　9．青い　丸　（2） 　10．黒い　丸　（2） 　11．白い　四角　（2）
[C] 教示は繰り返してはいけない。 ・すべてのトークン（20個）を提示。 　「今度からは1回しか言いませんから，よく聞いてやって下さい。では，私の言うフダをさして下さい」 　12．小さな　白い　丸　（3） 　13．大きな　黄色い　四角　（3） 　14．大きな　黒い　四角　（3） 　15．小さな　青い　四角　（3）
[D] 教示は繰り返してはいけない。 ・大きいトークン10個を提示。 　「今度は2つずつ言いますから，私が言い終わったらさして下さい。けれども1回しか言いませんから，よく聞いてやって下さい」 　16．赤い　丸と　黒い　四角　（4） 　17．黄色い　四角と　青い　四角　（4） 　18．白い　四角と　黒い　丸　（4） 　19．白い　丸と　赤い　丸　（4）
[E] 教示は繰り返してはいけない。 ・すべてのトークン（20個）を提示。 　「また2つずつ言いますから，私が言い終わったらさして下さい。けれども1回しか言いませんから，よく聞いてやって下さい」 　20．大きな　白い　丸と　小さな　黒い　四角　（6） 　21．小さな　青い　丸と　大きな　黄色い　四角　（6） 　22．大きな　黒い　四角と　大きな　赤い　四角　（6） 　23．大きな　白い　四角と　小さな　黒い　丸　（6）
[F] 教示は繰り返してはいけない。 ・大きいトークン10個を提示。1列目に四角，2列目に丸をおく。黒と黄色は隣り合うようにおく。 　「今度は，これらのフダを使って私の言うとおりのことをして下さい。けれども1回しか言いませんから，よく聞いてやって下さい」 　24．黒い　四角の　上に　赤い　丸を　おいて下さい　（6） 　25．黄色い　丸の　後ろに　白い　四角を　おいて下さい　（6） 　26．赤い　四角で　青い　丸に　さわって下さい　（6） 　27．青い　丸に　さわってから　赤い　四角に　さわって下さい　（7） 　28．青い　丸か　または　赤い　四角を　とって下さい　（6） 　29．黒い　四角を　黄色い　四角から　離して下さい　（6） 　30．青い　四角の　前に　白い　丸を　おいて下さい　（6） 　31．もしこの中に　緑の　丸があったら　赤い　四角を　とって下さい　（6） 　32．黄色い　四角　以外の　四角を　全部　とって下さい　（6） 　33．赤い　丸の　横に　黒い　四角を　おいて下さい　（6） 　34．全部の　四角に　ゆっくりと　全部の　丸に　速く　さわって下さい　（7） 　35．黄色い　四角と　黒い　四角の　間に　赤い　丸を　おいて下さい　（8） 　36．黒い　丸以外の　丸に　全部　さわって下さい　（6） 　37．赤い　丸　ではなくて　白い　四角を　とって下さい　（6） 　38．白い　四角の　かわりに　黄色い　丸を　とって下さい　（6） 　39．黄色い　丸と　一緒に　青い　丸も　とって下さい　（6）

（De Renzi, et al.：Brain 85：665-678，1962[24]　より翻訳）

に使用されているが，トークンテスト自体はいまだ標準化されてはおらず，この検査で何が明らかになるのかについては論議されているところである[31]）。

なお，トークンの性状については，De RenziとVignolo[24]の原版では，色を赤，黄，緑，白，青，形を丸，長方形とする一方，素材や大きさは明記されていなかった。しかし，De RenziとFaglioni[27]の短縮版によると，素材はプラスチック製で，"大"は1辺30mmないし直径30mm，"小"は1辺20mmないし直径20mm，色は黒，白，赤，黄，緑，形は丸，正方形となっている。邦訳版では，彼らのトークンより若干小さめで"大"が25mm，"小"は15mm，色は赤，青，黄，白，黒が用いられているが，素材は限定されていない。

❸ 失行と失認の評価

1. 失行症の評価

失行症の評価の基本は各失行型の臨床像やその定義を正確に把握しておくことであるが，失行症の臨床像については他項（☞ p.56）で概説したのでここでは触れない。

なお，失行症の評価の前提として，運動麻痺や失調，不随意運動などの運動障害に由来しないこと，失語による言語の理解障害や失認による種々の認知障害に基づくものではないこと，また，意識障害や注意障害，意欲の低下，痴呆による知的機能低下などにより課題が理解されなかったもの，あるいは実施されなかったものではないことを，明確にしておくことが必要である。

失行症の評価では，失行症状がいかなる場面で出現するかを観察することが重要である。日常生活場面での自発的運動と口頭命令による運動，模倣による運動で差異があるか否かを観察したい。命令による動作では，実際に物品を使用する動作と使用しない動作で比較したい。一般的にいえば，観念運動性失行は口頭命令での障害が著明である。模倣運動でも障害されるが，自発的な運動

は障害されない。一方，観念性失行では日常生活場面での動作や口頭命令による物品の使用に障害が目立つが，簡単な模倣動作は可能である。肢節運動失行では自発的運動でも，口頭命令による運動でも，模倣運動でも障害をみることになる。

わが国で実施されている標準的な失行の検査としては，WAB失語症検査日本語版における行為の検査[16]と標準高次動作性検査[32]をあげることができる。

WAB失語症検査の行為の検査項目を表V-13に示した。上肢の運動は右と左に分け，口頭命令による動作と模倣動作を実施する。顔面の行為では実物を使用する検査が含まれる。道具を使用した動作では右手と左手に分け，口頭命令による動作と模倣動作，実物を使用する動作で検査する。複雑な動作に関して，口頭命令による動作と模倣動作，実物を使用する動作を実施する。失語症が

表V-13 WAB失語症検査の行為の検査項目

		口頭命令		模倣		*実物を用いる
		右	左	右	左	
上肢	1. げんこつを作ってください．					
	2. 兵隊さんの敬礼をしてください．					
	3. 手を振って「さよなら」してください．					
	4. 頭をかいてください．					
	5. 指をならしてください．					
顔面	6. 舌を出してください．					
	7. 目を閉じてください．					
	8. 口笛を吹いてください．					
	*9. 花の匂いをかぐ真似をしてください．					
	*10. マッチを吹き消す真似をしてください．					

		口頭命令		模倣		*実物を用いる	
		右	左	右	左	右	左
道具使用	*11. くしでとかす真似をしてください．						
	*12. 歯ブラシで歯みがく真似をしてください．						
	*13. スプーンで食べる真似をしてください．						
	*14. 金槌で打つ真似をしてください．						
	*15. 鍵をかける真似をしてください．						
複雑な動作	16. 車を運転する真似をしてください．						
	17. 戸をたたいて開ける真似をしてください．						
	*18. 紙を2つに折る真似をしてください．						
	19. タバコに火をつける真似をしてください．						
	20. ピアノを弾く真似をしてください．						

右手の得点 ／60　左手の得点 ／60

[WAB失語症検査（日本版）作製委員会（代表　杉下守弘），編：WAB失語症検査日本語版．医学書院，東京，1986[16]]

あれば，模倣動作や実物を使用しての検査で評価することになる．本検査は失語症の標準化された検査であり，失語の各要素の得点も算定されるので参考になる．行為障害は右手と左手の得点で表されるのも便利である．

標準高次動作性検査は日本失語症学会（現 日本高次脳機能障害学会）高次動作性検査法作製小委員会により開発された．検査の大項目と小項目を表V-14に示した．これらの項目は高次動作性機能の分類，すなわち自動詞的機能と他動詞的機能，構成的機能に基づいている．自動詞的機能の検査は物品は使用しないが，他動詞的機能は物品を使用しての検査であり，構成的機能は描画や積木の検査である．自動詞的機能では単一の動作と系列的動作で，他動詞的機能では単一の物品か複数の物品で検査を実施し，それぞれ顔面や上下肢，手指などの各身体部位を考慮する．反応の分析は課題が完了したか否かのみならず，この場合遂行過程の異常（拙劣や修正行為，遅延反応，動作の過少など）も評価する．また，誤反応の分類も試みる．正反応や錯行為，無定型反応，保続，無反応，拙劣，修正行為，開始の遅延などと記載される．失語症と麻痺の影響を評価することも重要である．失語症患者では聴覚的理解力を考慮し，失語症検査の成績や検査実施時の反応から検査成績への影響を判断しなければならない．麻痺を含む運動障害のために課題遂行が不可能であったと判断される場合は，その旨の記載が必要である．なお，標準高次動作性検査はその後も検討が加えられ，1998年に改訂版が出版され，従来の検査と比較し使用しやすくなっている．

失行症各型における検査項目をみてみたい．口部顔面失行は顔面動作と物品を使用する顔面動作で検討する．観念運動性失行では上肢における慣習的動作と手指構成模倣，物品を用いずに物品を使用する動作（パントマイムの能力）などで障害をみることになる．観念性失行では上肢で実際の物品を使用する動作や系列的動作に障害をみる．構成失行では模倣による描画や積木テストに誤りを認める．着衣失行では着衣動作で検討するが，痴呆や半側空間無視など着衣できないその他の原因がないことを確認することが重要である．

表V-14 標準高次動作性検査の大項目と小項目

大項目	小項目
1. 顔面動作	1. 舌を出す 2. 舌打ち 3. 咳
2. 物品を使う顔面動作	火を吹き消す
3. 上肢（片手）慣習的動作	1. 軍隊の敬礼（右） 2. おいでおいで（右） 3. じゃんけんのチョキ（右） 4. 軍隊の敬礼（左） 5. おいでおいで（左） 6. じゃんけんのチョキ（左）
4. 上肢（片手）手指構成模倣	1. ルリアのあご手 2. I III IV指輪（ring） 3. I IV指輪（ring）（移送）
5. 上肢（両手）客体のない動作	1. 8の字 2. 蝶 3. グーパー交互テスト
6. 上肢（片手）連続的動作	ルリアの屈曲指輪と伸展こぶし
7. 上肢・着衣動作	着る
8. 上肢・物品を使う動作 （1）上肢・物品を使う動作（物品なし）	1. 歯を磨くまね（右） 2. 髪をとかすまね（右） 3. 鋸で木を切るまね（右） 4. 金槌で釘を打つまね（右） 5. 歯を磨くまね（左） 6. 髪をとかすまね（左） 7. 鋸で木を切るまね（左） 8. 金槌で釘を打つまね（左）
（2）上肢・物品を使う動作（物品あり）	1. 歯を磨く（右） 2. 櫛で髪をとかす（右） 3. 鋸で板を切る（右） 4. 金槌で釘を打つ（右） 5. 歯を磨く（左） 6. 櫛で髪をとかす（左） 7. 鋸で板を切る（左） 8. 金槌で釘を打つ（左）
9. 上肢・系列的動作	1. お茶を入れて飲む 2. ローソクに火をつける
10. 下肢・物品を使う動作	1. ボールをける（右） 2. ボールをける（左）
11. 上肢・描画（自発）	1. 三角をかく 2. 日の丸の旗をかく
12. 上肢・描画（模倣）	1. 2.
13. 積木テスト	

スクリーニング・テスト用項目

大項目	小項目
1. 顔面動作	1. 舌を出す 2. 舌打ち 3. 咳
2. 上肢（片手）手指構成模倣	1. ルリアのあご手 2. I III IV指輪（ring） 3. I IV指輪（ring）（移送）
3. 上肢・描画（模倣）	1. 2.

［日本高次脳機能障害学会（旧 日本失語症学会），編：標準高次動作性検査. 改訂第2版, 新興医学出版社, 東京, 2003[32]］

2. 失認の評価

失認は大きく視知覚の高次機能障害や聴覚の高次機能障害，身体知覚の高次機能障害，身体の認

知に関する高次機能障害に分類することができる。それぞれの失認に対する評価法が存在しているが，もっとも重要なことはそれぞれの失認の臨床像を正しく理解しておくことであり，診察場面での患者や家族とのやりとりのなかでその存在を感じ取る観察眼を持つことである。

しかし，一方では，日本失語症学会（現 日本高次脳機能障害学会）失認症検査法検討小委員会による標準高次視知覚検査[33]や，半側空間無視の検査法であるBIT行動性無視検査日本版[34]のように，各失認型についての厳密な評価を，との機運も高まってきている。本項では各失認症の評価について解説する余裕はない。標準化された高次視知覚検査の紹介を兼ねて視知覚の高次機能障害の評価法や，高頻度に出現し臨床的意義も大きい代表的な失認症状である半側空間無視の客観的検査法，BIT行動性無視検査について簡単に触れることにした。

1）視知覚の高次機能障害の評価

視覚失認や視空間失認に分類されていた認知障害を広義の高次視知覚機能障害と呼ぶことができる。

従来の視覚性失認には物体失認（狭義の視覚性失認）や同時失認，相貌失認，色彩失認（色名呼称障害）などが含まれる。かつては純粋失読も視覚失認性失読とも呼ばれ，視覚性失認に位置づけされていたが，現在は脳梁離断症候群として説明されている。大脳性色盲や皮質盲は要素的な色覚障害や視野障害と考えられるが，神経心理学的にも重要な問題を有している。

対象の空間における位置，ないしは複数の対象物の空間における位置関係の視覚性認知障害を視空間失認と呼び，その代表的な症候が半側空間無視である。地誌的障害も視空間の認知障害に位置づけられる。高次視知覚検査ではこれらの諸項目を評価することが必要になってくる。

日本失語症学会（現 日本高次脳機能障害学会）の編集による標準高次視知覚検査[33]の概要を紹介したい（表V-15）。本検査の構成は，①視知覚の基本機能，②物体・画像認知，③相貌認知，④色彩認知，⑤シンボル認知，⑥視空間の認知と操作，ならびに，⑦地誌的見当識からなっている。なお，高次視知覚機能障害が疑われるときに本検査が実施されるが，その前提検査として視力検査や視野検査，色覚検査が必要である。

各項目の下位項目を列記する。高次視知覚機能障害の基本的な症候を理解するのに有用であろう。視知覚の基本機能は視覚体験の変化や線分の長さ，数の目測，形の弁別，線分の傾き，錯綜図，図形の模写の7項目からなる。物体・画像認知では絵の呼称や絵の分類，物品の呼称，使用法の説明，物品の写生，使用法による物品の指示，触覚による呼称，聴覚呼称，状況図の9項目が検査される。相貌認知では熟知相貌と未知相貌が検査される。熟知相貌は有名人の命名や有名人の指示，家族の顔の3項目，未知相貌は異同弁別や同時照合，表情の叙述，性別の判断，老若の判断の5項目で検討する。色彩認知の検査は色名呼称や色相の照合，色相の分類，色名による指示，言語－視覚課題，言語－言語課題，色鉛筆の選択の7項目からなる。シンボル認知では3項目をチェックする。記号の認知と文字の認知の2項目，さらに，模写やなぞり読み，文字の照合の項目である。文字の認知は片仮名と平仮名，漢字，数字，単語（漢字と仮名）を検討する。視空間の認知と操作では線分の2等分や線分の抹消，模写，数字の音読，自発画の5項目を検査する。地誌的見当識については，日常生活についての質問と個人的な地誌的記憶，白地図の課題などを検査する。

表V-15 標準高次視知覚検査の構成

① 視知覚の基本機能
② 物体・画像認知
③ 相貌認知
④ 色彩認知
⑤ シンボル認知
⑥ 視空間の認知と操作
⑦ 地誌的見当識

［日本高次脳機能障害学会（旧 日本失語症学会），編：標準高次視知覚検査．改訂版，新興医学出版社，東京，2003[33]］

2）半側空間無視の診断

視空間の半側にある対象を無視する症状を半側空間無視と呼ぶ。通常，右の頭頂葉損傷により左半側の空間無視を呈することが多い。代表的な失認症状である。本症のベッドサイド診断についてはすでに述べた（☞ p.58）。

半側空間無視の客観的検査としてBIT 行動性無視検査日本版[34]も使用されている。BITは通常検査と行動検査に分けられる。通常検査に加え，行動検査として写真課題や電話課題，メニュー課題，硬貨課題，トランプ課題などが含まれており，より総合的に半側空間無視を診断することができる。

❹ 記憶の評価

1．ウェクスラー記憶検査改訂版（Wechsler Memory Scale-Revised：WMS-R）

ウェクスラー記憶検査改訂版（WMS-R）は，全般的な記憶の検査としてもっとも広く使用されている検査で，記憶指数（MQ）が算定される[35]。表V-16に示した13の下位項目からなる[36]。13項目のうち，「1. 情報と見当識」の得点は記憶指数の算定には加えられないが，それ以外の下位項目は次のように処理される。「4. 論理的記憶Ⅰ」と「6. 言語性対連合Ⅰ」の2項目の得点からは言語性記憶指数が，また，「3. 図形記憶」，「5. 視覚性対連合Ⅰ」および「7. 視覚性再生Ⅰ」の3項目の得点からは視覚性記憶指数がそれぞれ算出される。両者を加算すると総合記憶指数となる。さらに，「2. 精神統制」，「8. 数唱」，「9. 視覚性記憶範囲」の3項目からは注意集中指数，「10. 論理的記憶Ⅱ」，「11. 視覚性対連合Ⅱ」，「12. 言語性対連合Ⅱ」，「13. 視覚性再生Ⅱ」の4項目からは遅延再生指数が導かれる（図V-13）。

2．ベントン視覚記銘検査（Benton Visual Retention Test）

ベントン視覚記銘検査（Benton Visual Retention Test）[37]は，脳損傷者の視覚認知，視覚記銘および視覚運動協応を評価するために作成されたものである。幾何学図形が描かれた138mm×216mmの図版を用いて，記銘再生あるいは模写をさせる課題である。図版は10枚1組で3組あり，それ

表V-16 ウェクスラー記憶検査改訂版の下位検査

1. 情報と見当識：個人情報と一般的知識
2. 精神統制：数字の逆唱，系列語など
3. 図形の記憶：図形を記憶する
4. 論理的記憶Ⅰ：短い物語を記憶する
5. 視覚性対連合Ⅰ：線画と対になっている色を記憶する
6. 言語性対連合Ⅰ：対語を記憶する
7. 視覚性再生Ⅰ：図形を記銘して再生する
8. 数唱：数字の順唱，逆唱
9. 視覚性記憶範囲：8個の四角に，検者が触った順序と同じ順序で触る
10. 論理的記憶Ⅱ：上記4.「論理的記憶Ⅰ」で聞いた物語を再生する
11. 視覚性対連合Ⅱ：上記5.「視覚性対連合Ⅰ」を遅延再生する
12. 言語性対連合Ⅱ：上記6.「言語性対連合Ⅰ」を遅延再生する
13. 視覚性再生Ⅱ：上記7.「視覚性再生Ⅰ」を遅延再生する

（杉下守弘：神経心理 7：100-104，1991[36]）

ぞれ形式Ⅰ，形式Ⅱ，形式Ⅲと呼ばれる（図Ⅴ-14）。原則として，10枚のうちの2枚には大図形が1個，他の8枚には大図形2個と小図形が1個ずつ描かれている。再検査の際は，練習効果が現れないように別の形式を使うことが推奨される。施行方法は4種類ある。図版を10秒間提示し直後に再生する「施行A」，5秒間提示し直後に再生する「施行B」，模写をする「施行C」，10秒間提示し15秒後に再生する「施行D」である。採点は，それぞれの再生内容に誤りがあるかどうかによってなされる。誤りがなければ「正答」となる。正答数は各形式で最高10点である。誤りがある場合は誤りの種類が検討され，誤謬数が集計される。誤りは，「省略(omission)および追加(additions)」，「ゆがみ(distortion)」，「保続(perseverations)」，「回転(rotations)」，「置き違

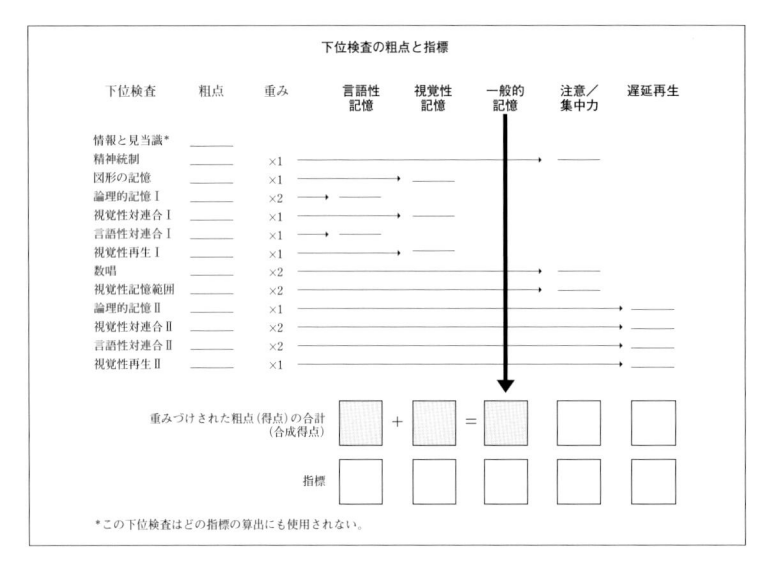

図Ⅴ-13　日本版ウェクスラー記憶検査改訂版プロフィール
[Wechsler D : Wechsler memory scale-revised. Psychological Corporation, New York, 1987(杉下守弘, 訳：日本版ウェクスラー記憶検査法 WMS-R. 日本文化科学社, 東京, 2001)[35]]

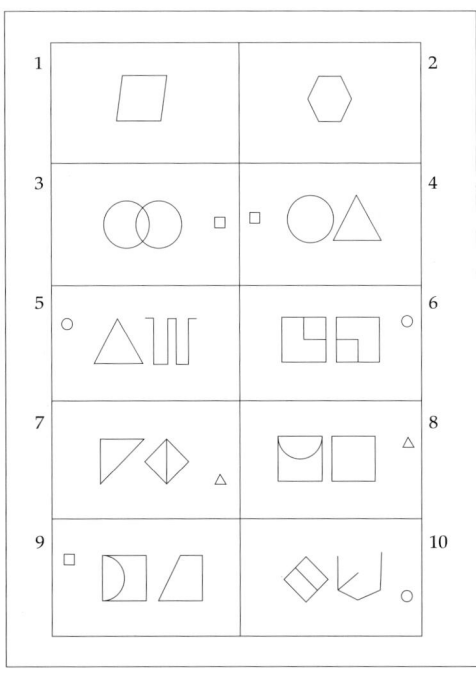

図Ⅴ-14　ベントン視覚記銘検査形式Ⅰの図版
1～10の図版を1枚ずつ提示する。
[Benton AL : The revised visual retention test ; Clinical and experimental applications. The State University of Iowa, Iowa, 1963(高橋剛夫, 訳：ベントン視覚記銘検査. 三京房, 京都, 1978)[37]]

(misplacements)」，「大きさの誤り(size errors)」の6種類に大分類される。さらに，これらは細分化され，左右どちらの図形で誤ったかなども含めて，誤り反応は43種類に分類される(図V-15)。

健常者の場合，施行Aの成績は知能水準と関連する。視覚記銘は14歳前後でプラトーに達したのち，40代から下降に転じる。15〜44歳の被験者で施行Aの正答数は表V-17のようになるが，45〜54歳の場合はこれらの得点より1点，55〜64歳の場合は2点差し引く。被験者の病前の能力水準を推定し，推定される得点より実際の得点が2点低い場合は後天的知能障害が疑われる。同様に，誤謬数からも能力水準が推定できる(表V-18)。加齢とともに誤謬数は増えていくので，被験者が40〜44歳の場合は1点，45〜54歳では2点，55〜64歳では3点を加えて成績

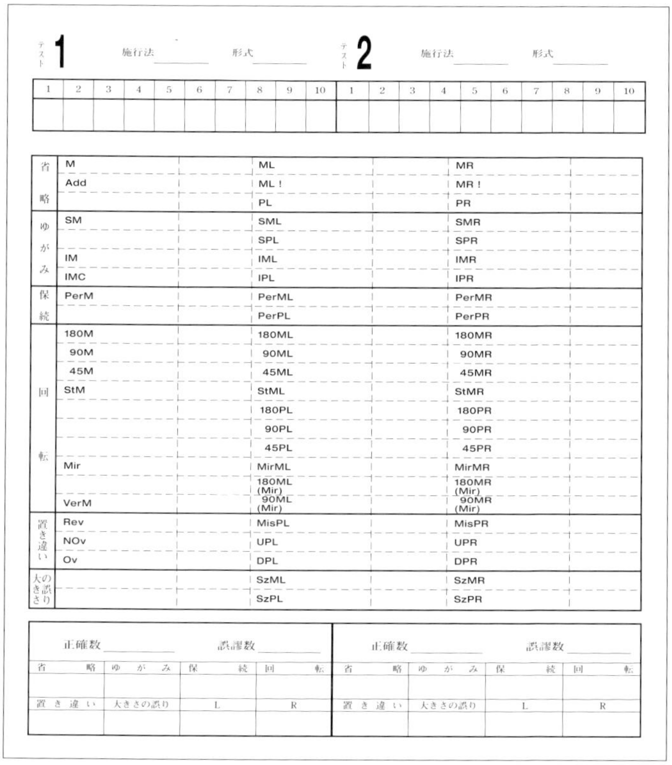

図V-15 ベントン視覚記銘検査記録用紙
用紙中央部に誤りの種類を記載し，下段に正答数と誤謬数をまとめて記入する。
[Benton AL : The revised visual retention test : Clinical and experimental applications. The State University of Iowa, Iowa, 1963(高橋剛夫，訳：ベントン視覚記銘検査. 三京房, 京都, 1978)[37]]

表V-17 ベントン視覚記銘検査施行Aの正答数の基準 (15〜44歳)

正答数	程度	相当する知能指数
10	非常に優秀	
9	優秀	109以上
8	平均	95〜108
7	下か平均より劣る	80〜94
6	境界	70〜79
5	欠陥あり	70以下

[Benton AL : The revised visual retention test : Clinical and experimental applications. The State University of Iowa, Iowa, 1963 (高橋剛夫，訳：ベントン視覚記銘検査. 三京房, 京都, 1978)[37]]

を解釈する。実際の誤謬数が推定誤謬数より3個多い場合は、後天的知能障害が疑われる。

脳損傷例では多様な誤りが生じるが、とくに、構成障害、半側無視、前頭葉症状などでは特有の誤りが認められることがある（図V-16、図V-17、図V-18）。また、臨床的には施行A（即時再生）を使用することが多いが、脳損傷例の場合、施行Aで正常範囲内であっても、施行D（遅延再生）で著しい正答数の低下と誤謬数の増加を示すことがあるので、施行Aのみならず施行Dも合わせて施行することをすすめたい。ただし、施行Dにおける得点の標準化はまだなされていない。

表V-18 ベントン視覚記銘検査施行Aの誤謬数の基準

誤謬数	程度	相当する知能指数
0	非常に優秀	
1	優秀	109以上
2	平均の上	105〜109
3	平均	95〜104
4	平均より「劣る」	90〜94
5	平均の劣	80〜89
6	境界	70〜79
7	欠陥あり	70以下

[Benton AL : The revised visual retention test ; Clinical and experimental applications. The State University of Iowa, Iowa, 1963（高橋剛夫、訳：ベントン視覚記銘検査. 三京房、京都、1978）37)]

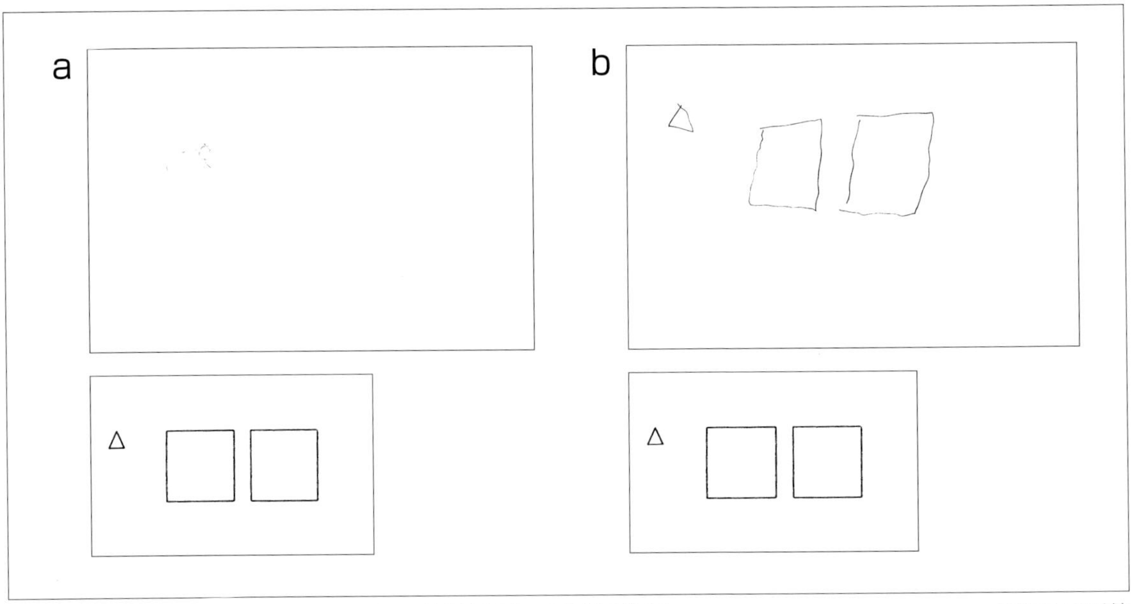

図V-16 ベントン視覚記銘検査反応例（脳梁離断症候群による構成失行） （三京房 承認済）

73歳、女性、右利き。左前大脳動脈瘤破裂によるくも膜下出血術後。左前頭葉内側-脳梁損傷。発症1ヵ月後の模写（施行C）。構成能力が左右の手で著しく異なり、右手による模写は問題ないが（b）、左手では描こうとしてもまったく線をなさない（a）。通常、脳梁離断症候群で構成失行が出現する行為側は右であるが、本例では逆に左手に認められた（左下が提示図版）。

[図版は Benton AL : The revised visual retention test ; Clinical and experimental applications. The State University of Iowa, Iowa, 1963（高橋剛夫、訳：ベントン視覚記銘検査. 三京房、京都、1978）37) による]

図V-17 ベントン視覚記銘検査反応例（左半側無視）

54歳，男性，右利き。右中大脳動脈 M_1 閉塞症。右頭頂葉損傷。発症2週間後の遅延再生（施行D）。左周辺図形が完全に見落とされている。ただし，このような反応は，結果のみから判断すると図形を記銘できなかったとも解釈できるので，半側無視か記銘障害かを判断するためには，描画反応時の様子を観察している必要がある。

［図版は Benton AL : The revised visual retention test ; Clinical and experimental applications. The State University of Iowa, Iowa, 1963（高橋剛夫，訳：ベントン視覚記銘検査．三京房，京都，1978）37) による］

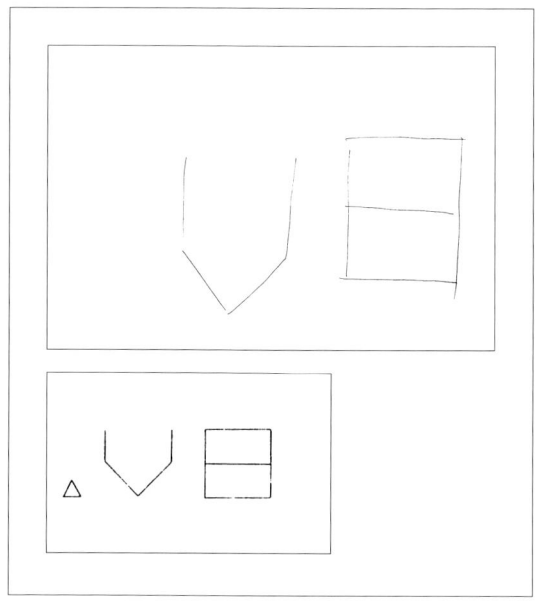

（三京房 承認済）

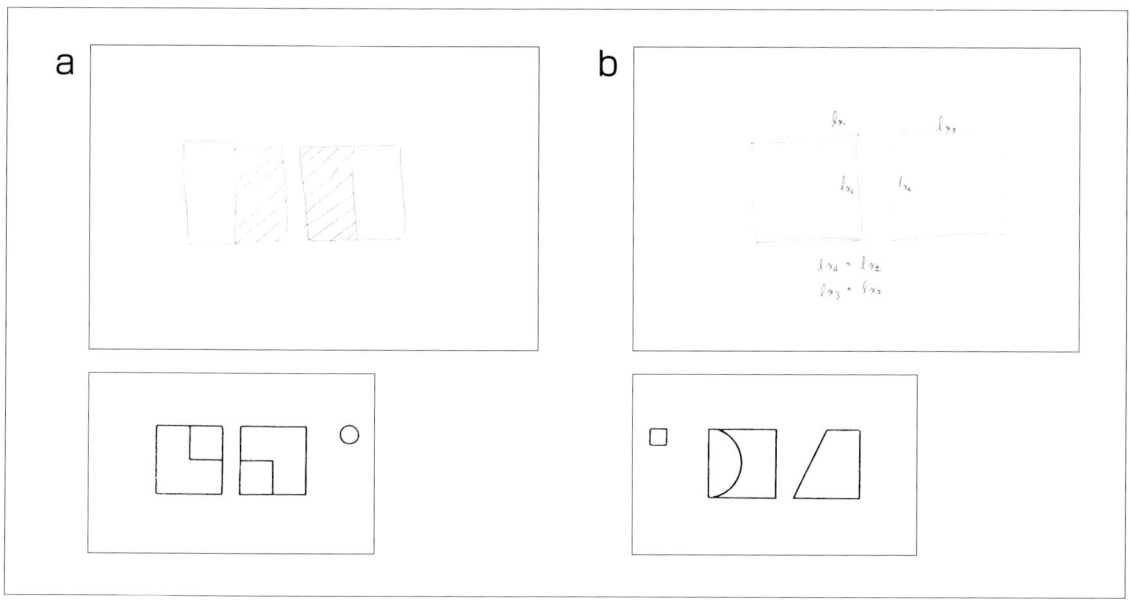

図V-18 ベントン視覚記銘検査反応例（前頭葉症状） （三京房 承認済）

53歳，男性，両手利き。前交通動脈瘤破裂によるくも膜下出血。右前頭葉損傷。発症4.5ヵ月後の即時再生（施行A）。図形を想起できないだけではなく，提示図版にはない付加が出現し，作話的現象となる。図形の内部に異質な模様を描き加えたり(a)，文字を書き加えたりする(b)。

［図版は Benton AL : The revised visual retention test ; Clinical and experimental applications. The State University of Iowa, Iowa, 1963（高橋剛夫，訳：ベントン視覚記銘検査．三京房，京都，1978）37) による］

3. Rey 複雑図形検査 (Rey's Complex Figure Test : RCFT)

Rey 複雑図形検査（Rey's Complex Figure Test）[38,39,40]は，Rey が脳損傷患者の知覚構造化と視覚記憶を検索するために作成し，Osterriethが健常者の成績を求めて標準化したもので，Rey-Osterrieth 複雑図形（Rey-Osterrieth Complex Figure）ともいわれる．注意や構成能力を検討することもできる．前項のベントン視覚記銘検査が比較的単純な図形を複数枚使用するのに対し，本法は，かなり込み入った1枚の図形（図V-19）を注意深く模写させ，その後，思い出して描写させる検査である．模写や再生描写の際の反応時間を測定するが，反応時間に制限はない．模写終了から再生開始までの間隔は，研究者によって異なるが，3分，20分，30分，24時間などに設定されることが多い．採点は，表V-19および図V-19のような基準で18の部分について検討され，全部を満たすと36点になる．模写課題と再生課題のそれぞれで得点を算出する．

得点の標準値に関しては多くの研究がある．若年者を対象にした研究が多いなかで，Van Gorpら[41]は57歳以上の健常成人についてまとめ，表V-20のような結果を得ている．ただし，彼らの被験者は知能指数が高いので，その点を考慮に入れて参照する必要がある．彼らの対象より知能指数が若干下位に属する被験者で検討した研究では，年齢60.3歳（標準偏差9.8）でIQ 90～109の

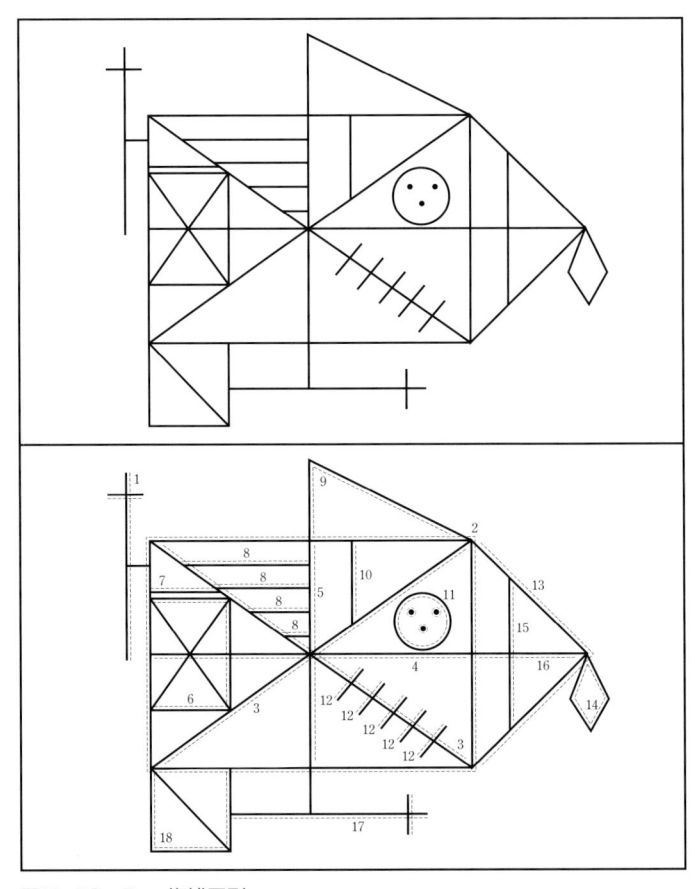

図V-19　Rey 複雑図形
　　　　下は採点図（表V-19の採点基準を図にしたもの）
　　　　（Rey A : Arch Psychol 28 : 286-340, 1941[38]）

表V-19　Rey複雑図形検査の採点表

採点基準：2点……正しい配置 　　　　　1点……拙劣な配置 　　　　　1点……歪んだり不完全だったりするが認知可能で，正しい配置 　　　　　1/2点…歪んだり不完全だったりするが認知可能，しかし拙劣な配置 　　　　　0点……空白あるいは認知不能
採点部位：(1) 大きな長方形左上方外部のクロス　　　　　＿＿＿＿点 　　　　　(2) 大きな長方形　　　　　　　　　　　　　　＿＿＿＿点 　　　　　(3) 大きな長方形内部の斜めのクロス　　　　　　＿＿＿＿点 　　　　　(4) 大きな長方形内部中央の水平線　　　　　　　＿＿＿＿点 　　　　　(5) 大きな長方形内部中央の垂線　　　　　　　　＿＿＿＿点 　　　　　(6) 大きな長方形内部左方の小さな長方形　　　　＿＿＿＿点 　　　　　(7) (6)の上の短い線　　　　　　　　　　　　　＿＿＿＿点 　　　　　(8) 大きな長方形内部左上部の平行線4本　　　　＿＿＿＿点 　　　　　(9) 大きな長方形外部右上方の三角形　　　　　　＿＿＿＿点 　　　　　(10) (9)の下の短い垂線　　　　　　　　　　　　＿＿＿＿点 　　　　　(11) 大きい長方形内部の円と3点　　　　　　　　＿＿＿＿点 　　　　　(12) (3)と交叉している平行線5本　　　　　　　＿＿＿＿点 　　　　　(13) 大きな長方形外部の三角形の二辺　　　　　　＿＿＿＿点 　　　　　(14) (13)に接する菱形　　　　　　　　　　　　　＿＿＿＿点 　　　　　(15) 大長方形右辺に平行で，(13)中の垂線　　　　＿＿＿＿点 　　　　　(16) (4)から右方へ伸びる(13)中の水平線　　　　　＿＿＿＿点 　　　　　(17) (5)から下に接するクロス　　　　　　　　　＿＿＿＿点 　　　　　(18) 大きな長方形左方下部に接する四角形　　　　＿＿＿＿点 　　　　　　　　　　　　　　　　　　　　合計　＿＿＿＿点（36点満点）

(Rey A：Arch Psychol 28：286-340, 1941[38] より翻訳)

表V-20　Rey複雑図形検査の標準値

N	Age	VIQ	PIQ	Copy	3-Minute Recall
28	57-65	117.2 (11.3)	109.2 (11.6)	32.50 (4.7)	14.45 (5.3)
45	66-70	114.8 (17.0)	111.5 (16.8)	32.93 (3.4)	14.13 (7.8)
57	71-75	122.9 (11.4)	115.1 (11.9)	31.73 (3.4)	11.13 (6.7)
26	76-85	110.6 (11.3)	101.0 (8.8)	30.14 (5.6)	8.41 (5.9)

(Van Gorp W, et al.：Developmental Neuropsychol 6：278-290, 1990[41])

群が，模写課題で32.6点，3分後再生で15.2点であったという報告がある[42]。一方，加齢に伴う得点の低下が模写課題ではさほど著しくないが再生課題で顕著になるという点については，多くの研究で一致している[43]。

また，遂行の方略については，健常成人の83％は中央の大きな長方形自体かそれに接する部分から開始するとされる[39]。さらに，描画の方略が異なる被験者間では得点にも違いが出ることが示唆され，模写時にまとまりのある模写の仕方をするほうが，非系統的模写をする被験者に比べ，再生課題で高得点になるという報告がある[47]。

4．三宅式記銘力検査

三宅式記銘力検査は，聴覚的言語刺激を用いた対連合学習課題で，聴覚的記銘検査として簡便で短時間に施行できる検査である。有関係対語と無関係対語のおのおの10組を用いる（表V-21）。検査の施行に先立って，「ビール−コップ」，「男−女」など，本検査には使用されない対語で練習をしたほうがよい。対語を読み上げた後，検者は各対語の初めの単語のみを言い，その単語と対になっていた単語は何かを被験者に言ってもらう。被験者がやり方を理解できたところで，本検査を施行する。最初に有関係対語の10組を読み上げ，被験者に覚えてもらう。1つの対語から次の対語までの間隔は2秒程度である。10秒経っても反応がない場合は忘却と解釈して，次の対語に移る。有関係対語検査が終ったら，同様にして，無関係対語10組の検査をする。有関係対語も無関係対語も3回施行するが，1回目の施行で10問正解できた場合は，2回目と3回目の施行は省略してよい。正答の標準値は表V-22のようになる。

表V-21　三宅式記銘力検査で用いる対語

有関係対語	無関係対語
たばこ—マッチ	少年—畳
空—星	つぼみ—虎
命令—服従	入浴—財産
汽車—電車	ウサギ—障子
葬式—墓	水泳—銀行
相撲—行司	地球—問題
家—庭	嵐—病院
心配—苦労	特別—衝突
寿司—弁当	ガラス—神社
夕刊—号外	停車場—真綿

表V-22　三宅式記銘力検査の標準値

	有関係対語		無関係対語	
	平均得点	得点範囲	平均得点	得点範囲
1回目	8.5	6.6〜 9.9	4.5	3.2〜 7.0
2回目	9.8	9.3〜10.0	7.6	6.6〜10.0
3回目	10.0	10.0〜10.0	8.5	7.7〜10.0

5. Rey聴覚性言語学習検査
   (Rey Auditory-Verbal Learning Test：RAVLT)

Rey聴覚性言語学習検査(RAVLT)[45]も，三宅式記銘力検査同様，簡便に聴覚的記憶スパンを測定できる検査方法である。想起検査の後，再認検査も施行できるので，記銘に問題があるのか想起に問題があるのかを明らかにすることができる。所要時間は10〜15分である。

試行Iとして，検者はリストAの15単語(表V-23)を1秒1単語の速さで読み上げ，被験者に，読み上げ終了後ただちにできるだけ多くの単語を思い出して言ってもらう。被験者が答える単語の順序は問わない。これ以上再生できないという時点で，試行IIになる。試行IIも内容や方法は試行Iと同じである。これを試行Vまで繰り返す。試行Vが終わったら，引き続き，検者はリストBの15単語を読み上げ，被験者にできるだけ多くの単語を思い出して言ってもらう。リストB施行後，試行VIとして，再び最初のリストのなかで覚えている単語をできるだけ多く言ってもらう。試行VIでは検者が単語リストを読み上げることはしない。各試行で正しく再生できた単語の数が得点になる。

さらにその後，再認のための50単語(表V-

表V-23 Rey聴覚性言語学習検査単語リスト

リストA	リストB	リストC
Drum（太鼓）	Desk（机）	Book（本）
Curtain（カーテン）	Ranger（警備隊）	Flower（花）
Bell（ベル）	Bird（鳥）	Train（汽車）
Coffee（コーヒー）	Shoe（靴）	Rag（膝掛け）
School（学校）	Stove（ストーブ）	Meadow（野原）
Parent（親）	Mountain（山）	Harp（ハープ）
Moon（月）	Glasses（眼鏡）	Salt（塩）
Garden（庭）	Towel（タオル）	Finger（指）
Hat（帽子）	Cloud（曇り）	Apple（リンゴ）
Farmer（農民）	Boat（ボート）	Chimney（煙突）
Nose（鼻）	Lamb（羊）	Button（ボタン）
Turkey（七面鳥）	Gun（拳銃）	Log（丸太）
Color（色）	Pencil（鉛筆）	Key（鍵）
House（家）	Church（教会）	Rattle（がらがら）
River（川）	Fish（魚）	Gold（金）

(Rey A：L'examen clinique en psychologe. Presses Universitiares de France, Paris, 1964[45] より翻訳)

表V-24 Rey聴覚性言語学習検査再認用単語リスト

Bell (A)	Home (SA)	Towel (B)	Boat (B)	Glasses (B)
Window (SA)	Fish (B)	Curtain (A)	Hot (PA)	Stocking (SB)
Hat (A)	Moon (A)	Flower (SA)	Parent (A)	Shoe (B)
Barn (SA)	Tree (PA)	Color (A)	Water (SA)	Teacher (SA)
Ranger (B)	Balloon (PA)	Desk (B)	Farmer (A)	Stove (B)
Nose (A)	Bird (B)	Gun (B)	Rose (SPA)	Nest (SPB)
Weather (SB)	Mountain (B)	Crayon (SA)	Cloud (B)	Children (SA)
School (A)	Coffee (A)	Church (B)	House (A)	Drum (A)
Hand (PA)	Mouse (PA)	Turkey (A)	Stranger (PB)	Toffee (PA)
Pencil (B)	River (A)	Fountain (PB)	Garden (A)	Lamb (B)

(A) Words from list A. (B) words from list B. (S) word with a semantic association to a word on list A or B as indicated.
(P) word phonemically similar to a word on list A or B.

(Rey A：L'examen clinique en psychologe. Presses Universitiares de France, Paris, 1964[45])

24)を提示する。この50単語には，リストAのみならずリストBの単語や，これらに意味的，音韻的に類似した単語が含まれている。検者の読み上げるこれら50単語が，最初のリストに含まれていた単語か否かを被験者は判断する。正しく判断できた単語の数が得点となる。記銘できてはいても想起が困難な患者の場合，試行Ⅵの得点よりも再認課題での得点の方が良くなる一方，記銘自体に問題がある場合，試行Ⅵと再認の成績は同程度になる。試行Ⅵと再認検査の間に何分間かの間隔をおく場合もある。

標準値については，Rey複雑図形検査と同様，多くの研究がある[43]。Ivnikら[46]は，55歳以上の健常者を対象に調査し，結果を年齢別に分けてまとめている（表Ⅴ-25）。なお，彼らの場合，試行Ⅵの30分後に遅延再生を行い，再認検査はその後に施行している。他の多くの検査結果と同様，この検査でも得点は加齢とともに低下している。得点低下の程度は，試行Ⅰから試行Ⅵまでの記銘課題で著しい。しかし，再認課題では年代による得点差は小さく，高齢者の場合，記銘能力よりも想起能力の低下の方が著しいと推察される。

なお，使用される単語リストに関しては，いくつかのリストが作成されている[47]。

表Ⅴ-25 Rey聴覚性言語学習検査標準値

Age Group	N	Trials					List B	Trial 6	30-Minute Delayed Recall	Recognition	Errors
		1	2	3	4	5					
55-59	45										
M		6.8	9.5	11.4	12.4	13.1	5.3	11.2	10.4	14.0	0.6
SD		1.6	2.2	2.0	1.9	1.9	1.7	2.5	3.1	1.3	0.9
R		4-10	6-14	6-15	7-15	7-15	2-9	5-15	0-15	10-15	0-3
60-64	53										
M		6.4	9.0	10.6	11.7	11.9	4.9	10.0	9.9	13.9	0.8
SD		1.9	2.3	2.3	2.7	2.0	1.5	3.1	3.1	1.5	1.2
R		3-13	3-14	6-14	7-15	7-15	3-9	4-15	3-15	8-15	0-5
65-69	64										
M		5.7	8.6	9.7	10.6	11.2	4.7	9.1	8.3	13.3	0.9
SD		1.6	2.1	2.3	2.4	2.4	1.5	3.2	3.5	2.0	0.9
R		1-10	5-13	4-15	6-15	6-15	1-9	0-15	0-15	8-15	0-3
70-74	67										
M		5.5	7.8	9.1	10.2	10.5	4.1	8.3	7.4	12.7	1.0
SD		1.5	1.8	2.1	2.3	2.6	1.5	2.9	3.1	2.1	1.2
R		2-9	3-12	4-13	3-14	5-15	1-8	1-14	0-13	6-15	0-5
75-79	65										
M		5.0	7.0	8.2	9.2	10.1	4.2	7.8	6.9	12.5	1.5
SD		1.5	1.9	2.2	2.2	2.2	2.0	2.7	2.9	2.4	1.6
R		1-8	3-12	3-15	4-15	5-15	1-10	2-15	0-14	6-15	0-7
80-84	49										
M		4.4	6.5	7.7	8.6	9.0	3.5	6.7	5.5	12.3	1.2
SD		1.2	1.5	2.1	2.5	2.5	1.6	2.5	3.3	2.4	1.4
R		2-7	3-10	3-12	1-14	4-15	0-8	1-14	0-12	2-15	0-7
≥85	47										
M		4.0	6.0	7.4	7.9	9.1	3.1	6.2	5.4	12.3	1.5
SD		1.5	1.8	2.2	2.4	2.3	1.4	2.6	2.7	2.3	1.6
R		0-7	2-10	2-12	3-15	3-14	0-7	2-14	0-13	6-15	0-7

(Ivnik RJ, et al. : J Consulting Clin Psychol 2 : 304-312, 1990[46])

6. リバーミード行動記憶検査 (Rivermead Behavioral Memory Test：RBMT)

リバーミード行動記憶検査(RBMT)は，記憶検査で正常値を示しても日常生活に支障をきたす健忘患者がいることから，日常生活場面により近い形で記憶障害をとらえ治療に役立てようという目的で開発された記憶検査である[49]。検査の最初の時点で，人名を覚えさせたり所持品をあずかったり約束などをした後，物語記銘や相貌記銘など一連の課題を遂行し，終了間際に，最初に覚えてもらった内容を思い出してもらうなど，日常的な内容が組み込まれている。

本邦では，綿森らが日本版(RBMT-J)の標準化作業をした。日本版では次のような項目が用いられている。①人の姓を覚えておく，②人の名を覚えておく，③持ち物の置き場所を覚えておく，④約束を覚えておく，⑤絵を覚えておく，⑥物語を即時再生する，遅延再生する，⑦顔写真を記憶する，⑧道順を即時再生する，遅延再生する，⑨用事を覚えておく，⑩年月，曜日，場所を言う，⑪日にちを言う，の11項目で，12点満点である[49]（図V-20）。日本版では，日本人向けの絵や顔写真を使用したり物語を新たに作成したりするなどの変更が加えられている。RBMTには同程度の難易度で4つの版があるので，学習効果が現れないように再検査の際は前回と異なる版を用いるとよい。ちなみに，Wilsonの1985年のモノグラフ[48]では，①人の姓を覚えておく，②人の名を覚えておく，③持ち物とその置き場所を覚えておく，④約束を覚えておく，⑤道順を即時再生する，⑥道順を遅延再生する，⑦用事を覚えておく，⑧新しい技術を学習する，⑨年月，曜日，場所，年齢に関する見当識，⑩日にちに関する見当識，⑪人の顔を記憶する，⑫絵を覚えておく，という12項目12点満点になっている。

成績に関しては，Wilson[48]によれば，在宅の非脳損傷者(17～60歳)では100%の得点，作業療法士が記憶障害なしと判断した患者群では平均10.12点(得点範囲9～12点，標準偏差1.16)であ

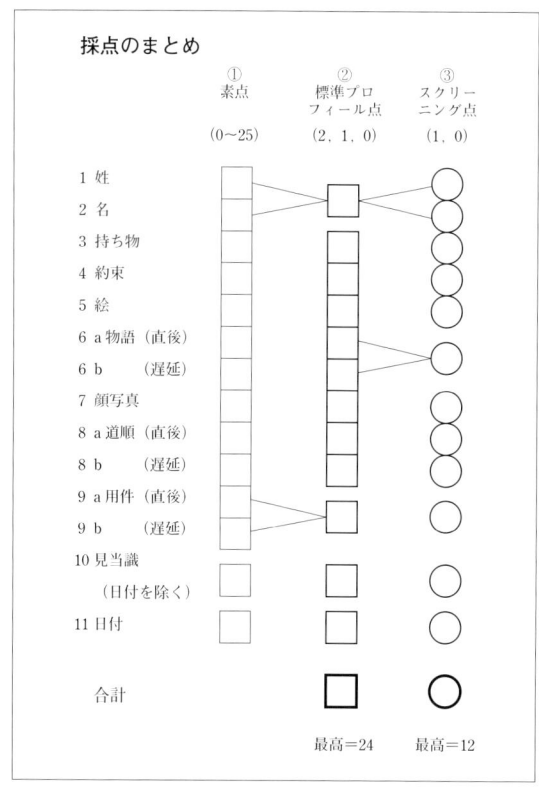

図V-20 日本版リバーミード行動記憶検査
検査項目は11項目あり，スクリーニング点は12点満点になる。
[Wilson BA, Cockburn J, Baddeley A : The behavioral memory test. Thames Valley Test Company, Berkshire, 1985（綿森淑子，原 寛美，宮森孝史，ほか：日本版リバーミード行動記憶検査．千葉テストセンター，東京，2002).]

った。一方，記憶障害患者の場合は平均3.76点(得点範囲0～9点，標準偏差2.84)で，記憶に障害のある患者は少なくとも3項目で失敗していた。

❺ 痴呆の評価

痴呆の診断には痴呆の定義を理解しておかねばならない。

アメリカの精神医学会によるDiagnostic and Statistical Manual of Mental Disorder(第Ⅳ版)(DSM-Ⅳ)[50]を表Ⅷ-6(☞ p.153)に示す。この診断基準で痴呆の定義をみると，記憶障害に加え，失語や失行，失認，高次脳機能障害などの何らか

の認知障害を1つ以上認めることが条件で，そのために社会生活上や職業上の能力に支障をきたしている。あるいは，能力が以前のレベルより低下している。さらに，緩徐に発症し，認知機能障害は徐々に進行する。この認知障害が中枢神経疾患や痴呆を生じうる全身性疾患，中枢神経作用物質によるものではないことの確認が重要となる。さらに，せん妄の経過中に出現する認知障害ではないこと，他の精神障害によるものではないことがあげられている。

痴呆の評価では，1）知的機能や認知機能の障害をいかに評価するか，2）社会活動や対人関係における行動をいかに評価するか，の2つの観点が必要である。

表V-26 改訂 長谷川式簡易知能評価スケール（HDS-R）

	実施日　　年　　月　　日　　　　患者名		
1	お歳はいくつですか？（2年までの誤差は正解）		0　1
2	今日は何年の何月何日ですか？ 何曜日ですか？ （年，月，日，曜日が正解でそれぞれ1点ずつ）	年 月 日 曜日	0　1 0　1 0　1 0　1
3	私たちが今いるところはどこですか？（自発的にでれば2点，5秒おいて家ですか？病院ですか？ 施設ですか？ のなかから正しい選択をすれば1点）		0　1　2
4	これから言う3つの言葉を言ってみてください。 あとでまた聞きますのでよく覚えておいてください。 （以下の系列のいずれか1つで，採用した系列に○印をつけておく） 　1：a) 桜　b) 猫　c) 電車　　2：a) 梅　b) 犬　c) 自動車		0　1 0　1 0　1
5	100から7を順番に引いてください。（100-7は？ それからまた7を引くと？と質問する。最初の答が不正解の場合，打ち切る）	（93） （86）	0　1 0　1
6	私がこれから言う数字を逆から言ってください。（6-8-2, 3-5-2-9を逆に言ってもらう，3桁逆唱に失敗したら打ち切る）	2-8-6 9-2-5-3	0　1 0　1
7	先ほど覚えてもらった言葉をもう一度言ってみてください。 （自発的に回答があれば各2点，もし回答がない場合以下のヒントを与え正解であれば1点） 　a) 植物　b) 動物　c) 乗り物		a：0　1　2 b：0　1　2 c：0　1　2
8	これから5つの品物を見せます。それを隠しますのでなにがあったか言ってください。 （時計，鍵，タバコ，ペン，硬貨など必ず相互に無関係なもの）		0　1　2 3　4　5
9	知っている野菜の名前をできるだけ多く言ってください。 （答えた野菜の名前を右欄に記入する。途中で詰まり，約10秒間待っても答えない場合にはそこで打ち切る）　0～5=0点，　6=1点， 　7=2点，　8=3点，　9=4点，　10=5点		0　1　2 3　4　5
	満点：30点 カットオフポイント：20/21（20以下は痴呆の疑いあり）	合計得点：	

（加藤伸司，ほか：老年精神医学雑誌 2：1339-1347, 1991[51]）

表V-27 Clinical dementia rating (CDR)[52]

	健康（CDR0）	痴呆の疑い（CDR0.5）	軽度痴呆（CDR1）	中等度痴呆（CDR2）	重度痴呆（CDR3）
記憶	記憶障害はない，ときに軽度の物忘れ	持続性の軽度の物忘れ，出来事の部分的な物忘れ，"良性"物忘れ	中等度の記憶障害，とくに最近の出来事の記憶が障害され，日常生活に支障がある	重度の記憶障害，印象に残る古い記憶は多少存在，新しい記憶はすぐに喪失	重度の記憶障害，断片的な記憶のみが残る
見当識	見当識障害はない		時間に対する見当識障害あり，場所や人の見当識は正常，ときに地理的見当識障害をみる	つねに時間に対する見当識障害あり，しばしば場所に対する見当識障害をみる	時間や場所に対する重度の見当識障害，人に対する見当識のみ残る
判断力や問題解決能力	正常な判断力と問題解決能力	問題解決能力や異同判断に障害が疑われる	複雑な問題の解決に中等度の障害，通常の社会的判断能力は保たれている	問題解決能力の重度の障害，社会的判断能力も障害されている	判断力や問題解決能力の喪失
社会適応性	日課や買物，仕事（職業）金銭のやり取り，ボランティア活動，社会的活動などの社会的適応能力は正常	社会的適応能力の障害の存在が疑われる，ないしは軽度の障害	いくつかの項目にわたり社会的適応能力に障害をみる	家庭から出ると社会的行動は困難	
家庭での状況や趣味	家庭生活や趣味，知的関心に問題はない	家庭生活や趣味，知的関心に問題はない，障害されてもごく軽度	家庭での生活に軽度の障害，知的な趣味の継続は困難で，知的興味の喪失をみる	簡単なきまりきった仕事のみ，知的興味は著明に制限され，持続性に乏しい	家庭生活も困難
日常生活	日常生活活動は完全に自立		しばしば監視が必要	着衣や衛生面，整容などに介助が必要	日常生活には全面的な介助が必要，しばしば尿失禁

(Hughes CP, et al.: Br J Psychiatry 140: 566-572, 1982[52] より翻訳)

　知的機能や認知機能の評価のスクリーニング検査としては，日本では改訂長谷川式簡易知能評価スケール（HDS-R）（表V-26[54]）が，世界的にはMini-Mental State Examination（MMSE）（表V-6）が実施されている．このスクリーニング検査で異常を認めたら，さらに詳細な検査を行うことになる．ちなみに改訂長谷川式簡易知能評価スケールのカットオフポイントは20/21で，20以下は痴呆の疑いがある．

　一般的知能検査（WAIS-Rやコース立方体組み合わせテスト）に加えて，記憶検査や症状に応じて失語や失行，失認，前頭葉機能などについての評価が必要となる．

　社会活動や対人関係における行動面からの評価には，行動評価尺度を用いることになる．重症度を考える基準となろう．各種行動評価法が報告されているが，Clinical dementia rating（CDR）（Hughesら）[52]を表V-27に紹介する．

❻ 前頭葉機能の評価

　前頭前野を中心とする前頭連合野は認知や注意，判断，記憶，学習，さらには性格，意欲，行

動などの心理機能や精神機能に関連する領域である。その障害により多彩な精神症状や高次脳機能障害を呈してくる前頭葉機能に関する研究もさかんに行われている。なお，前頭前野のみの障害では，WAIS-Rに代表されるような一般的知能検査に障害はない。

前頭葉機能検査としては，Wisconsin Card Sorting TestやStroop検査，流暢性検査などが実施されている。その意義を簡単に紹介したい。

1. Wisconsin Card Sorting Test : WCST

臨床の場で使用されている代表的なカテゴリー分類検査(sorting test)である。わが国ではその慶應版(Keio version)[53]が使用されている。

本法は「色」「図形」「数」の異なる3つのカテゴリーからなるカードを用いる検査である。「色」は赤，緑，黄，青から，「図形」は円形，三角形，星形，十字形から，「数」は1個，2個，3個，4個からなる4種類を用いる。まず，固定した4枚のカードを被験者の前に置く。見本のカードであり，左から「赤の三角形が1個」のカード，「緑の星形が2個」のカード，「黄の十字形が3個」のカード，「青の円形が4個」のカードとしておく。

次に被験者のカードをそのカテゴリーに応じて見本のカードに置いていくよう指示する。検者はあらかじめ1シリーズで求めるカテゴリーを決めておく。被験者のカードが「赤の星形が3個」のカードであれば，「色」で合わせれば，見本の左端のカード，「図形」で合わせれば，左から2番目のカード，「数」で合わせれば，右から2番目のカードを選択することになる。検者は「正しい」か「間違っている」の答えだけを返事する。検者が「数」で分類しようとしたのであれば，右から2番目のカードに合わせたとき「正しい」ことになり，それ以外は「間違っている」ことになる。

「正しい」場合は次から連続する6枚のカードは「数」で合わせていくことになる。これがすべて正解であればそのカテゴリーが達成されたことになる。

次に検者は別のカテゴリーに移る。この場合「図形」か「色」が選択される。被験者に「青の十字形が1個」のカードが用意されたとすれば，右から2番目か右端のカードを選択することができる。右から2番目のカードが「間違っている」のであれば，求められているカテゴリーは「色」であり，右端のカードに合わせると「正しい」ことになる。

すなわち，「数」から「色」へとカテゴリーが変化したわけである。その後は「色」で選択するよう要求されており，この試行が6カード続く。これの繰り返しで慶應版では48枚のカードが終了するまで検査が実施される。

評価は達成カテゴリー数と，直前の誤反応と同じカテゴリーに分類される誤反応数（ネルソン型の保続），2個以上連続して正答しているのに6個まで連続しては正答できずに誤反応を生じるセット維持困難について行う。

本法では概念やセットの転換の障害をみていることになる。すなわち，予期せぬ変化にいかに柔軟に対処できるかを検討していることになり，前頭葉機能検査を反映しているものと考えられている。障害のパターンと前頭葉での病巣部位の詳細な関連については，さらに検討が必要であろう。

Wisconsin Card Sorting Testの慶應版をコンピューター化したWCST-慶應-F-S version(WCST-KFS)も作成され臨床に用いられている[54]。本法は脳卒中データバンクのホームページからダウンロード可能である*[55]。本法を使用した旨を明確にすれば自由に使用することができると聞いている。簡便で能率的に検査ができる本法は臨床的な価値が高いものと考えている。

* URL http://cvddb.shimane-med.ac.jp/

2. Stroop検査

Modified stroop test（日本語版）[56]が使用されている。

図版を2種類用意する。赤，青，緑，黄の色を塗った24個のドットをランダムに並べた図版

(Part Ⅰ)と，色の順序は同じで塗られた色とは異なる色名の漢字を並べた図版(Part Ⅱ)である．Part Ⅱの図版の例を示すと，赤色で漢字の「青」を書いたり，緑色で漢字の「赤」を書いたりしたものである．被験者にそれぞれの図版の色名をできるだけ早く言うように指示する．両図版に要した時間を比較する．言い間違いは指摘し訂正させる．

Part Ⅰは色名呼称の検査であり，Part Ⅱは色名の干渉効果を調べる検査である．習慣的に確立された反応を抑制できるか，否かを検討することになる．前頭葉損傷では他の部位の損傷と比較すると，Part Ⅱを正しく読むのに時間がかかると考えられている．

3．流暢性検査(fluency test)

頭文字(仮名1文字)を与え，それで始まる単語を一定時間にできるだけたくさん言ってもらう検査(語想起課題，word fluency test)や無意味な抽象図形をできるだけ多く描いてもらう検査(デザイン想起課題，design fluency test)がある．語想起課題は左前頭葉障害患者で，デザイン想起課題は右前頭葉患者で成績の低下をみることが指摘されている．

改訂長谷川式簡易知能評価スケールで野菜の名前をたくさんあげてもらう課題もこれに相当する．次から次に名前が出てくる流暢性が重要であるので，10秒程度待っても答えが出てこなければ，そこで打ち切ることになる．

前頭葉障害において流暢性の障害が出現してくることはよく知られているが，その本態については議論が多い．本検査はある1つの解答を得る課題ではなく，解答の多様性や数をみる検査である．

文 献

1) Strub RL, Black FW：The mental status examination in neurology. 4th ed, F. A. Davis Company, Philadelphia, 2000.
2) 品川不二郎，小林重雄，藤田和弘，ほか，訳：日本版WAIS-R成人知能検査法．日本文化科学社，東京，1990.
3) 空井健三：知能検査の臨床的適用．臨床心理学講座，第2巻；人格診断(片口安史，秋山誠一郎，空井健三，編)．誠信書房，東京，1969，pp. 45-73.
4) 大脇義一，編：コース立方体組み合わせテスト使用手引．改訂増補版，三京房，京都，1979.
5) Denes F, Semenza C, Stoppa E, et al.：Selective impairment by unilateral brain-damaged patients on Raven coloured progressive matrices. Neuropsychologia 16：749-752, 1978.
6) 杉下守弘，山崎久美子：日本版レーヴン色彩マトリックス検査手引．日本文化科学社，東京，1993.
7) 坂爪一幸，今村陽子：脳損傷患者のレーヴン色彩マトリックス検査の成績と痴呆，年齢，構成障害および性差の関連．神経心理 11：158-169, 1995.
8) 三村 將，加藤元一郎，鹿島晴雄：レーヴン色彩マトリックス検査における誤反応の質的検討．神経心理 13：29-37, 1997.
9) Folstein MF, Folstein SE, McHugh PR："Mini-Mental State"; a practical method for grading the cognitive state for the clinician. J Psychiatr Res 12：189-198, 1975.
10) 森 悦朗，三谷洋子，山鳥 重：神経疾患患者における日本語版Mini-Mental Stateテストの有用性．神経心理 1：82-90, 1985.
11) 北村俊則：Mini-Mental State (MMS). 高齢者のための知的機能検査の手引(大塚俊男，本間 昭，監)．ワールドプランニング，東京，1991, pp.35-38.
12) 牧 德彦，池田 学，鉾石和彦，ほか：日本語版Short-Memory Questionnaireと日本語版Mini-Mental State Examinationの健常高齢者における人口統計学的因子の効果の検討—中山町における高齢者調査から．脳神経 51：209-213, 1999.
13) O'Connor DW, Pollitt PA, Hyde JB, et al.：The reliability and validity of the Mini-Mental State in British community. J Psychiatr Res 23：87-96, 1989.
14) Dufouil C, Clayton D, Brayne C, et al.：Population norms for the MMSE in the very old；estimates based on longitudinal data. Neurol 55：1609-1613, 2000.
15) 日本高次脳機能障害学会(旧 日本失語症学会)，編：標準失語症検査マニュアル．改訂第2版，新興医学出版社，東京，2003.
16) WAB失語症検査(日本語版)作製委員会(代表 杉下守弘)，編：WAB失語症検査日本語版．医学書院，東京，1986.
17) 綿森淑子，竹内愛子，福迫陽子，ほか：実用コミュニケーション能力検査―CADL検査．医歯薬出版，1990.
18) 綿森淑子：実用コミュニケーション能力検査(CADL)と失語症の訓練について．失語研 13：

191-199, 1993.
19) 日本高次脳機能障害学会(旧 日本失語症学会), 編:標準失語症検査補助テストマニュアル. 新興医学出版社, 東京, 1999.
20) Kertesz A:The Western Aphasia Battery. Grune & Stratton, New York, 1982.
21) 小俣文子, 杉下守弘, 牧下英夫, ほか:短縮版 WAB 失語症検査. 神経内科 30:164-173, 1989.
22) Holland AL:Communicative Abilities in Daily Living. University Park Press, Baltimore, 1980.
23) 佐藤睦子:実用コミュニケーション能力検査—CADL. 総合リハ 27:457-463, 1999.
24) De Renzi E, Vignolo LA:The Token Test; a sensitive test to detect receptive disturbances in aphasics. Brain 85:665-678, 1962.
25) Lezak MD:Neuropsychological assessment. 3rd ed, Oxford, New York, 1995.
26) Boller F, Vignolo LA:Latent sensory aphasia in hemispheric-damaged patients; an experimental-study with the Token Test. Brain 89:815-830, 1966.
27) De Renzi E, Faglioni P:Normative data and screening power of a shortened version of the Token Test. Cortex 14:41-49, 1978.
28) 笹沼澄子:Token Test の手引き. 言語障害(笹沼澄子, 編). 医歯薬出版, 東京, 1975, pp.129-134.
29) 宇野 彰, 肥後功一, 種村 純:Token Test の臨床的解析と尺度化の試み. 失語研 4:647-655, 1984.
30) 中嶋理香, 洞井奉子, 松井明子, ほか:聴覚的理解検査の検討—失語症構文検査, SLTA, トークンテストを用いて. 失語研 13:323-329, 1993.
31) 平口真理:Token Test. 心理アセスメントハンドブック(上里一郎, 監). 西村書店, 新潟, 1993, pp.523-534.
32) 日本失語症学会, 編:標準高次動作性検査. 医学書院, 東京, 1985 [日本高次脳機能障害学会(旧 日本失語症学会):標準高次動作性検査. 改訂第2版, 新興医学出版社, 東京, 2003].
33) 日本高次脳機能障害学会(旧 日本失語症学会), 編:標準高次視知覚検査. 改訂版, 新興医学出版社, 東京, 2003.
34) BIT 日本版作製委員会(代表 石合純夫):BIT 行動性無視検査日本版. 新興医学出版社, 東京, 1999.
35) Wechsler D:Wechsler memory scale-revised. Psychological Corporation, New York, 1987(杉下守弘, 訳:日本版ウェクスラー記憶検査法 WMS-R. 日本文化科学社, 東京, 2001).
36) 杉下守弘:痴呆の記憶障害の研究に向けて. 神経心理 7:100-104, 1991.
37) Benton AL:The revised visual retention test;clinical and experimental applications. The State University of Iowa, Iowa, 1963(高橋剛夫, 訳:ベントン視覚記銘検査. 三京房, 京都, 1978).
38) Rey A:L'examen clinique en psychologique dans les cas d'encephalopatie traumatique. Arch Psychol 28:286-340, 1941.
39) Osterrieth PA:Le test de copied'une figure complexe. Arch Psychol 30:206-356, 1944.
40) Lezak MD:Neuropsychological assessment. 2nd ed, Oxford, New York, 1983.
41) Van Gorp W, Satz P, Mitrushina MN:Neuropsychological prosesses associated with normal aging. Developmental Neuropsychol 6:278-290, 1990.
42) Boone KB, Lesser IM, Hill-Gutierrez EH, et al.:Rey-Osterrieth Complex Figure performance in healthy, older adult;relationship to age, education, sex and IQ. Clin Neuropsychol 7:22-28, 1993.
43) Mitrushina MN, Boone KB, D'Elia LF:Handbook of normative data for neuropsychological assessment. Oxford, New York, 1999.
44) 萱村俊哉, 中嶋朋子, 坂本吉正:Rey-Osterrieth 複雑図形における構成方略の評価とその意義. 神経心理 13:190-198, 1997.
45) Rey A:L'examen clinique en psychologe. Presses Universitiares de France, Paris, 1964 [Lezak (1983)40) より引用].
46) Ivnik RJ, Malec JF, Tangalos EG, et al.:The Auditory-Verbal Learning Test (AVLT);norms for age 55 and older. J Consulting Clin Psychol 2:304-312, 1990.
47) Lezak MD:Neuropsychological assessment. 3rd ed, Oxford, New York, 1995.
48) Wilson BA:Rehabilitation of memory. Guilford Press, New York, 1987(江藤文夫, 監訳:記憶のリハビリテーション. 医歯薬出版, 東京, 1990).
49) Wilson BA, Cockburn J, Baddeley A:The Rivermead behavioral memory test. Thames Valley Test Company, Berkshire, 1985(綿森淑子, 原 寛美, 宮森孝史, ほか:日本版リバーミード行動記憶検査. 千葉テストセンター, 東京, 2002).
50) American Psychiatric Association:Diagnostic and statistical manual of mental disorders. 4th ed, American Psychiatric Association, Washington DC, 1994.
51) 加藤伸司, 下垣 光, 小野寺敦志, ほか:改訂長谷川式簡易知能評価スケール(HDS-R)の作成. 老年精神医学 2:1339-1347, 1991.
52) Hughes CP, Berg L, Danziger WL, et al.:A new clinical rating scale for the staging of dementia. Br J Psychiatry 140:566-572, 1982.
53) 鹿島晴雄, 加藤元一郎:Wisconsin Card Sorting Test(Keio Version). 脳と精神の医学 6:209-216, 1995.
54) 小林祥泰:脳卒中急性期患者データベースの構築に関する研究. 健康科学総合研究事業平成13年

度研究報告書, 2002.
55) 小林祥泰:脳卒中における高次脳機能障害. 神経心理 19:35-40, 2003.
56) 鹿島晴雄:前頭葉機能検査. 自律神経機能検査(日本自律神経学会, 編). 第2版, 文光堂, 東京, 1995, pp.311-319.

(佐藤睦子, 田川皓一)

第Ⅵ章　神経心理学を理解するための中枢神経系の解剖学

❶ 大脳の脳表解剖

　大脳の模式図を**基本図譜A**に示す。Goss[1]のGray's anatomyを改編した高橋[2]の模式図を引用した。

　大脳は大脳縦裂により左右の半球に分けられる。大脳皮質は中心溝やシルビウス(Sylvius)裂，頭頂後頭溝により，前頭葉や頭頂葉，側頭葉，後頭葉，さらには深部に存在する島葉に分けられる。

　外側面でみると，中心溝により前頭葉と頭頂葉が分けられる。また，シルビウス裂により前頭葉と側頭葉が分けられる。シルビウス裂の深部は島葉に達する。内側面でみると，頭頂後頭溝により頭頂葉と後頭葉が分けられる。外側面における頭頂葉と側頭葉，後頭葉は相互に移行しており明確な境界はない。内側面における側頭葉と後頭葉，側頭葉と頭頂葉にも明確な境界線はない。

　前頭葉は中心溝より前方の部分で，下後方はシルビウス裂で境界されている。前端は前頭極と呼ばれる。外側面でみると，中心前溝から前頭極に向かう上前頭溝と下前頭溝により上，中，下前頭回に分けられる。中心溝と中心前溝の間が中心前回(運動野)である。内側面には上前頭回とその後方の中心傍小葉，帯状回(脳梁溝と帯状溝の間)をみる。中心傍小葉と帯状回は頭頂葉に続く。矢状断での帯状溝縁部の同定は重要である。その1つ前方の脳溝が中心溝である。前頭葉下面は眼窩面と呼ばれる。内側には直回があり，外側部には内側，外側，前，ならびに後眼窩回がある。

　シルビウス裂の深部に島が存在する。この部分は前頭葉と頭頂葉，側頭葉に覆われており弁蓋部を形成する。前頭弁蓋，頭頂弁蓋，側頭弁蓋と呼ばれる。ブローカ(Broca)領野は左半球の下前頭回後方部の三角部と弁蓋部に存在する。

　頭頂葉は中心溝により前頭葉と，頭頂後頭溝により後頭葉と境界される。側頭葉とは前方部はシルビウス裂で境界されるが，後方部では明確な境界はなく，シルビウス裂の後端と後頭極を結ぶ想像線により分けられる。中心溝の後方部に平行して中心後溝が走行する。この間が中心後回(感覚野)である。なお，中心前回と中心後回を合わせて中心回領域と呼ぶこともある。シルビウス裂の後上端を囲む縁上回や上側頭の後上端を囲む角回は下頭頂小葉に含まれる。角回は連合野の連合野とも呼ばれ，神経心理学で重要な領域である。

　側頭葉はシルビウス裂により前頭葉と，後頭前切痕と帯状回峡(帯状回と海馬傍回の移行部)を結ぶ想像線により後頭葉と境界されている。頭頂葉とは前方部はシルビウス裂で境界されるが，後方部ではシルビウス裂の後端と後頭極を結ぶ想像線により分けられている。外側面でみると，上側頭溝と下側頭溝により，上側頭回と中側頭回，下側頭回に分けられる。シルビウス裂内の上側頭回で島葉の背側縁との間に存在する横側頭回(Heschel横回)は一次聴覚野である。左側では一次聴覚野に隣接する上側頭回後部にウェルニッケ(Wernicke)領野がある。下面には内側から海馬溝，側副溝ならびに後頭側頭溝があり，海馬傍回，紡錘状回(内側後頭側頭回)ならびに下側頭回(外側後頭側頭回)に分けられる。海馬傍回は前部で鉤部となり，後上方では帯状回峡を介して帯状回に，後下方では舌状回に続いている。内側部には海馬傍回の深部に位置して海馬体が存在する。海馬体(海馬)は固有海馬(アンモン角)や歯状回，海馬台からなる。海馬は記憶に関連が深い。

後頭葉は内側面でみると頭頂後頭溝により頭頂葉と分けられる。外側面における頭頂葉や側頭葉，内側面における側頭葉との明確な境界線はない。後頭前切痕と帯状回峡を結ぶ想像線により側頭葉と境界されている。下面や内側面では，鳥距溝により上部の楔部と下部の舌状回に分けられる。鳥距溝周囲は有線領とも呼ばれ視覚中枢が存在する。外側面では外側後頭溝により上後頭回と下後頭回に分けられる。

❷ 一次投射野と大脳連合野

一次運動野は前中心回に存在する。一次感覚野でみると，体性感覚野は後中心回にあり，視覚は後頭葉の視覚領，聴覚は側頭葉の聴覚領へと投射される。嗅覚や味覚にもそれぞれの投射野を持つ。これらを一次投射野と呼び，この領域を除いた大脳新皮質領域が通常大脳連合野と呼ばれている。連合野相互には皮質間の線維連絡や皮質下の各部位との線維連絡が存在している。

連合野の概念の確立には，Flechsig[3]が指摘した大脳の皮質野の髄鞘形成時期の差異によって区分された皮質領域が大きく寄与している。彼は大脳半球を髄鞘形成の順序に従い脳地図を完成させた。その地図は①新生児期に髄鞘化している原始領域（投射帯），②生後6週までに髄鞘化が進む中間領域（周辺帯），③その後数ヵ月をかけて髄鞘化が進む終末領域（中心帯）の3領域に分類することができる（図Ⅵ-1，表Ⅵ-1）。

原始領域には一次運動野や一次体性感覚野，一次視覚野，一次聴覚野などが存在し，嗅覚野や海馬などもここに含まれる。中間領域には運動の連合野である運動前野や補足運動野，体性感覚の連合野である上頭頂小葉，視覚の連合野である視覚前野，聴覚の連合野である上側頭回が含まれる。言語野のブローカ領野やウェルニッケ領野もこの領域に存在する。終末領域には前頭前野や下頭頂小葉，下側頭回が含まれる。運動野や感覚野から多くの投射を受ける領域であり，連合野の連合野として重要な角回は下頭頂小葉に存在する。この中間領域と終末領域を合わせた領域が広義の連合野である。

しかし，狭義の連合野は使用する研究者により，多少の差異がある。一般的には表Ⅵ-2[4]に示すような領域が連合野と呼ばれている。連合野はその部位から前頭連合野と頭頂連合野，側頭連合野，後頭連合野に分類できる。また，Flechsig[3]は中心溝を境として前連合野と後連合野に分けている。

なお，Mesulam[5]は大脳皮質の細胞構築から連合野を，①様式特異性連合野（modality-specific association area）と，②高次連合野（high-order association area）に分類している。神経症候学を理解するのに実用的である。様式特異性連合野に

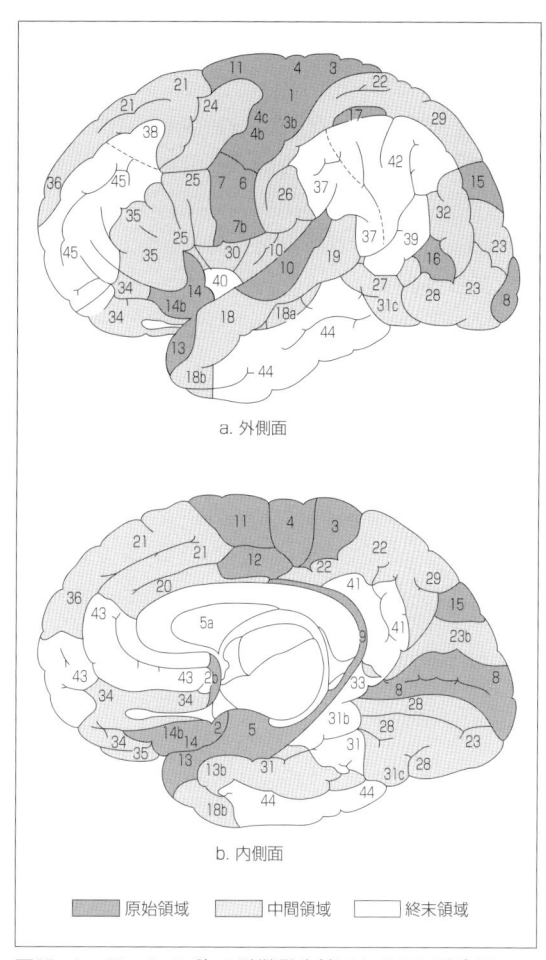

a. 外側面

b. 内側面

■ 原始領域　▨ 中間領域　□ 終末領域

図Ⅵ-1　Flechsig[3]の髄鞘発生地図から見た連合野
（酒田英夫：Clinical Neuroscience 11：1078-1081, 1993[4]）

は，視覚連合野(傍鳥距皮質，中-下側頭回)と聴覚連合野(上側頭回)，体性感覚連合野(上頭頂小葉)，運動連合野(運動前野)が含まれる。高次連合野には側頭頭頂野(その中心は下頭頂小葉にある角回)と前頭前野が含まれる。

　前頭連合野や側頭連合野，頭頂連合野，後頭連合野とその障害については，それぞれ，第Ⅸ章「神経心理学の局在診断」の前頭葉症候群や側頭葉症候群，頭頂葉症候群，後頭葉症候群において概説する。

❸ 大脳辺縁系や大脳基底核，間脳

　大脳辺縁系や大脳基底核，間脳などの解剖学も神経心理学を理解するためには重要であるが，これらについても，第Ⅸ章「神経心理学の局在診断」の大脳辺縁系や大脳基底核，間脳の症候群の中で概説する。

文献

1) Goss CM：Gray's anatomy. 29th ed, Lea & Febiger, Philadelphia, 1973.
2) 高橋昭喜：脳のMRI正常解剖．大脳の脳表解剖．画像診断 16：845-854, 1996.
3) Flechsig P："Amatomie des menschlichen Gehirns und Rueckenmarks auf myelogenetischer Grundlage". Thieme, Leiptig, 1920[高橋(1996)2)より引用].
4) 酒田英夫：連合野とは．Clinical Neuroscience 11：1078-1081, 1993.
5) Mesulam M-M：Patterns in behavioral neuroanatomy；association areas, the limbic system, and hemispheric specialization. In：Principles of Behavioral Neurology(eds Mesulam M-M). FA Davis, Philadelphia, 1985, p.1.

(田川皓一)

表Ⅵ-1　大脳皮質と連合野
Flechsigの分類3)からみた連合野

① 原始領域 (投射帯)	一次運動野 一次体性感覚野 一次視覚野 一次聴覚野 嗅覚野・嗅内野・海馬など
② 中間領域 (周辺帯)	運動前野・補足運動野 上頭頂小葉(体性感覚系) 視覚前野 上側頭回(聴覚系)
③ 終末領域 (中心帯)	前頭前野 下頭頂小葉 下側頭回
②+③：広義の連合野	

(註) Flechsig3)の論文の解剖学用語は必ずしも統一されてはいない。ここでは酒田4)の記載に従った。

表Ⅵ-2　連合野

前頭連合野	前頭前野 運動前野
頭頂連合野	上頭頂小葉 下頭頂小葉
側頭連合野	上側頭回 下側頭回
後頭連合野	視覚前野

(酒田英夫：Clinical Neuroscience 11：1078-1081, 19934))

第Ⅶ章　神経心理学の画像診断

❶ 神経心理学における画像診断の目的

　神経心理学における画像診断の目的は，① 基礎疾患の診断，② 症候の責任病巣の診断，③ 発現機序の解明，④ 予後の推定，などがあげられる。また，⑤ agingによる形態的，機能的変化の観察や，⑥ 病的状態のみならず生理的状態での大脳の機能局在を明らかにすること，なども画像診断の重要な課題である。

　神経心理学における画像診断を確実なものとするためには，神経心理の主要症候を理解し，責任病巣を知り，発現の原因となった基礎疾患に精通しなければならない。また，中枢神経系の解剖学の知識も必要となってくるであろう。その詳細については，それぞれの箇所で触れているので，本章では主要な画像診断法の解説やその選択法，神経心理症候を呈する主要疾患の画像所見，神経心理学領域における画像診断の応用や問題点について述べることにする。なお，正常MRI像を巻頭図譜として掲載した（基本図譜D）。同じく基本図譜Aの大脳の模式図を参考に正常脳の画像所見を理解してほしい。

❷ 画像診断法とその選択

1. CTとMRI

　病巣の形態学的な診断にはCTスキャンとMRIが有用である。

　1970年代後半，X線CTが普及するにつれ，形態学的に病巣が確認できるようになってきた。そ

れとともに神経心理学がより身近な研究分野になってきたといえよう。日常臨床の場で，その普及度やスクリーニングとしての簡便性，経済性などを考慮するとき，CTスキャンが神経放射線学的検査の第1選択である。

　MRIは病巣の検出能に優れたものがある。CTスキャンでは限界があった小梗塞の描出も容易になった。なお，骨によるアーチファクトを生じないため後頭蓋窩の病巣診断にきわめて有用である。また，水平断層のみならず，冠状断や矢状断の画像を得ることができる。脳溝や脳回の同定，脳梁病巣の診断に威力を発揮している。しかし，検査時間やコストの面で，また，患者の金属類の装着が禁忌となるなどの問題もあり，機動性に欠ける。

　今後，MRIは撮像時間の短縮などの技術面での進歩とともに，MR angiography（MRアンギオグラフィー，MRA）や脳代謝の研究に応用できるMR spectroscopy（MRスペクトロスコピー）などに期待がかけられる。

　なお，最近では，diffusion MRI（拡散強調MRI画像）やperfusion MRI（灌流MRI画像）により発症早期に虚血巣や梗塞巣を描出することができる。拡散強調画像と灌流画像はエコープラナー法（echo-planar imaging：EPI）により超高速撮像が可能となったことで実用に供されるようになり，脳血管障害の発症早期の病態や初期治療の効果を評価するのに重要な役割を演じている。

　Functional MRI（fMRI）はMRIを用いて脳の活性部位を画像化する方法である。要素的な運動や感覚刺激（体性感覚や視覚，聴覚）に加え，言語や記憶に関する負荷試験が試みられるようになり，脳の機能画像の解析が進められている。

2. 脳血管造影

脳血管そのものの形態変化の描出には，脳血管造影が不可欠である．脳梗塞では閉塞部位を明らかにし，血管病変の程度や側副血行路の発達程度を知ることが病態生理を理解するうえに重要である．脳血管造影に伴い生じうる合併症と脳血管造影で得られる所見の重みを考慮し実施したい．また，脳動脈瘤や脳動静脈奇形の描出にも脳血管造影が不可欠である．

脳血管造影では digital subtraction angiography (DSA) が導入されている．DSA は当初経静脈性に造影できる非侵襲性が評価されていた．しかし，空間分解能や動きによるアーチファクトの問題もあり，脳動脈では経動脈性に造影することが多い．本法では従来の方法より造影剤の使用量を節約できる．

最近では，脳血管の評価に MRA がよく用いられるようになった．MRA により，非侵襲的に主幹動脈の閉塞性病変や狭窄性病変の描出が可能となってきた．狭窄性病変を誇張しがちであるといわれているが，頸動脈病変のスクリーニングに有益である．MRA で狭窄性病変が認められなかったり軽度であったりすれば，頸動脈系に臨床的に問題となる所見はないことになる．また，MRA により 3mm 以上の脳動脈瘤の検出が可能である．ヘリカル CT により得られる computed tomographic angiography (CTA) は最近新しく開発された技術であり，頭蓋内血管のスクリーニング検査に用いられている．なお，CTA には造影剤の静脈投与が必要で，その分侵襲的となる．

3. 神経超音波検査

主幹動脈の閉塞性病変や狭窄性病変の検索には非侵襲的な検査である超音波検査も有用である．スクリーニング検査として実施されている．

4. 脳血流代謝測定

最初に普及したのは，^{133}Xe 脳クリアランス法による局所脳血流測定法である．本法は脳表に置いた検出器により，脳血流を二次元的に測定する方法である．最近では，横断断層面上に表示する三次元的測定法である emission CT が臨床に応用されている．

Emission CT は使用される放射性同位元素 (RI) の核種により 2 つに大別できる．

^{99m}Tc-HM-PAO や ^{99m}Tc-ECDM などの γ 線放出核種を用いるものは，single photon emission CT（シングルフォトン・エミッション CT，SPECT）と呼ばれており，脳血流を測定するものである．一方，陽電子（positron）放出核種を用いるものは positron emission CT［ポジトロン・エミッション CT，PET（ポジトロン CT）］と呼ばれている．ポジトロン CT の利点は，脳血流のみならず，脳代謝の測定が可能であり，かつ，高い定量性を有することである．なお，脳血管の反応性をみたり神経心理学的負荷試験を実施するためには，短時間で測定できなければならない．この目的のためには，$H_2^{15}O$ による瞬時静注法や $C^{15}O_2$ の 1 回吸入法などが開発されており[1]，脳血流量の変化を検討することが可能となった．ポジトロン CT による機能負荷試験の成績も数多く報告されている．

SPECT では脳代謝は測定できない．ポジトロン CT と比較すると定量性にも欠けるが，血流を定量化する方法も開発されている．しかし，コストの面ではポジトロン CT に比較すると，はるかに有利であり，広く臨床の場で応用されている．

❸ 中枢神経疾患の画像診断

中枢神経系の疾患は多彩である．病因からみた神経心理学の研究には，基礎疾患の輪郭を明らかにすることが要求される．

神経心理学領域でもっとも研究対象になる疾患は脳血管障害であろう．また，最近とくに問題にされるのは痴呆性疾患であろう．これらを中心に

画像診断の要点を述べる。

1. 脳血管障害

1) 脳梗塞

　脳梗塞では，発症直後にはCTスキャン上低吸収域を確認することはできない。広範な塞栓では，発症後数時間（4〜6時間）で動脈灌流域に一致して淡い低吸収域が出現してくる。発症後6時間も経過すると，脳溝の消失や脳室の圧排などの所見を伴ってくることがある。脳浮腫による所見であり，腫脹は4〜5日をピークに1週間程度続き，その後しだいに消褪する。一方，2〜4週ごろは，fogging effectをみる時期であり，梗塞部位の低吸収域が一時的に不鮮明化してくる。4週を経過すると，境界鮮明な低吸収域となり，梗塞の大きさに応じて脳室の拡大や，脳溝の開大などの二次的変化をみることになる。

　脳梗塞では造影剤の投与による増強効果（contrast enhancement）をみることがある。一般には発症1週ごろ〜2ヵ月ごろまで認められ，2〜4週ごろがもっとも著明である。この増強効果は脳塞栓症による主幹動脈の閉塞による梗塞巣を反映していることが多い。しかし，最近では脳梗塞の診断のみを目的として造影剤を投与する機会はなくなったといってよかろう。

　以上，教科書的な脳梗塞，とくに脳塞栓症をイメージしての画像診断の経過を概観してきたが，なんの治療もしないで脳塞栓の自然経過を，ただただ静観する時代は終わったといえよう。広範な障害が予想される脳塞栓症では発症後できるだけ早期に血栓の溶解を図ることが，予後を良好とする唯一の方法となるかもしれない。時間が早ければ早いほど成績は良好となる。確実に診断し2〜3時間以内に処置ができるようにしたい。厳密な時間の設定には困難も多いが，5〜6時間も経過すると有効な手段をとれなくなることを銘記したい。発症直後の脳塞栓症の患者に接することがあれば，すぐに脳血管障害の専門医に相談することが重要である。

　Diffusion MRI（拡散強調MRI画像）やperfusion MRI（灌流MRI画像）により発症早期に虚血巣や梗塞巣を描出することができる。脳血管に閉塞をきたした場合，脳血流の低下による機能障害にとどまるのか，非可逆的な形態学的変化（組織の障害が非可逆的となり，CTスキャンやMRIで梗塞巣を確認できる状態）を生じてしまうのか，を知ることは脳梗塞の発症早期の病態を知り，初期治療の方向性を決定するのに重要と思われる。Diffusion MRIでは，虚血早期に出現する細胞性浮腫による水分子の拡散障害を高信号領域として確認することが可能である。この所見は虚血巣の可逆性を評価するのに有用となってくる。たしかに，diffusion MRIで高信号を示した領域の可逆性については現在も多くの臨床データの集積が行われているが，一般的には，高信号域の多くは非可逆的な組織障害を生じ，やがて梗塞へと移行するものと考えられている。

　最近perfusion MRIが行われるようになり，急性期の脳血流の評価が可能となってきた。Diffusion MRIとperfusion MRIの所見を対比することで，脳虚血急性期の病態をより明確に把握することができる。Perfusion MRIで血流低下は認めるが，diffusion MRIで異常を認めない，あるいは灌流画像と比較し小さな領域に限局している場合は，たとえば組織プラスミノーゲンアクチベータ（tPA）を用いた血栓溶解療法のよい適応となると考えられる（ただし，本薬剤の脳梗塞に対する使用は厚生労働省でいまだ承認されているわけではなく，この1年以内に認可されそうであるとの情報がある）。これらの検査はどの医療機関ででも実施できるものではないし，明確な診療指針が決定されているわけでもない。しかし，急性期脳塞栓症の血栓溶解療法は時間との闘いでもある。今日的にも先鋭的な治療といえるが，早期治療の適応を考えるときは，できるだけ早期に脳血管障害の病態を評価できる医療機関への患者の移送が重要と考えられる。

　脳梗塞のMRI所見にも簡単に触れておく。超急性期は閉塞血管の情報に注意する。通常，流速を持つ血液はT₂強調画像でみると無信号のflow void signとして描出されている。血管が閉塞す

ると，このflow void signは消失してくることになる。発症後8時間以内はCTスキャンと同様に異常所見を検出できないことが多い。しかし，重症例で脳浮腫が早期に出現してくれば，T_1強調画像では脳溝の狭小化を，T_2強調画像では当初灰白質領域の軽度の信号増強を認め，やがてT_1強調画像では梗塞巣の信号低下を，T_2強調画像では白質領域を含む梗塞巣の信号増強をみるようになる。亜急性期にはCTスキャンと同様のfogging effectをみることがあり，T_1強調画像でもT_2強調画像でも等信号化し梗塞巣の境界が不明瞭となる。出血性梗塞を生じると，T_1強調画像の信号低下部位に信号の上昇をきたし，T_2強調画像の信号増強部位に信号低下部位をみるようになる。慢性期の脳梗塞はT_1強調画像で信号低下を，T_2強調画像で高信号をみる。さらに萎縮性の変化が加わることになる。

　脳梗塞は脳動脈の閉塞様式から，脳血栓と脳塞栓に分類できる。脳血管造影の所見をみると，塞栓性閉塞では一般的に動脈硬化性変化は少なく，栓子による動脈閉塞像，ないしは栓子による内腔の陰影欠損像などを観察できることがある。なお，閉塞血管の再開通現象，それに伴うearly venous fillingやcapillary blushをみることがある。

　脳塞栓のCTスキャンの特徴をあげると，①動脈灌流域に一致して均一で大脳皮質に及ぶ低吸収域を呈し，②脳室の圧排や脳溝の消失，さらには，正中偏位などのmass effectを示し，また，③経過中出血性梗塞の所見を呈することがある，などであろう。

　一方，主幹動脈病変による脳血栓では，脳動脈硬化の所見が高度で，閉塞や狭窄部は不整で先細り像を呈することが多い。CTスキャンでは境界域梗塞を示し，大脳皮質枝間の境界域（表層型境界域梗塞）や大脳深部で穿通枝と皮質枝の境界域（深部型境界域梗塞）に低吸収域をみる（図Ⅶ-1）。

　ポジトロンCTで広範な梗塞巣を有する脳塞栓症の自然経過をみると，発症直後は脳酸素消費量の低下より脳血流の低下がより著明で，酸素摂取率が高値を示すmisery perfusion（貧困灌流）から，酸素消費量は低値を示すが，脳血流量は相対的，絶対的に高値を示し，酸素摂取率の低下を示すluxury perfusion（ぜいたく灌流）を経て，病巣部の酸素需要に応じた脳血流の低下を示し，酸素摂取率も正常値を示してくるmatched perfusionへと変化する。通常，luxury perfusionは1～3週ごろがもっとも著明であり，1ヵ月もすると，脳血流も低下してくる。発症2ヵ月もすると，梗塞巣はmatched perfusionの状態となる。脳梗塞の急性期から亜急性期にかけて，脳循環代謝に不均衡状態が存在することに留意したい。また，luxury perfusionを呈する亜急性期の病態を脳血流のみで評価することの問題点に留意したい。

2）脳出血

　脳出血のCTスキャンの所見では，①血腫による高吸収域の変化，②血腫周囲の脳浮腫による低吸収域の変化，③血腫や脳浮腫による周囲へのmass effectの変化，ならびに④造影剤による増強効果（リング状のenhancement）が重要であろう。

　脳出血発症直後から血腫部位は高吸収域を呈してくる。発症6時間ぐらいを経過すると，血腫周囲に脳浮腫による低吸収域が出現してくる。なお，発症から6～8時間は血腫も増大することがある。脳浮腫による低吸収域は1週ごろに最大となり，2～3週間持続したあと，しだいに消褪する。この間血腫や脳浮腫によるmass effectを周囲の組織に及ぼし，正中偏位や脳室の圧排，脳溝の狭小化をみる。血腫による高吸収域は4～8日くらいを経過すると，その辺縁部から低下し始め，4～6週の経過で均一な低吸収域となる。この時期を吸収期と呼ぶが，血腫周囲には浮腫による低吸収域やmass effectは残っており，低吸収化は血腫の消失を意味するものではない。この吸収期には血腫の辺縁に造影剤によるリング状の増強効果が認められる（この所見をみるためにわざわざ造影剤を注入することはない）。慢性期にはスリット状の境界明瞭な低吸収域となり（瘢痕期），その周囲の脳組織に萎縮性の変化をみる（図Ⅶ-2）。

　脳出血はMRI画像上も変化する。高磁場MRIを用いたGomoriら[2]の報告を紹介すると，①発症1週以内ではT_2強調像で血腫の中心部は低信

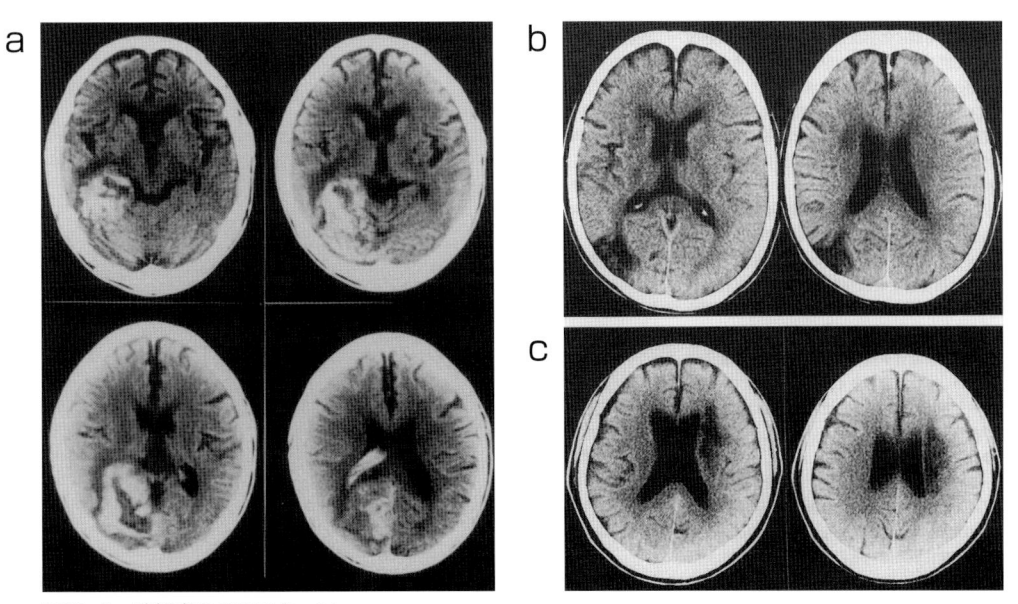

図Ⅶ-1 脳梗塞のCTスキャン
　基本図譜Bの脳梗塞のCT像は脳塞栓の症例である。ここでは、出血性梗塞を確認した右後大脳動脈領域の広範な梗塞例を紹介する(a)。脳血栓症(b, c) [(b)表層型境界域梗塞 (c)深部型境界域梗塞]。

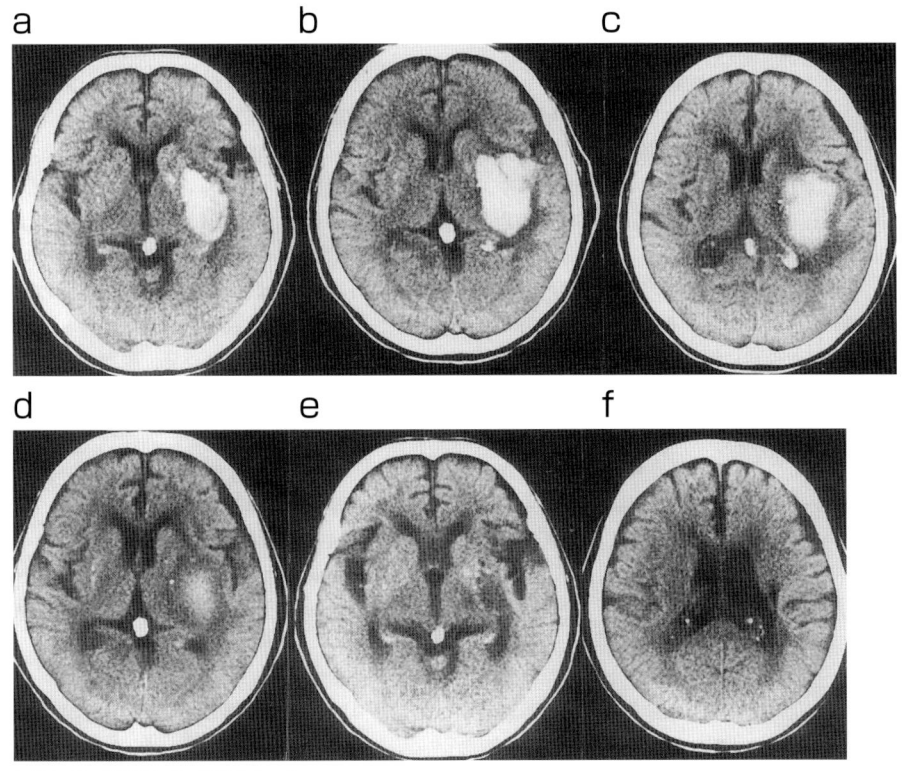

図Ⅶ-2 脳出血のCTスキャン
　左被殻出血
　a：発症2時間後。超急性期。境界明瞭な血腫を確認。すでに脳浮腫による低吸収域を伴う。
　b：発症7日後。境界明瞭で、周囲に脳浮腫による低吸収域を伴う。左の側脳室は軽度に圧排されている。
　c：発症14日後。血腫は辺縁より低吸収化。
　d：発症32日後。血腫はより低吸収化。
　e：発症71日後。血腫部は低吸収を示す。
　f：発症10ヵ月後。線状の低吸収域。左の側脳室は開大。左側の脳萎縮の所見(瘢痕期)。

号であり，②1週間〜1ヵ月以内(亜急性期)ではT₁，T₂強調像とも血腫周辺部で高信号となり，時間の経過とともに中心部に及び，③1ヵ月以上を経過すると，血腫全体が高信号となり，④亜急性期以降はT₂強調像で，血腫周辺にリング状の低信号域を認める．さらに，⑤急性期から亜急性期にかけて，脳浮腫によるT₂強調像での高信号域が血腫の周辺に認められる．しかし，MRI像は出血からの経過時間，すなわちヘモグロビンの酸化による変化や，静磁場強度，パルス系列によって変化する．また，血腫内での部位，中心部か周辺部かによっても所見は異なってくることに留意したい．一方，亜急性期以降にT₂強調像で認められる，血腫周囲の低信号のバンドはマクロファージに取り込まれたヘモジデリンによるものと考えられており，出血の証拠として慢性期の脳出血の診断に重要な所見である．

脳出血のポジトロンCT所見に関する報告は少ないが，その特徴は，血腫およびその周辺部の脳血流量と脳酸素消費量は，あたかもその部分を打ち抜いたような欠損ないしは減少を示していることであろう[3]．血腫周辺部の虚血帯は非常に狭く，ほぼCTスキャン上の浮腫の領域までである．このことは，脳出血の慢性期にCTスキャンでスリット状の低吸収域を呈してくる事実とよく合致する．しかし，血腫が大きくなると，脳圧亢進なども加わり周囲の組織に影響を与えることになる．

2. 痴呆性疾患

1) アルツハイマー(Alzheimer)病

アルツハイマー病のCTスキャンの基本的所見は，生理的な加齢による変化の程度を越えた脳萎縮であり，脳溝や脳室の拡大を呈してくる．しかし，病初期には所見に乏しい．病状の進行とともに脳萎縮が進行することになる．

アルツハイマー病の特徴的な画像診断はポジトロンCT所見であろう．早期には側頭葉から頭頂葉を中心に脳循環代謝が障害されてくる．さらに進行すると障害領域も広がっていくが，高度痴呆群でも小脳や大脳基底核部，視床，運動感覚領野，後頭葉後部，大脳縦裂前方部に面する帯状回を含む前頭葉では比較的代謝は保たれている[4]．

2) 非アルツハイマー型痴呆

ピック(Pick)病やPick's complex，前頭側頭型痴呆と呼ばれる一群がある．CTスキャンの特徴は限局性の前頭葉や側頭葉，ないしは両者の萎縮性変化であろう．通常は一側性の萎縮から始まる．この所見は葉性萎縮(葉性の脳萎縮：lobar atrophy)と呼ばれている．それに伴って側脳室の拡大や脳溝の非対称的な萎縮性変化を認めることになる．前頭葉型の萎縮では側脳室前角の拡大が目立ち，側頭葉型の萎縮では側脳室下角の拡大が目立ってくる．脳血流や脳代謝を測定できれば，前頭葉や側頭葉などの病巣部位を中心とした脳血流代謝の障害を認めることができる．

また，びまん性レビー(Lewy)小体病も比較的頻度の高い変性性痴呆性疾患と考えられている．びまん性レビー小体病も，レビー小体型老年痴呆やアルツハイマー病レビー小体亜型などを含めてレビー小体型痴呆と総称されることもある．びまん性レビー小体病はアルツハイマー病と同様な痴呆症状とともに，経過中パーキンソン(Parkinson)症候群を呈し，さらに幻視の頻度が高い．本症はアルツハイマー病と比較し，海馬の萎縮が軽度であると報告されている．ポジトロンCTでみると，本症はアルツハイマー病と比較し，大脳皮質のブドウ糖代謝が全般的に低く，とくに後頭葉や後頭側頭葉の代謝が有意に低下していることが指摘されている[5]．幻視を伴うことが多いことと一致する所見である．なお，本症にはパーキンソン症候群がみられることからドパミン系の代謝障害についても検討が加えられている．

3) 脳血管性痴呆

脳血管障害が原因となって痴呆を生じたとき，脳血管性痴呆と呼ぶ．脳血管性痴呆は広範な病変によるものと限局性の病変によるものに分類でき

よう。前者のなかで，老年性痴呆との関連でもっとも問題になるのは，多発梗塞性痴呆（multinfarct dementia : MID）である。

多発梗塞性痴呆は両側の大脳基底核領域や深部白質の多発性の小梗塞により，痴呆症状が出現した状態を呼ぶ。CTスキャン上大脳基底核部や深部白質を中心に多発性の小梗塞が存在し，脳室は拡大する。病理学的な検討からは，前頭葉白質障害の重要性が指摘されている。ポジトロンCTやSPECTで脳血流代謝をみると，両側の大脳基底核部や深部白質とともに，大脳皮質では前頭葉を中心とした障害をみることになる[5]。

広範な病変により痴呆をきたす疾患の特殊型としては，白質にびまん性で高度の脱髄を生じるBinswanger病や，高齢者で皮質下出血を繰り返すアミロイド・アンギオパチー（amyloid angiopathy）などが存在する。

限局性病変による脳血管性痴呆の病巣としては，前頭葉や後頭葉，側頭葉，視床，海馬などがあげられている。これらの場合は痴呆の定義にあてはまるものか，記憶障害（健忘症候群）によるものかを明確にしておく必要がある。

責任病巣が前頭葉や後頭葉，側頭葉障害によると考えられるときは，いわゆる主幹動脈病変に伴う境界領域梗塞が問題になる。この場合，機能的な障害はCTスキャンで確認できる境界域の梗塞部位の障害のみにとどまらず，主幹動脈が灌流する大脳半球に広範に及んでいる可能性がある。より限局した病巣で著明な記憶障害をきたす症例では，海馬や視床が画像診断のターゲットとなろう。

❹ 神経心理学と画像診断

神経心理学領域における画像診断の応用や問題点についてはいくどか概説する機会があった[6,7,8]。今回はその要約についてメモ的にまとめてみることにした。画像診断の対象疾患は脳血管障害で，とくに脳梗塞を念頭においている。

1. 形態学的診断と機能的診断

CTスキャンやMRIは形態学的な画像診断法である。慢性期に病巣として確認できる領域は病理学的に非可逆的な変化を生じた部位である。しかし，脳の障害部位は必ずしも形態学的変化を起こした部位だけとは限らない。正常ではないが，CTスキャンやMRIによる画像診断で病巣を確認できるような非可逆的変化を生じるには至らない障害部位が存在してもなんら不思議はない。CTスキャンやMRIで確認できる病巣はあくまで非可逆的な形態学的変化を生じた部位であることを確認しておきたい。これらの画像診断では確認できない障害部位が存在している可能性はつねに考慮しておきたいものである。

画像診断で認められた病巣が，その症候の古典的な責任病巣と一致するときには，とくに問題はなかろう。しかし，一致しないときには，まず古典的な病巣部位に形態学的な画像診断では確認できない病巣が潜んでいる可能性がないかについて検討してみたい。古典的な責任病巣と一致しない非定型例や稀有なケースであると断定するのはその後で遅くはなかろう。病巣が存在することは指摘できても，それが症候の発現に直接関与しているかは別の問題である。また，障害部位が存在しないことの証明ははなはだ困難であることも銘記しておきたい。

脳障害を引き起こすレベルについて，形態学的閾値と機能的閾値という考え方がある。脳血流代謝量でみると，形態学的閾値とは病理学的に非可逆的な障害を引き起こす脳血流代謝レベルであり，機能的閾値とは神経脱落症候が出現してくるレベルということができよう。CTスキャンで低吸収域としてとらえることができる梗塞を生じる脳血流代謝レベルはいかほどであろうか。発症1日以内にポジトロンCTを実施した脳梗塞を対象として，最終的にCTスキャンで低吸収域となった領域と正常吸収を示した領域に分け脳血流量と脳酸素消費量を測定したところ，脳血流は12ml/100ml/minのレベルで，脳酸素消費量は1.5ml/100ml/minのレベルで分離することができたとの報告がある[9]。正常の脳血流量は約50ml/

100ml/min 程度であるので，75％程度の血流低下があって初めてCTスキャン上低吸収域を示すことになる。この値には方法により多少の差は出てくるであろうが，このレベルが形態学的閾値と考えることができる。したがって，CTで低吸収域として確認できないが脳血流代謝が障害されている部位も存在している可能性があることをつねに念頭におくべきであろう。このような病巣の検索にはポジトロンCTやSPECTが有用となることであろう。

なお，半側空間無視を対象に脳血流代謝量からみた機能的閾値について検討したことがある[10]。関心領域の設定や測定時期，解析方法などに問題を残してはいるが，右頭頂葉での脳血流代謝量をみると，脳血流量で25～35ml/100ml/minのレベルで，脳酸素消費量でみると2ml/100ml/min前後のレベルで，左半側空間無視を呈した群と呈さない群が混在していた（図Ⅶ-3）。そのレベル以下になると左半側空間無視を生じる可能性が高くなっていた。ちなみに，左半側空間無視群の右頭頂葉における脳血流量は22.0±10.3ml/100ml/minで，脳酸素消費量は1.42±0.71ml/100ml/minであった。なお，コントロールとした左の穿通枝領域の梗塞例では，右頭頂葉における脳血流量は40.8±5.2ml/100ml/minで，脳酸素消費量は3.10±0.38ml/100ml/minであった。健常人での脳血流量は約50ml/100ml/min程度である。左半側空間無視を生じる機能的閾値は脳血流でみると，正常の約40％以下に血流が減少したレベルにあると考えられる。

脳障害による脳血流代謝量の低下レベルは，①脳血流代謝は低下しているが，臨床症状やCTスキャン上の低吸収域は示さない，②脳血流代謝は症状の出現するレベルに低下しているが，CT上低吸収域は示さない，ならびに③脳血流代謝は高度に障害され，症状が出現し，CT上も低吸収域を示す，の3段階に分類できる。

2．脳血管障害では経過に伴い画像所見が変化する

脳梗塞では発症直後にCTスキャンで低吸収域を確認することはできない。広範な梗塞でも初期の所見を確認するためには4～6時間を要することになる。脳出血では発症直後からCTスキャンで高吸収域を確認することができる。今回の症状が脳血管障害であることが明確であれば，発症初期に所見を認めないことは，脳梗塞であることを意味するが，この場合病巣部位は臨床症候から推測する以外に方法はない。MRIによる拡散強調画像が得られれば比較的早期に病巣部位を確認することができるが，どこででも検査できるまでには至っていない。発症早期に脳梗塞を考えた場合は追跡検査が必要となってくる。

なお，脳梗塞では経過中に低吸収域が不鮮明化してくることもあり，fogging effectと呼ばれている。この場合も病巣の診断が困難となり，1回の検査のみで病巣を否定することには慎重さを必要とする。2～4週ごろはfogging effectをみる時期であることを知っておきたい。

相貌失認を呈した1例を紹介したい。51歳，右利きの男性で，かつて右後大脳動脈の閉塞を生じ，左同名性半盲を残していた。再発により右上1/4盲と相貌失認が加わった。相貌失認は永続した。CTスキャンで経過を観察した（図Ⅶ-4）。再発前は広範な右後大脳動脈領域の梗塞をみた。再

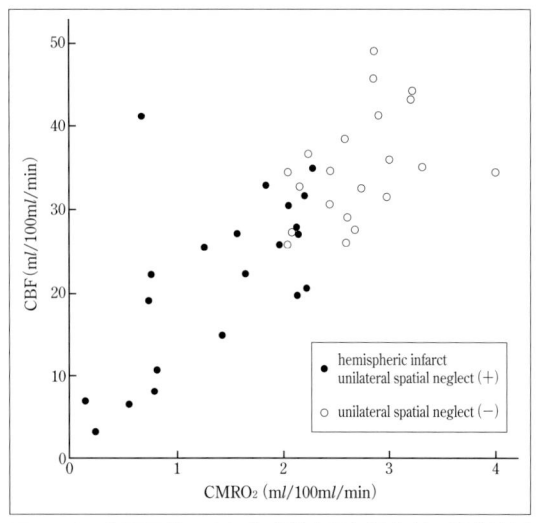

図Ⅶ-3　右頭頂葉でみた左半側空間無視患者の脳血流量（CBF）と脳酸素消費量（CMRO₂）の関連性

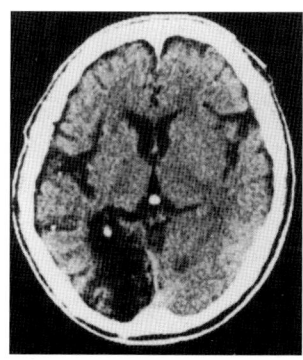

図Ⅶ-4
51歳，男性，右利き。相貌失認。右の後頭葉の広範な梗塞に加え，左の後頭葉下部に小さな梗塞巣を確認した。

発後数度にわたり検査したが，左後大脳動脈領域に新しい病巣は確認できなかった。発症から4週の時点でやっと左後頭葉下部に小さな梗塞巣を確認することができた。しかし，この病巣はやがてCTスキャンで確認できなくなった。右視野の障害は自覚的には訴えられなかった。発症8日目の視野検査で左同名性半盲に加え，右上1/4盲を確認したが，この視野障害は徐々に改善し，やがて消失した。すなわち，慢性期にはCT所見からも視野障害からも，左後大脳動脈領域の障害が存在したことを証明することはできなくなった。

当初病巣が確認できなかったことは，左病巣が軽微であったこと，fogging effectにより病巣が見いだせなかったことに起因すると考えている。神経心理学のcontroversiesの1つに相貌失認がある。CTスキャン導入後，左後頭葉に病巣を認めない一側性の右後大脳動脈領域の梗塞により出現する相貌失認の報告が相次ぎ，本症は右後頭葉の一側性障害で出現するのではないかとの向きもある。しかし，多くの剖検例の検討では両側性障害が確認されていることを考慮すると，本症の発現に右後頭葉が大きく関与していることを否定するわけではないが，左病巣はCTスキャンでは検出できないほど軽微なものである可能性を示唆しているのかもしれない。

3．CTスキャンの断層面は10mmで十分か

CTスキャンによる脳梗塞の診断には種々の限界があり，1回の検査で結論を出すには慎重でなければならない。急性期の梗塞巣は正体を現さないし，fogging effectによる病巣の曖昧化にも留意したい。当然のことながら病巣の大きさも関与してくる。機種や撮影方法，部位，アーチファクトなどに影響されるが，CTで確認するためには，ある程度の病巣の大きさが必要となってくるであろう。スライスの厚さや病巣がそのスライス面のどこに存在するか，すなわち断層面をいかに設定するかも問題になると思われる。

記憶障害と過睡眠状態を訴えた1例を紹介する。60歳の右利き，女性。ある日の夕方，いつもより話し方がややゆっくりしているのではないかと家人は思った。しかし，とくに問題にするほどではないと考えた。その日の夜いつもよりいびきがひどく，その後やや睡眠時間が長くなっている。起床後はいつもと変わりなかったが，その3日後，孫を保育所へ迎えに行くのをすっかり忘れている。日課であり今まで忘れるようなことはなかった。その後眠たい状態は改善した。しかしなんとなく気になるので発症7日目に受診した。神経学的にとくに異常所見は認めなかったが，病歴から睡眠障害と記憶障害が存在した可能性を否定できなかった。

初診日，CTスキャンを実施した。通常のスライス厚10mmの撮影では，明らかな病巣は確認できなかった。視床の下部を検索するためにスライス面を5mm移動させて撮影したところ，右の視床内側下部に境界が不明瞭な梗塞巣を確認することができた（図Ⅶ-5）。慢性期のMRIで同部の陳旧性梗塞巣を確認することができた。

通常のスライス厚で確認できなかったのは，病巣が小さかったことが最大の理由であろう。また，fogging effectによる病巣の不鮮明化も考慮すべきかもしれない。右の病巣であったために症状が軽微であった可能性があるし，小病巣であったため，あるいは，病巣が視床のやや外側部に存在したために症状が目立たなかったのかもしれない。

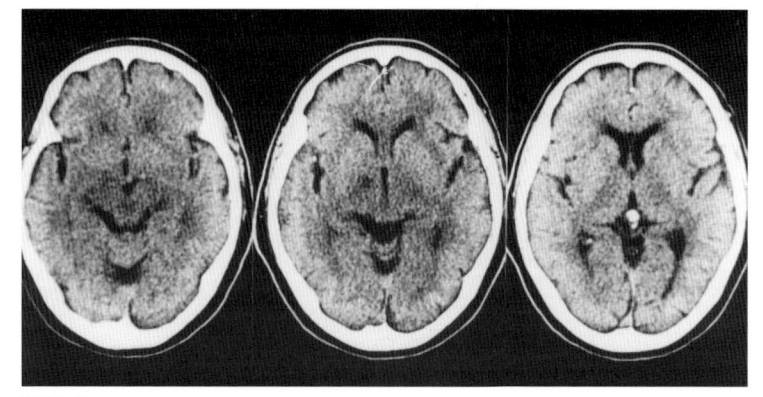

図Ⅶ-5
60歳，女性，右利き。右視床梗塞。通常のスライス厚10mmの撮影では，明らかな病巣は確認できなかった（左右のスライス）。スライス面を5mm移動させて撮影したところ（中央のスライス），右の視床内側下部に梗塞巣を確認することができた。

記憶障害と睡眠障害から視床の障害の可能性も考え病巣の検索をさらに進めたところ，通常のスライス厚では検出できなかった予期しない病巣を確認することができた。できあがった写真で病巣が存在することを診断することは容易である。しかし，写真上確認できない病巣が存在する可能性を無視することはできない。また，病巣が存在しても，臨床症候の責任病巣として疑問が存在するときは，その病巣が今回の責任病巣であると結論するためには別の意味での慎重さが必要である。

4. 同じ血管が閉塞しても同じ症候が出現するわけではない

同じ血管が閉塞したからといって，同じような梗塞巣が出現してくるわけではない。したがって，出現する症候も個々の症例で異なってくるし，同じ症候であってもその予後はさまざまである。脳血管閉塞に伴う梗塞巣の広がりには閉塞に伴う側副血行路の発達程度が大きく関与してくる。

代表的な脳の側副血行路は，①ウィリス(Willis)動脈輪，②脳表を介する動脈間の吻合(leptomeningeal anastomoses)，さらに，③内頸動脈系と外頸動脈系との側副血行路（たとえば眼動脈を介する側副血行路）などであろう。

左後大脳動脈閉塞症を取り上げ血管閉塞症候群の多様性を考えてみたい。

症例は59歳，右利きの男性である。右の口周囲と手掌のしびれ感（手・口感覚症候群）で発症し，翌日には右上下肢の軽度の麻痺が出現した（図Ⅶ-6）。脳血管造影で左の後大脳動脈はcrural segmentで閉塞していた。閉塞より末梢部には左の中大脳動脈からの良好な側副血行路を確認することができた。CTスキャンによる病巣部位は左の視床部に限局していた。この領域は視床膝状体動脈の領域に一致する。左後大脳動脈の基幹部が閉塞しても側副血行路に発達が良好であれば，梗塞巣は限局したものになる。場合によっては無症候性に経過することもある。

左後大脳動脈閉塞症の代表的な神経心理症候は純粋失読であろう。純粋失読の発現に重要な左後頭葉と脳梁膨大部がともに左後大脳動脈の灌流域に存在することを考えると，左後大脳動脈の閉塞に伴い純粋失読が発現してくることは推測に難くはない。しかし，左後大脳動脈が基幹部で閉塞したからといって，本症がつねに出現するとは限らない。通常，本症の病巣は左後頭葉の舌状回や紡錘状回を中心に，楔状回や鳥距回などに広がっている。さらに，脳梁膨大部に病巣が加わると，より重篤で回復が困難であるという。この梗塞巣の広がりには，側副血行路の発達程度が大きく関与してくる（図Ⅶ-7）。

左後大脳動脈閉塞症の17例で検討したとき，

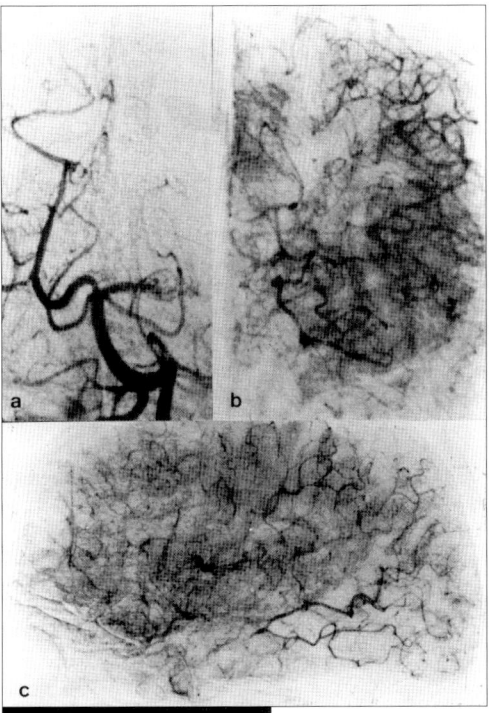

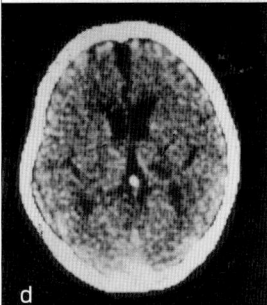

図Ⅶ-6
59歳,男性,右利き。椎骨動脈造影(a)で左後大脳動脈 crural segment での閉塞。左頸動脈造影(b,c)で左後大脳動脈の ambient segment までの良好な側副血行路の造影をみる。CTスキャン(d)での梗塞巣は視床膝状体動脈領域に限局している。

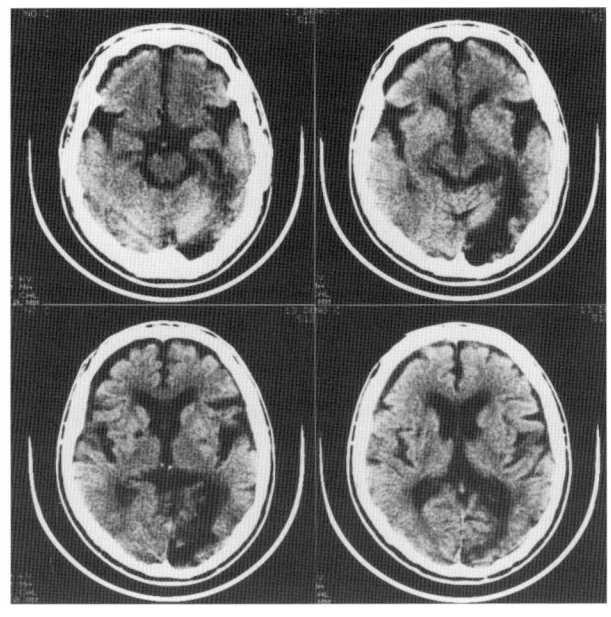

図Ⅶ-7
65歳,男性,右利き。純粋失読,左後大脳動脈閉塞症。左頸動脈造影で潜在性の右中大脳動脈閉塞症を確認している。CTスキャンで左後大脳動脈領域の広範な梗塞をみる。

純粋失読は6例に出現していた[11]。その後症例を重ねているが，この頻度に大きな変化はない。すなわち，左後大脳動脈に閉塞が起こっても，つねに純粋失読を生じるわけではない。純粋失読を呈した自験7例[12]で，画像診断の要点について述べてみたい。7例中6例が左後大脳動脈領域の梗塞であった。椎骨動脈造影により5例で後大脳動脈の閉塞を確認した。2例はcrural segmentで，3例はambient segmentで閉塞していた。他の1例は両側椎骨動脈の閉塞であり，左後大脳動脈領域の造影が得られなかった。失読症状の予後をみると，6例中5例は不良であり，実用的な読みは困難なまま経過した。脳血管造影上，左後大脳動脈領域に有効な側副血行路は観察できなかった。さらに強調したい点は，5例中3例で潜在性の左中大脳動脈の閉塞や内頸動脈の高度の狭窄を認めたことである。このため側副血行路はいよいよ不良であった。純粋失読の予後が良好であった1例では，左中大脳動脈よりの側副血行路が観察され，X線CT上梗塞巣は比較的後頭葉内側面に限局していた。

5．横断断層に冠状断層や矢状断層を

病巣の正確な同定にはMRIが有用である。CTスキャンの時代から横断断層が基本ではあるが，横断断層に加え，冠状断層や矢状断層を撮像することで病巣の同定がより確実となる。

症例は58歳の右利き，男性。右同名性半盲に加え記憶障害を認めた（図Ⅶ-8）。CTスキャンで左後大脳動脈領域に梗塞巣をみたが，海馬の病巣の検索にはMRIの冠状断層が有効であり，左後大脳動脈の閉塞により海馬にも梗塞をみることを確認することができた。

症例は53歳の右利き，男性[13]。ある日の夕方，会社から自家用車を運転して帰宅中，道に迷ってしまった。神経学的検査で地誌的障害を認めた（図Ⅶ-9）。CTスキャンにより右頭頂葉後部で内側面を中心とする皮質下出血を認めたが，病巣部位の確認にはMRIの矢状断層が有効であった。すなわちMRI T₁強調像の矢状断で右の頭頂葉後部の内側を中心として皮質下に高信号域をみるが，この出血部位は頭頂後頭溝より前方にあり，右の頭頂葉〜帯状回後部に限局しており，後頭葉

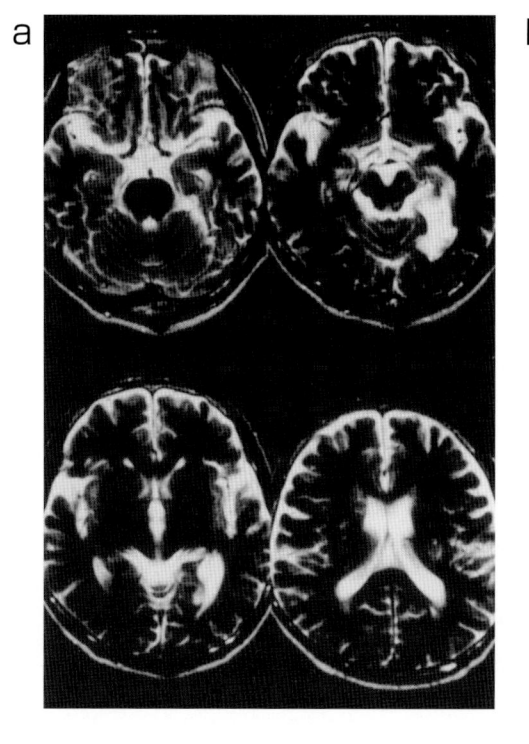

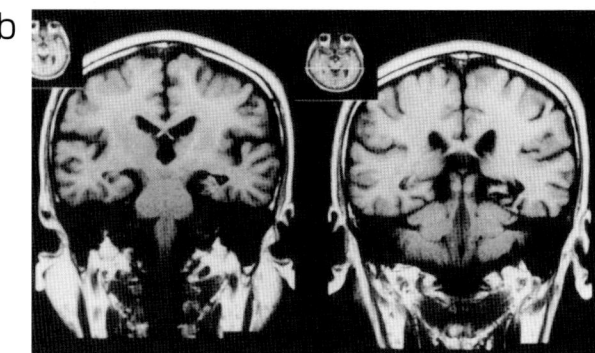

図Ⅶ-8
58歳，男性，右利き。左後大脳動脈閉塞症。右同名性半盲と記憶障害を認める。MRIにて左後大脳動脈領域に梗塞をみる（a）。海馬の病巣の検索にはMRIの冠状断層が有効であり，左の海馬の梗塞巣を確認することができた（b）。

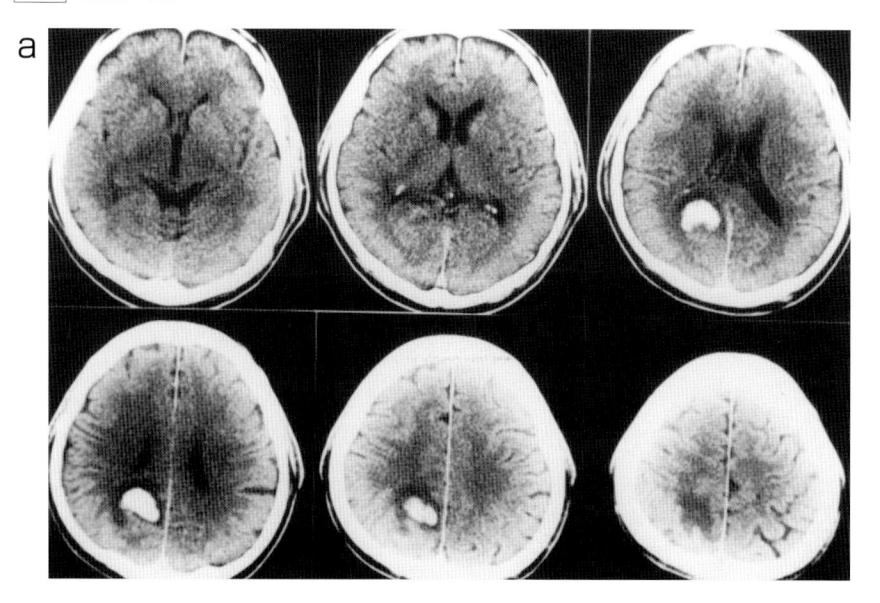

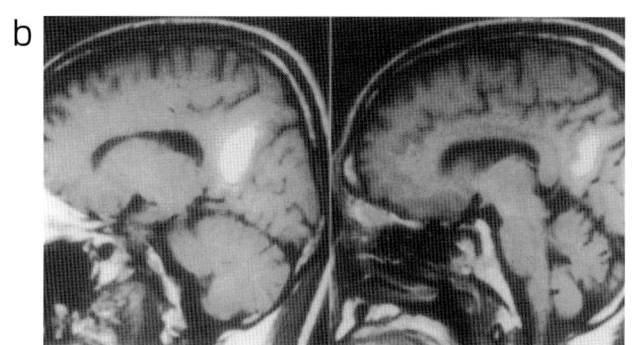

図Ⅶ-9
53歳，男性，右利き。道順障害。CTスキャン(a)により右頭頂葉後部で内側面を中心とする皮質下出血を認めた。MRI T_1 強調像の矢状断(b)で出血部位は頭頂後頭溝より前方にあり，右の頭頂葉〜帯状回後部に限局している。

へは広がっていない。この部位はいわゆる辺縁葉後端部に相当し，純粋な道順障害が出現してくることが知られている[14]。

文 献

1) 菅野 巖，三浦修一，村上松太郎，ほか：$H_2^{15}O$ 瞬時静注法による局所脳血流測定法とその応用．脳神経 39：535-542, 1987.
2) Gomori JM, Grossman RI, Goldberg HI, et al.: Intracranial hematomas; Imaging by high-field MR. Radiology 157：87-93, 1985.
3) 上村和夫，安井信之，田川皓一：高血圧性脳出血の診断と検査—ポジトロンCT (PET) でみた局所脳循環代謝動態．Clinical Neuroscience 4：1354-1357, 1986.
4) McGeer PL, Kamo H, Harrop R, et al.: Positron emission tomography in patients with clinically diagnosed Alzheimer's disease. Can Med Assoc J 134：597-607, 1986.
5) Ishii K, Imamura T, Sasaki M, et al.: Regional cerebral glucose metabolism in dementia with Lewy bodies and Alzheimer's disease. Neurology 47：462-466, 1996.
6) 田川皓一：画像診断．精神科Mook 29 神経心理学（鳥居方策，編）．金原出版，東京，pp.34-48, 1993.
7) 田川皓一：失語と画像診断．A．失語症の画像診断—形態学的診断—．失語症臨床ハンドブック（濱中淑彦，監）．金剛出版，東京，pp.378-398, 1999.
8) 田川皓一：画像診断からみた神経心理学のcontroversies. 神経心理 16：2-12, 2000.
9) 宍戸文男，上村和夫，犬上 篤，ほか：脳血管障害における局所脳循環代謝の変化—ポジトロンCTによる検討．核医学 23：123-134, 1986.
10) 田川皓一：神経心理学におけるポジトロンCTの有用性—最近の話題から—．失語研 10：132-139, 1990.
11) 田川皓一：後大脳動脈閉塞症の神経学的，神経心理学的ならびに神経放射線学的検討．東北医誌 91：197-217, 1978.

12) 田川皓一：純粋失読．神経心理学と画像診断（岸本英爾，宮森孝史，山鳥　重，編）．朝倉書店，1988，pp.86-94．
13) 福原正代，田川皓一，飯野耕三：地誌的障害的障害を呈した右辺縁葉後端部皮質下出血（retrosplenial subcortical hematoma）の1例．失語研 17：278-284，1997．
14) 高橋伸佳，河村　満：街並失認と道順障害．神経進歩 39：689-696，1995．

(田川皓一)

第Ⅷ章　神経心理症候を呈する疾患

❶ 脳血管障害

1. 脳血管障害とは

脳血管障害の概念を理解するためには，画像診断の重みを考慮した世界で広く採用されている診断基準を知ることが近道であろう．

1）アメリカにおける脳血管障害の分類と診断基準

現在，世界的に広く使用されている脳血管障害の分類は，1990年にNINDS（National Institute of Neurological Disorders and Stroke）によって作成された"Classification of Cerebrovascular Disease Ⅲ"（以下CVD-Ⅲ）[1]であろう（表Ⅷ-1）．

本分類の項目は，①臨床病型，②病理，③危険因子と予防，④臨床評価，⑤補助検査，⑥脳卒中後の患者の状態の評価，⑦解剖の7つに分けられている．

臨床病型は，①無症候性脳血管性障害と②局所障害型脳血管性障害，③脳血管性痴呆，④高血圧性脳症に分類されている．

画像診断の発達により無症候性脳血管性障害の存在を容易に確認することができるようになった．無症候性病変の臨床的意義については，今後

表Ⅷ-1　脳血管性障害の分類（CVD-Ⅲ）

```
Ⅰ．臨床病型
  A．無症候性脳血管性障害
  B．局所障害型脳血管性障害
    1．一過性脳虚血発作（TIA）
      a．内頸動脈系，b．椎骨動脈系，c．両動脈系，
      d．部位不明，e．一過性脳虚血発作疑い
    2．脳血管障害（stroke）
      a．時間経過からみた分類
        1）改善型，2）増悪型，3）不変型
      b．脳血管障害の病型
        1）脳出血，2）くも膜下出血（SAH），
        3）脳動静脈奇形からの頭蓋内出血，
        4）脳梗塞
          a）機序
            （1）血栓性，（2）塞栓性，
            （3）血行力学性（hemodynamic）
          b）臨床的カテゴリー
            （1）動脈硬化性，（2）心原性，
            （3）ラクネ，（4）その他
          c）梗塞部位
            （1）内頸動脈，（2）中大脳動脈，
            （3）前大脳動脈，
            （4）椎骨脳底動脈
              （a）椎骨動脈，（b）脳底動脈，
              （c）後大脳動脈
  C．脳血管性痴呆
  D．高血圧性脳症
Ⅱ．病理（省略）

脳血管障害の背景要因
Ⅲ．危険因子と予防（省略）
Ⅳ．臨床評価（省略）
Ⅴ．補助検査（省略）
Ⅵ．脳血管障害後の状態の評価
  A．認知能力
  B．コミュニケーション能力
  C．機能レベル
    1．retrospectiveな評価
    2．prospectiveな評価
Ⅶ．解剖（省略）
```

（National Institute of Neurological Disorders and Stroke Ad Hoc Committee：Classification of Cerebrovascular Diseases Ⅲ．Stroke 21：637-676, 1990[1]より抄訳）

検討すべき課題も多いが，本分類の冒頭に無症候性脳血管性障害があげられていることは，画像診断の普及を如実に物語るものであろう。次の局所性障害型の脳血管性障害が，通常臨床の場で用いる脳血管障害の診断に相当する。脳血管障害の臨床経過からみた診断，病型からみた診断であり，さらに，脳梗塞では発現機序を考慮した診断が続くことになる。さらに，脳血管性痴呆が独立した病型としてあげられている。社会医学的な重要性の変化をうかがい知ることができる。

臨床診断としての本分類の有用性は，臨床病型を理解することにつきる。さらに，病理的にあるいは臨床評価や補助検査により，臨床診断をさらに補完することになる。危険因子や予防，さらには脳卒中後の患者の状態の評価について触れていることは，疫学やリハビリテーションの領域でも応用できるように配慮したものであろう。

CVD-Ⅲでは，各項目について解説が加えられている。なお，CVD-Ⅲの解説の抄訳はすでに別の書物で紹介した[2]。ここでは要点を整理してみたい。なお，背景因子の1つとして，脳卒中後の患者の状態の評価があげられており，認知能力やコミュニケーション能力，機能レベルについて要点が述べられている。脳血管障害の診療の場での神経心理学的評価の重要性を示唆するものであり，その解説を紹介したい。

Ⅰ．臨床病型

A．無症候性脳血管性障害：脳血管障害による脳症状や網膜症状をみない状態。

B．局所障害型脳血管性障害

1．一過性脳虚血発作（TIA）：脳虚血による局所性の脳機能障害がごく短時間出現するもので，通常発作は1本の血管系（左右の頸動脈系ないしは椎骨動脈系）に限局している。症状の持続が24時間以内のものを便宜的にTIAと定義するが，発作が長くなればなるほど，X線CTやMRIで梗塞巣がみつかる頻度が高くなる。

通常持続時間は2〜15分で，発症は急速，多くは2分以内に症状が完成する。遅くとも5分以内である。数秒で症状が消失するようであればTIAらしくはない。それぞれの発作ではなんら神経脱落症状を残さないが，ときには発作を繰り返す。

内頸動脈系の典型的なTIAは2分以内に症状が完成し，病巣と反対側の以下の症候の1つ以上を呈してくる。左側であれば，①運動障害（構音障害，右上下肢の脱力や麻痺，巧緻運動障害），②左眼の視力低下（amaurosis fugax），まれに右同名性半盲，③感覚障害（右の上肢を中心とした感覚鈍麻や異常感覚）などを呈してくる。左側の障害では失語をみることもある。Amaurosis fugaxは，他の症状を伴わずに出現することがある。その持続は2〜3分のことが多い。

椎骨脳底動脈系のTIAでは2分以内に急速に以下の症状が出現してくるのが特徴である。①運動障害（脱力や麻痺，巧緻運動障害。上肢や下肢，顔面筋，左側や右側のさまざまな組み合わせ），②視野障害（一側性，両側性），③平衡障害や回転性めまい，複視，嚥下障害，構音障害などは特徴的な症候であるが，これらの症候が単独に出現する場合はTIAではない可能性が高い。

TIAの診断は，病歴とその病歴を聴取し解釈する技術にかかっている。"しびれ感"や"めまい感"などは，必ずしもTIAを思わせる症状ではない。症状の発現様式やタイミング，状況などが，診断に重要である。TIAで出現しうる症状を呈してはいるが，確診には至らない患者も多い。症状が典型的でなかったり，不自然な状況で出現したり，あまりにも記述があいまいであったりする場合は，"TIAの疑い"と診断し，病歴聴取をさらに進めることや再発後に再評価したりすることが有用であり，TIAは安易に診断するものではない。TIAであれば，脳梗塞の予防のためのそれなりの検査や治療が必要となる。なお，以下の症状のみが出現した場合はTIAとしては非典型的であるし，むしろ否定的であると考えられる。①椎骨脳底動脈系の障害に由来する他の症状を伴わない意識障害，②強直性間代性痙攣，③身体の数領域にわたって症状がマーチする，④閃輝暗点など。

以下の症状はTIAとはみなされない。①感覚障害のマーチ，②回転性めまい（vertigo）のみ，③めまい感（dizziness）のみ，④嚥下障害のみ，

⑤構音障害のみ，⑥複視のみ，⑦尿便失禁，⑧意識レベルの変化と関連した視力障害，⑨片頭痛に関連した局所症状，⑩confusionのみ，⑪健忘のみ，⑫drop attackのみなど．

TIAについての説明が長くなったが，臨床の場で安易に診断されたり，誤った概念で話題に上ったりすることが多いので注意したい．

2．脳血管障害（stroke）：脳血管障害は脳梗塞や脳出血，くも膜下出血などの臨床症候群の総称である．

　a．脳血管障害発症後の経過：改善型や増悪型，安定型に分類できる．

脳卒中患者は種々の理由で症状が悪化する．もっとも普通にみられるのは，いわゆるprogressing stroke（stroke-in-evolution）である．脳卒中患者の約半数は発作後最初の数分間，あるいは数時間で症状の増悪を示している．1/4の患者では入院後に症状の悪化をみる．徐々に増悪すること（smooth worsening）もあれば，段階的に増悪すること（step-like worsening）もある．また，改善をみた後に増悪するなど動揺しながら悪化すること（fluctuating worsening）もある．

ある一定期間（たとえば72時間）症状が変化しない安定した脳血管障害は，"completed stroke"に相当する．しかし，"completed stroke"には矛盾する2つの解釈がある．1つは進行が止まった脳卒中であるが，他方では，完全片麻痺や半身の感覚脱失などこれ以上悪くなりようがない重症の状態にも使われることがある．24時間以上は症状が持続するが1〜3週で完全に消失するとき，完全回復脳卒中（reversible ischemic neurologic deficit：RIND）と呼ばれている．

　b．脳血管障害の病型：合理的な治療や予後の判定には脳血管障害の病型を決定することが重要である．X線CTやMRI，腰椎穿刺により頭蓋内出血性疾患を診断し，脳梗塞と鑑別する．脳梗塞のさらに具体的な診断（血栓か塞栓か）には，基礎疾患の把握や理学的検査，画像診断が重要となる．

　　1）脳出血：脳血管障害の約10％が脳出血である．高血圧，とくに未治療の高血圧が，もっとも重要な基礎疾患である．他の原因としては，破裂性脳動脈瘤や脳動静脈奇形，海綿状血管腫などの血管腫，血液疾患，抗凝血薬療法，アミロイド・アンギオパチー，脳腫瘍などがある．通常急性の経過をとり，しばしば頭痛や意識障害をみることもある．発症前に高血圧がなくとも，初診時には血圧は上昇していることが多い．高血圧性脳出血の一般的な病巣部位は大脳基底核や視床，皮質下（葉出血：lobar hemorrhage），小脳，脳橋であり，臨床像は出血の部位とその大きさによって決まる．臨床像については後述する（☞p.149）．

脳出血患者の多くは高血圧を有する．症候のみで脳血管障害の他の病型と区別できないこともある．診断はX線CTで脳実質内の出血を確認することが重要である．X線CTが普及するにつれ，ほとんど頭痛もなく軽症で脳梗塞と鑑別できない小出血が存在することが明らかとなった．脳出血の診断にはX線CTをルーチン検査として実施する必要がある．なお，脳出血では発症24時間以内に症状の改善を示すことはまれである．

　　2）くも膜下出血（SAH）：くも膜下出血は突然の激しい頭痛で発症する．発症の突発性と痛みの激しさは劇的であり，通常の仕事ができなくなるほどである．しばしば急激な意識レベルの変化をみる．意識障害は2，3分以内に回復することもある．発症時，嘔吐をみることが多い．くも膜下出血は，他の病型の脳血管障害に比べると，若年者が多く，発症前に高血圧や脳血管障害の危険因子となる他の基礎疾患を有することが少ない．症候については後述する（☞p.151）．

　　3）脳動静脈奇形（AVM）からの頭蓋内出血：脳動静脈奇形からはくも膜下出血や脳内出血，あるいはその両者が発症する．脳動静脈奇形からの出血は破裂性脳動脈瘤に比較し，重篤でないことが多い．痙攣をみることもある．

　　4）脳梗塞：脳梗塞の患者の多くは高血圧や糖尿病，心臓病などの脳血管障害の危険因子を有していることが多い．また，TIAや脳梗塞の既往を有することも多い．脳梗塞では発症時に強い頭痛や嘔吐をみることは例外的である．その場合は，ほとんどは椎骨，脳底動脈系（後大脳動脈を含む）の梗塞に限られる．神経症状は通常急性に出現するが，数時間〜数日かけて悪化し続ける

ともある．症候については後述する（☞ p.145）．

脳梗塞は発症機序から，血栓性と塞栓性，血行力学性に分類されている．

血栓性の梗塞（脳血栓症）は動脈硬化性プラークの部位に血栓がさらに沈着し，血管を閉塞することにより発症する．塞栓性の梗塞（脳塞栓症）は栓子により動脈が閉塞したときに発症する．栓子は心臓内や大血管の壁在血栓に由来することが多い．血行力学性の脳梗塞は，脳動脈の主幹部に重度の狭窄や閉塞があるときに，脳灌流圧が高度に低下し，側副血行路による代償機能が障害されるときに発症する．

脳梗塞の臨床的カテゴリーは，通常動脈硬化に基づく血栓性梗塞と心原性塞栓による梗塞，ラクナ梗塞に分類されている．病態や治療を考えるうえでも，臨床カテゴリーを明確にしておく必要があると思われるが，臨床的にはこれらのタイプに分類することができず，分類不能の脳梗塞とされる場合も多い．

動脈硬化性の血管閉塞は，頭蓋外や頭蓋内の大血管の動脈硬化性病変を基盤として生じる．動脈硬化を基にした脳梗塞が起こる過程は大きく2つに分けられる．第1のメカニズムはプラークが大きくなって血管内腔をおおってしまう場合であるが，この場合にはしばしば血栓の重畳を伴うことになる．血管が閉塞すると血流の淀みを生じ凝血塊が元来の閉塞の上部に形成され，さらに閉塞が遠位側へと進んでいく．第2のメカニズムとして，血栓やプラークの断片が塞栓源となり脳塞栓を生じることがあげられる．これを動脈原性脳塞栓（artery-to-artery embolism）と呼ぶ．動脈硬化性の血栓による脳梗塞では，他の病型の脳血管障害に比べ，TIAの既往歴や頸部血管雑音を認めることが多い．臨床診断には，動脈硬化によると思われる脳動脈の狭窄や閉塞の所見を見いだすことが重要である．

心原性脳塞栓の臨床診断には心原性，ないしは経心性の塞栓源を見いだし，ほかに原因となるものがないことを明らかにすることが重要である．塞栓源を生じうる心臓疾患としては，心房細動や心房粗動，新鮮な心筋梗塞，うっ血性心不全，僧帽弁や大動脈弁疾患などが重要である．塞栓源が，左右の心臓シャントを通しての経心性の場合（paradoxical embolus）には，通常の原因は末梢静脈血栓である．心原性の脳塞栓では，同時に脳や全身の諸動脈に多発性の梗塞をみることがある．なお，CVD-IIIでは，この型の脳塞栓症はこれまで突発発症であると述べられてきたが，症例によってはそれほど画一的ではないことを指摘している．また，突発完成型の発症様式が特徴的ではあるが，症候は増悪することもあることが指摘されている．画像診断で経過中に出血性梗塞を呈することもある．多くは大脳皮質領域を含み動脈灌流域に一致した梗塞巣を認める．

ラクナ梗塞は大脳の深部の小さな穿通動脈領域に生じる小病巣の臨床的カテゴリーとして使用されている．これらの穿通動脈は脳内の主要動脈から分岐し，大脳半球の深部白質や灰白質，脳幹に血流を送っている．これらの動脈には十分な側副血行路が存在しないため，血栓や塞栓によって血流が途絶すると，灌流域に限局した梗塞を生じてくる．時間が経過すると，梗塞は囊胞状となり液体で満たされる．正常組織に囲まれたこの状態が，ラクナ（lacune），すなわち湖と呼ばれる．ラクネは病理用語である．臨床診断は画像診断や病巣に特有な臨床症候群によってくだされる．画像診断では臨床徴候に見合う部位に存在する直径1.5cm以下の小病巣を認める．ラクネによる古典的な臨床症候群（ラクナ症候群）としては，pure motor hemiparesis, pure sensory stroke, ataxic hemiparesis, dysarthria clumusy hand syndromeなどがある．しかし，繰り返し画像診断を試みても異常を見いだせないこともある．なお，小出血や皮質梗塞でも，同様の臨床症候群を生じる可能性がある．一般に，予後は良好である．大きなラクネ（giant lacuneと呼ばれることがある）は，複数の穿通枝動脈の障害により生じるが，頭蓋内の比較的大きな動脈の障害に関連していることもある．

臨床症状は，障害部位と大きさにより決まってくる．梗塞部位を明確にすることが必要である．脳の血管系は頸動脈系と椎骨動脈系の大きく2つに分けられる．各血管系の解剖やその閉塞による臨床症候群（血管閉塞症候群）は後述する（☞ p.145）．

C．脳血管性痴呆：大きな脳動脈の単独の閉塞による脳梗塞によって，あるいは，多発性の小さな脳梗塞によって脳が広範に障害されると，認知能力に低下が起こってくる．しかし，脳血管障害を原因とする痴呆の頻度がどの程度であるかについては，議論の多いところである．痴呆の罹患率は，脳血管障害と同様に，高齢者で高くなる．多発性の脳梗塞が存在すると，脳血管性痴呆と考えられがちであるが，小さな単独の脳梗塞は痴呆の原因とはなりにくい．現在のところ，脳梗塞のない慢性的な脳虚血により痴呆が起こるという概念を支持する証拠はほとんどない．

D．高血圧性脳症：今日では高血圧性脳症をみることは比較的まれである．慢性的に血圧のコントロールが不良な患者で発現し，高血圧と診断されて間もない患者で発症することはまれである．血圧は急激に上昇する．頭痛を訴え，反応が鈍くなり，痙攣を生じる．ときには一過性の神経脱落症状を呈することもあるが，神経脱落症状の程度にしては意識障害が重度である．眼底には火炎状出血や網膜浸出物とともに乳頭浮腫が認められる．高血圧脳症の患者では，通常拡張期血圧は130 mmHg 以上となっている．画像診断や腰椎では脳の実質内外に出血はない．髄液圧は高い．高血圧性脳症の患者では血圧が低下するにつれて徐々に反応がよくなってくる．一方，他の型の脳血管障害では神経症状がより顕著になってくる．画像診断と腰椎穿刺により診断が確定する．

Ⅱ，Ⅲ，Ⅳ，Ⅴ：省略

Ⅵ．脳血管障害後の状態の評価：脳血管障害後の個人の能力やその限界について分類することは，治療の選択や退院の計画，リハビリテーションの効果の評価などについて，臨床的，疫学的，経済的側面から検討するうえで重要である．しかし，この種の評価は現実的には必ずしも容易ではない．

評価には，客観的で再現性を有し，脳血管障害後継続して施行できる検査を使用して実施するのが理想的である．認知能力，コミュニケーション能力の場合には比較的満足できる評価が得られる．しかし，機能レベルには神経学的徴候や合併症（心血管系疾患や骨関節炎），教育的背景，家族の援助，家庭や職場の受け入れ状態などが複雑に絡んでくるので，単一の測定法でこのすべての領域を網羅して評価するには困難が多い．

長年にわたって，脳卒中後の認知能力，コミュニケーション能力，機能レベルを評価するための検査法が臨床応用され改良されてきた．日常よく利用されている検査法について，簡単に解説する．

A．認知能力：脳血管障害後の認知能力は，障害のない状態から昏睡まで広範囲にわたっている．急性期を過ぎると，認知能力の障害，判断力や計画性，推理力などの高次脳機能の障害，あるいは視覚的認知能力などについて，詳細な神経心理学的検査による評価が必要になってくる．この目的で，Wechsler 成人知能検査改訂版（WAIS-R），Wechsler 記憶検査改訂版（WMS-R），Halstead-Reitan 神経心理検査のような評価テストが広く利用されている．

脳の器質的障害や心因反応により，脳血管障害後にうつ状態が出現してくることに留意したい．うつ状態の予防的治療の効果については議論のあるところであるが，うつ状態は脳血管障害後の機能回復を遅らせる可能性があることを考慮しておきたい．

B．コミュニケーション能力：コミュニケーションの障害は，通常失語や構音障害，失行＊に分類されている．しかし，注意深く評価すると種々の領域にわたる障害が明らかになる．

標準化された失語症検査は，言語の入力系（聴覚的，視覚的，触覚的），出力系（発語，書字，ジェスチャー），ならびにその過程を評価する．検査はこれらの要素を概括的に評価し，言語プログラムを計画するのに有用である．しかし，個々の失語症者では，たとえば聴覚的理解のような特殊な領域での精査が必要になることがある［失語症の検査としては，Porch Index of Communicative Ability，Boston 失語症検査（Boston Diagnostic Aphasia Examination），Minnesota 失語症検査（Minnesota Test for Differential Diagnosis of Aphasia），Western Aphasia Battery（WAB），Token

---

＊失行に対して訳者としての註をつけたい．
ここでいう失行とは言語によるコミュニケーションの障害の一要因としての失行であり，言語学や言語聴覚士の領域で発語失行や構音失行と呼ばれている概念に相当するものと考えられる．行為の高次脳機能障害としての失行ではない．なお，失語の領域で発語の障害を失行として論じるのに抵抗を感じる立場の人々も多い．

表VIII-2 Rankin Disability Scale

Grade	障害の程度
1	とくに問題となる障害はない。通常の日常生活は可能。
2	軽度の障害。活動がいくぶん障害されているが、介助なしに自分のことができる。
3	中等度の障害。なんらかの介助を必要とするが、独歩可能。
4	比較的重度の障害。歩行や日常生活に介助を要す。
5	重度の障害。ベッド上の生活、失禁、つねに看護や注意を必要とする。

表VIII-3 Barthal Index

セルフケア Index	
1	コップの水を飲む
2	食事
3	上半身の着替え
4	下半身の着替え
5	装具をつける
6	頭髪の手入れ
7	洗面や入浴
8	排尿
9	排便

移動動作 Index	
10	椅子に座ったり立ったりする
11	トイレで座ったり立ったりする
12	浴槽やシャワーの使用
13	50ヤード(約46m)の平地歩行
14	階段の昇降
15	車椅子の操作(歩けない場合)

Test, Reading Comprehension Battery for Aphasiaなどがある]。

失語とは異なり、失行や構音障害は運動コントロールが障害された結果として言語の明瞭度が障害されてくる。言語の明瞭度を決めるのに最近よく使用される検査法はAssessment of Intelligibility of Dysarthric Speechであり、文や単語を読む際の明瞭な単語と不明瞭な単語の数を測定する。このような評価は言語訓練の経過を観察したり、ゴールを設定したりするのに有用である。

C. 機能レベル：運動能力、セルフケア能力の評価は、客観性や再現性を有し、脳血管障害患者に広く応用することができなければならない。しかし、多くの機能の評価尺度や日常生活動作の尺度はこれらの基準を満足させるものではない。治療法の検討や治療成績の評価、その客観的な比較のためには標準化された評価法が必要である。

1. retrospectiveな評価：多くの評価法が任意に選択されているが、比較的広く用いられているRankin ScaleとBarthal Indexの2つが適切な評価法であろうか。Rankin Scale(表VIII-2)は、対象をGrade 1(明らかな障害をみない)～Grade 5(全面介助を要する重度の障害)までの5段階の大きなカテゴリーに分類する。Rankin Scaleは、概括的な評価法ではあるが、prospective, retrospectiveの両評価に使用されている。

2. prospectiveな評価：Rankin Scaleをretrospectiveに使用すると、重要な小さな機能的変化を不明瞭にするおそれがある。より詳細な評価が可能となるprospectiveな研究においては、より精密な評価法の使用が望まれるところである。この目的で広く使用されている評価法はBarthal Index(表VIII-3)であろう。Barthal Indexでは15項目を、それぞれ4段階に評価する［レベル1：自立、レベル2：補助具を使用しての自立(たとえば、杖や改良した食器)、レベル3：他人の介助を必要とする、レベル4：完全に他人に依存している］。Barthal Indexの修正版がGrangerらにより報告されている。

2) 日本における脳血管障害の分類と診断基準

わが国における脳血管障害の診断基準としては、1962年の文部省総合研究班(沖中重雄班長)による分類[3]や1985年の厚生省循環器病研究委

託費による「脳卒中の診断基準に関する研究」班（田崎義昭班長）の分類[4]，1990年の厚生省循環器病研究委託費による研究班（平井俊策班長）による分類[5]が代表的であろう。脳血管障害の分類や診断基準の時代的背景や変遷をみるにはこの3分類を比較するとよいが，ここでは厚生省循環器病委託研究班（1990）の分類と診断基準を紹介したい（表Ⅷ-4）。脳血管障害の臨床像や診断の実際を理解するのに役立つであろう。

本分類と診断基準は基本的には脳梗塞を脳血栓と脳塞栓に，頭蓋内出血を脳出血とくも膜下出血に分類する以前からの流れを引き継いだもので，臨床的な診断に重きを置いた分類である。X線CTも診断基準に組み込まれており，X線CTなくしては脳血管障害の診療は語れない時代になったことを示している。もはや正確な診断に基づかない脳血管障害の治療は考えられない時代であり，さらに，MRIやポジトロンCT，SPECTの導入により形態学的，機能的診断はさらに精度を増すことになった。

一方では，世界の脳血管障害の分類の流れから，CVD-Ⅲを意識した分類でもある。画像診断の進歩により検出できるようになった無症候性脳梗塞について記載し，虚血性の脳血管障害で症候を有

表Ⅷ-4 脳血管障害の分類と診断基準
［厚生省循環器病委託研究班（平井俊策班長）1990］

A．明らかな血管性の器質的脳病変を有するもの
　1．虚血群＝脳梗塞（症）＊
　　①脳血栓症
　　②脳塞栓症
　　③分類不能の脳梗塞
　2．出血群＝頭蓋内出血
　　①脳出血
　　②くも膜下出血
　　③その他の頭蓋内出血
　3．その他
　　臨床的に脳出血，脳梗塞（症）などの鑑別が困難なもの
B．その他
　①一過性脳虚血発作
　②慢性脳循環不全症
　③高血圧性脳症
　④その他
　＊：脳血管性発作を欠き，神経症も認められないが，偶然CTなどで見いだされた脳梗塞は，無症候性脳梗塞と呼ぶ。その他の症候を有する脳梗塞は脳梗塞症と呼ぶことが望ましい

（診断基準）
A．明らかな血管性の器質的脳病変を有するもの
　1．虚血群＝脳梗塞（症）
　　1）脳血栓症
　　　(1) 臨床症候
　　　　1．安静時の発症が少なくない
　　　　2．局所神経症候は病巣部位によって左右され多彩であるが，片麻痺，半側感覚障害が多い
　　　　3．意識障害はないか，あっても軽い。ただし椎骨脳底動脈系の脳血栓症では高度の意識障害がみられることがある
　　　　4．症状の進行は比較的緩徐で，段階的な進行を示すことが少なくない
　　　(2) CT所見
　　　　1．発症1〜2日後に責任病巣に相当するX線低吸収域（LDA）が出現する
　　　　2．X線高吸収域（HDA）を欠く
　　　(3) その他
　　　　動脈硬化を伴う基礎疾患（高血圧，糖尿病，高脂血症など）が存在することが多い
　　2）脳塞栓症
　　　(1) 臨床症候
　　　　1．特定動脈領域の局所神経症候が突発し，数分以内に完成する。大脳皮質を含む病巣が多く，失語，失認などの大脳皮質症状を伴うことが少なくない
　　　　2．軽度の意識障害を伴うことが多い
　　　　3．頸部動脈に血管雑音（bruit）を聴取することがある
　　　(2) CT所見
　　　　1．発症1〜2日後に責任病巣に相当するX線低吸収域（LDA）が出現する
　　　　2．発症直後はX線高吸収域（HDA）を欠くが数日後に出血性梗塞によるHDAの混在を病巣部位にみることが多い
　　　(3) その他
　　　　1．下記の塞栓源の可能性が存在する
　　　　　心臓疾患（心房細動，弁膜疾患，心筋梗塞など）
　　　　　頸部動脈の動脈硬化性所見
　　　　　空気塞栓
　　　　　脂肪塞栓
　　　　2．脳血管撮影では閉塞動脈に血管内栓子の存在が証明されることがあり，また経時的には栓子の移動または再開通を認めることが多い
　　　　3．頸部エコー検査などにより頸部動脈に壁在血栓を確認しうることがある
　2．出血群＝頭蓋内出血
　　1）脳（実質内）出血
　　　(1) 臨床症候

1. 通常，高血圧症の既往があり，発症時には著しく血圧が上昇する
2. 日中活動時に発症することが多い
3. しばしば頭痛があり，ときに嘔吐を伴う
4. 意識障害をきたすことが多く，急速に昏睡に陥ることもある
5. 局所神経症候は病巣部位によって左右され，多彩であるが，被殻，視床の出血の頻度が高く，片麻痺，片側性感覚障害が多い

(2) CT所見
発症直後から出血部位に一致してX線高吸収域（HDA）が出現する
（注）確定診断は脳実質内巣の出血巣を証明することである．高血圧による脳細動脈の血管壊死もしくは類線維素変性が原因となり出血する高血圧性脳出血が一般的である．小出血では頭痛，意識障害を欠き，脳梗塞との鑑別が困難なものがある．臨床症状による診断は蓋然的なものであり，確定診断はCTによる血腫の証明が必須である

2) くも膜下出血
(1) 臨床症候
1. 突発する激しい頭痛（嘔気，嘔吐を伴うことが多い）で発症する
2. 髄膜刺激症状（項部硬直，Kernig徴候など）がある
3. 発症直後は局所神経症候が出現することは少ない（ただし，ときに発症当初より一側性の動眼神経麻痺を呈する）
4. 発症時に意識障害をきたすことがあるが，しばしば一過性である
5. 網膜前出血をみることがある
6. 血性髄液（注）

(2) CT所見
1. くも膜下腔（脳槽，脳溝など）に出血によるX線高吸収域（HDA）を認める
2. ときに脳実質内の出血を合併することがある

(3) その他
脳血管撮影では脳動脈瘤，脳動静脈奇形などの血管異常を認めることが多い
（注）確定診断はくも膜下腔への出血の確認であるが，CTで出血が証明される場合は髄液検査の必要はない

B. その他
1) 一過性脳虚血発作
(1) 臨床症候
1. 脳虚血による局所神経症候が出現するが，24時間以内（多くは1時間以内）に完全に消失する
2. 症候は急速に完成し，かつ急速に寛解することが多い
3. 出現しうる症候は多彩であるが，内頸動脈系と椎骨動脈系に大別しうる
　a. 内頸動脈系
　　a) 片側性の運動麻痺，感覚障害が多い
　　b) 失語，失認などの大脳皮質症状をみることがある
　　c) 発作を反復する場合は同一症候のことが多い
　　d) 脳梗塞へ移行しやすい
　b. 椎骨脳底動脈系
　　a) 症候が片側性，両側性のいずれの場合もありうる
　　b) 脳神経症候（複視，めまい，嚥下障害など）を伴うことがある
　　c) 発作を反復する場合には症候の変動がみられる
　　d) 脳梗塞に移行することは少ない

(2) CT所見
1. 責任病巣に一致する器質的脳病変はみられない
2. 偶発的に器質的脳病変が認められても症候発現と無関係であると判断しうる場合には「一過性脳虚血発作」と判断しうる

(3) その他
1. 脳血管撮影では，頸部動脈の動脈硬化性変化（狭窄，潰瘍形成など）がみられる
2. 頸部エコー検査などにより，頸部動脈に壁在血栓を確認しうることがある

2) 慢性脳循環不全症
脳の循環障害によると考えられる，頭重感，めまいなどの自覚症状が動揺性に出没するが，血管性の器質的脳病変を示唆する所見が臨床症候上でも，画像診断上でも認められず，かつ一過性脳虚血発作の範疇に属さないもの

(1) 臨床症候
1. 脳循環障害によると考えられる種々の自覚症状（頭重感，めまいなど）が出没する
2. 脳の局所神経症候を示さない
3. 高血圧を伴うことが多い
4. 眼底動脈に動脈硬化性変化を認める
5. 脳灌流動脈に血管雑音を聴取することがある

(2) CT所見
血管性の器質的脳病変を認めない

(3) その他
1. 脳血管造影，頸部エコー検査などで脳灌流動脈の閉塞，狭窄病変を認めることがある
2. 脳循環検査で脳血流低下を認める
3. 年齢は原則として60歳以上
4. 上記の自覚症状が他の疾患によるものでないことが十分に確かめられていること

＊：MRIにより血管性の器質的脳病変がないことを確かめておくことが望ましい

3) 高血圧性脳症
急な血圧，ことに拡張期血圧の上昇に際して，頭痛，悪心，嘔吐，黒内障などとともにことに痙攣を伴う一過性の意識障害をきたす発作をいう発作を起こす時期には通常高血圧症は悪性の状態になっているが，その他急性糸球体腎炎（高血圧が中等度でも，発作の起こることがある）や子癇が原因となって起こる場合もある

＊：高血圧性脳症の診断基準は1985年のものと同じ

[平井俊策：日本臨牀 51(増): 7-15, 1993[5)]]

するときは脳梗塞症と呼ぶことが望ましいと提案している。この名称が臨床の場でいかに定着するかは、ひとえに無症候性脳梗塞の臨床的意義の確立にかかっているといえよう。臨床の場では、残念なことに症候性か無症候性かの厳密な区別もないままに脳梗塞や多発性脳梗塞などの臨床診断がひとり歩きしていることも多い。

なお、脳血管性痴呆は分類から除外されている。脳血管性痴呆という診断名は脳梗塞と重複する点があり、同一の病態に重複した診断名はつけないとする立場が示されている。

新しい概念として慢性脳循環不全症が提唱されている。脳動脈硬化症に代わる診断名として臨床的に、画像診断的に厳密に定義したものと思われるが、X線CTやMRIで血管性の器質的病巣は認めず、かつ出没する頭重感やめまいなどの自覚症状が脳循環障害に起因するとの証明は、はなはだ困難であるといわざるをえない。

補助診断としては、X線CTの重みが述べられている。その普及度や簡便性から当然のことであろう。一方、脳血管造影は脳塞栓やくも膜下出血、一過性脳虚血発作、慢性脳循環不全症の項目で記載されている。脳塞栓では閉塞動脈に血管内栓子を証明することや経時的検査で栓子の移動、再開通を認めることは重要な所見である。とくに最近では脳塞栓の超急性期治療として血栓溶解療法が論じられる時代である。くも膜下出血の診療は、脳血管造影で脳動脈瘤や脳動静脈奇形などの出血源が確認されて始まるといえる。通常の高血圧性脳出血や高齢者の穿通枝領域のラクナ梗塞を考えると、脳血管造影が積極的な適応になるとは思えない。しかし、比較的若年者での血栓性の主幹動脈病変が疑われるときは、脳血管病変の積極的な検索が必要であろう。主幹動脈病変のスクリーニング検査としてMRアンギオグラフィーや神経超音波検査が重要である。本法により頸部頸動脈の狭窄や閉塞所見を得ることができる。

2. 脳梗塞の神経症候学

脳動脈の閉塞に伴って出現する神経症状は多彩である。梗塞巣の広がりは脳動脈の閉塞に伴って形成される側副血行路の発達程度に左右され、同一部位で閉塞したからといって、同じ症状が出現してくるとは限らない。意識障害を生じる重症例もあれば、無症状に経過し、偶然の機会に動脈閉塞が発見されることもある。ここでは血管閉塞に伴う定型的な症候について、すなわち血管閉塞症候群について述べることにする。

1）脳動脈の灌流域

脳を灌流する動脈は内頸動脈系と椎骨動脈系の2つの系統に分けられる（基本図譜C）。

内頸動脈は、眼動脈や前脈絡叢動脈を分枝した後、前大脳動脈と中大脳動脈に分かれる。前大脳動脈や中大脳動脈からは多数の穿通枝が分岐し、大脳基底核部や深部の大脳白質部を栄養している。前大脳動脈の皮質枝は主として前頭葉内側部を灌流している。左右の前大脳動脈を結ぶ前交通動脈からも穿通枝が分岐する。前脳基底部はその灌流域にある。中大脳動脈は前頭葉外側部や側頭葉、頭頂葉など大脳半球の広範な部分を灌流している。

2本の椎骨動脈は合流して脳底動脈となる。椎骨動脈や脳底動脈からは脳幹や小脳を栄養する多数の動脈が分岐する。脳底動脈は中脳の高さで2本の後大脳動脈に分岐する。脳底動脈の終末部や後大脳動脈の基幹部、内頸動脈と後大脳動脈を結ぶ後交通動脈から多数の穿通枝が分岐しており、視床や内包後脚部などを灌流している。後大脳動脈の皮質枝は側頭葉内側部や後頭葉を栄養している。

脳動脈の灌流域の概要を巻頭図譜に示しておく（基本図譜C）。また、主要動脈の閉塞によるCT画像も巻頭図譜に掲載しておく（基本図譜B）。

2）脳血管の側副血行路

脳血管の閉塞症候群を考えるときには、脳動脈の閉塞に際して形成される側副血行路の存在を考慮しておかねばならない。脳動脈の閉塞による梗塞巣の広がりは側副血行路の発達に大きく左右さ

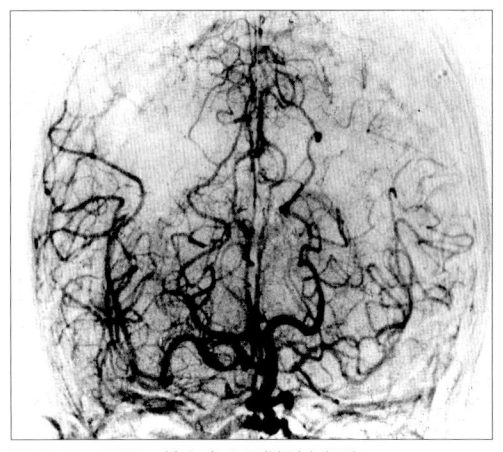

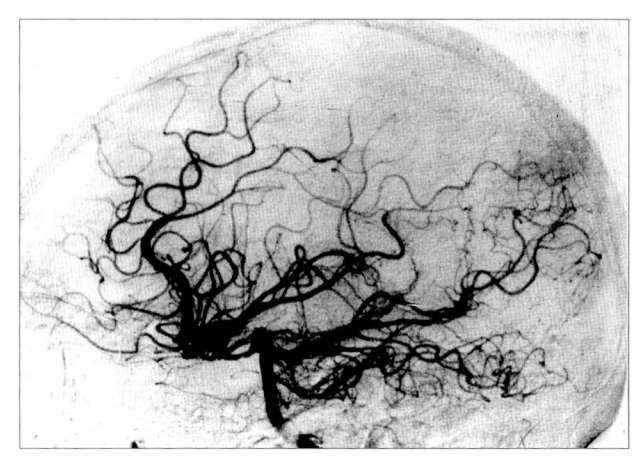

146　第Ⅷ章　神経心理症候を呈する疾患

図Ⅷ-1　Willis輪を介する側副血行路
両側内頸動脈閉塞症。椎骨動脈造影で脳底動脈より後交通動脈を介し，両側の中大脳動脈や前大脳動脈が造影されている。
［田川皓一，沓沢尚之：脳梗塞．脳血管の臨床（後藤文男，編）．中外医学社，東京，1983, pp.429-458[6]］

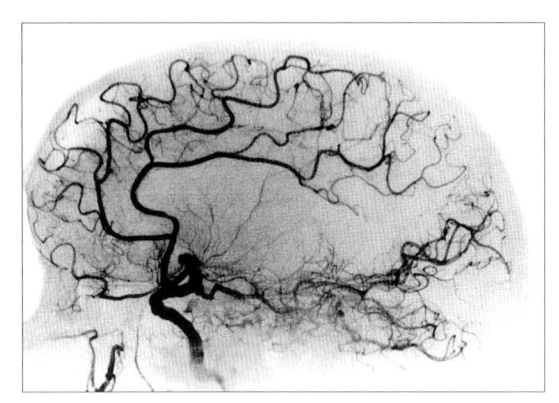

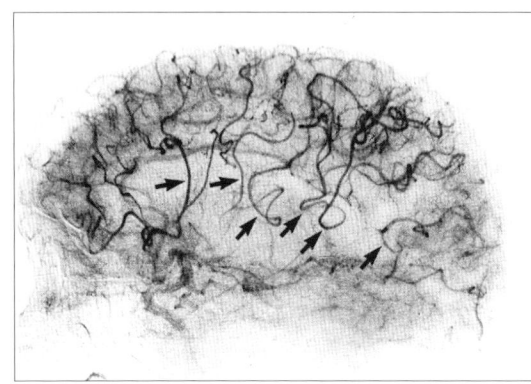

図Ⅷ-2
左中大脳動脈閉塞症。同側の前大脳動脈や後大脳動脈からの脳表を介する leptomeningeal anastomoses をみる（矢印）。

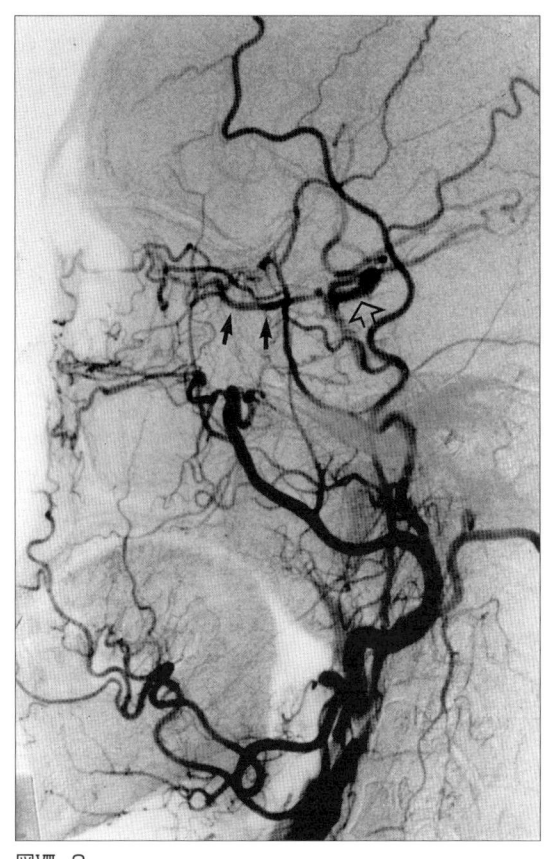

図Ⅷ-3
内頸動脈閉塞症。眼動脈（細矢印）を介して外頸動脈系から内頸動脈が造影されている（太矢印）。
［田川皓一，沓沢尚之：脳梗塞．脳血管の臨床（後藤文男，編）．中外医学社，東京，1983, pp.429-458[6]］

れることになる。

臨床的に重要な脳の側副血行路は，① Willis 輪，② 脳表を介する leptomeningeal anastomoses，③ 内頸動脈系と外頸動脈系の血行路であろう[6]。

左右の内頸動脈系と椎骨動脈系にはそれぞれ後交通動脈を介する吻合があり，前大脳脈間には前交通動脈による吻合がある。これらの交通動脈により脳底部で輪状の吻合を形成することになり，Willis（動脈）輪と呼ばれている。Willis 輪には variation がありいつも作動するとは限らないが，脳動脈閉塞に伴う重要な側副血行路となることも多い。図Ⅷ-1 は両側の内頸動脈閉塞症における椎骨動脈造影である。脳底動脈より後交通動脈を介し，両側の中大脳動脈や前大脳動脈が造影されている。

中大脳動脈と前大脳動脈の間や中大脳動脈と前大脳動脈の間には脳表を介する動脈の吻合があり，leptomeningeal anastomoses と呼ばれている。血流は脳動脈の灌流圧に左右されるので，つねに血流が存在しているわけではないが，脳動脈の閉塞に伴って作動するこの吻合は，梗塞巣の広がりに大きな影響を及ぼしてくる。図Ⅷ-2 は左中大脳動脈閉塞症にみられた，同側の前大脳動脈や後大脳動脈からの脳表を介する leptomeningeal anastomoses を示した。

また，内頸動脈系と外頸動脈系にも副血行路をみることがある。図Ⅷ-3 は内頸動脈閉塞症にみられた外頸動脈と内頸動脈の吻合であり，眼動脈を経由して内頸動脈が造影されている。

3）内頸動脈閉塞症

内頸動脈は眼動脈や前脈絡叢動脈を分岐し，前大脳動脈と中大脳動脈に分かれる。本動脈の閉塞ではこれらの動脈領域のすべての神経脱落症候が出現しうるが，一般には中大脳動脈領域の症状を呈することが多い。病巣が広範であれば意識障害や病巣側への共同偏視，さらには脳ヘルニア症状をみる。

眼動脈を分岐する前で閉塞すると，一側性の視力障害を呈することがある。

前脈絡叢動脈の閉塞では，対側の片麻痺や感覚障害，同名性半盲が出現する。右損傷では左半側空間無視をみることがある。

4）前大脳動脈閉塞症

前大脳動脈からの穿通枝は内側線条体動脈と呼ばれ，その最大の分枝は Heubner 動脈である。その閉塞により対側の顔面や舌，近位部に強い上肢の麻痺が出現するといわれてきた。しかし，本動脈の典型的な閉塞症候群をきたした症例を経験したことはない。

前大脳動脈の閉塞では対側の下肢に著明な片麻痺をみる。下肢を中心に皮質性の感覚障害も出現する。見当識障害や発動性の低下，記憶障害などの精神症状，把握反射などの原始反射，尿失禁なども出現する。左半球障害では失語症をみることがある。発語の乏しい運動性失語タイプの失語であり，通常，超皮質性運動性失語を示す。

左の前大脳動脈の基幹部の閉塞で脳梁の障害を伴うと，左手の失行や失書，触覚性命名障害などの脳梁離断症候群をみる。

5）中大脳動脈閉塞症

中大脳動脈の水平部からは多くの穿通枝が分岐している。主要な枝は外側線条体（レンズ核線条体）動脈と呼ばれ，その障害により対側の片麻痺や感覚障害をみる。麻痺は上肢により著明である。中大脳動脈灌流域の広範な梗塞でも意識障害や共同偏視，脳ヘルニア症状などが出現する。

皮質枝の梗塞では運動野や感覚野の障害による皮質性の運動障害や感覚障害，視路の障害による半盲（下 1/4 盲），さらに種々の神経心理学的症状をみる。

失語は左中大脳動脈閉塞症の代表的な症状である。下前頭回後部の弁蓋部と三角部に存在するブローカ（Broca）領野や上側頭回後部にあるウェルニッケ（Wernicke）領野はともに中大脳動脈の灌流域にある。ブローカ領野を中心として前中心回へ広がる病巣で運動性失語が，ウェルニッケ領野を中心として側頭葉から頭頂葉へと広がる病巣で感覚性失語が出現する。両領域が障害されると，

重度の全失語をみる．頭頂葉の縁上回の病巣では伝導性失語をきたすことがある．なお，読み書き障害では左頭頂葉の角回障害で失読失書をみるし，純粋失書は左の前頭葉病巣でも，頭頂葉病巣でも出現してくることがある．前者では中前頭回脚部（Exner中枢）が，後者では上頭頂小葉が責任病巣と考えられている．

観念性失行や観念運動性失行は左の頭頂葉が責任病巣と考えられている．肢節運動失行は中心前回や中心後回の限局性病巣で対側に出現してくる．構成失行は左右の頭頂葉障害で，着衣失行は右の頭頂葉障害で出現してくる．動作の維持が困難になるmotor impersistence（運動維持困難）の責任病巣は右の前頭葉と考えられる．

右中大脳動脈領域の代表的な神経心理症状は左半側空間無視であろう．通常，頭頂葉後部を中心とした病巣により出現する．左片麻痺を否認する病態失認は重度の片麻痺の存在が前提であり，右中大脳動脈領域の広範な梗塞により出現してくる．左の頭頂葉後部（頭頂葉－後頭葉接合部）病巣では，手指失認や左右障害，失書，失算を4主徴とするGerstmann症候群が出現するといわれているが，純粋型はまれである．頭頂葉障害では触覚性失認も出現してくるが，純粋型はやはりまれである．聴覚性失認は側頭葉皮質，皮質下の障害で出現する．一次聴覚野の両側性の障害は皮質聾をきたす．この場合聾の否認をみることがある（Anton症候群）．聴覚性失認は純粋語聾と環境音失認，失音楽に分類される．その責任病巣は種々に異なり，特殊な条件下で出現してくることになるが，中大脳動脈灌流域の障害により出現する症状である．

両側性障害で出現する症候群がある．視覚性運動失調を主徴とするBálint症候群は両側の頭頂葉障害で出現してくる．Klüver-Bucy症候群は両側の側頭葉障害で出現する．ヘルペス脳炎や重症のアルツハイマー（Alzheimer）病などで出現してくるが，両側の側頭葉を障害する梗塞でも認められることがある．この場合目立つ症状は口唇傾向（oral tendency）である．

なお，高次脳機能障害とは多少趣を異にするが，右の中大脳動脈閉塞症でconfusionやdeliriumを呈する症例が報告されている（acute confusional state）[7]．頭頂葉や後頭葉の障害が関与するといわれている．

6）椎骨脳底動脈系の梗塞

椎骨脳底動脈系は脳幹（中脳や脳橋，延髄）や小脳，間脳，視床，後頭葉，側頭葉内側部，頭頂後頭葉接合部などを灌流している．

椎骨動脈や脳底動脈の循環障害ではめまい感や回転性めまい，悪心，嘔吐，複視，構音障害，片麻痺，起立や歩行の障害，意識障害などの訴えが多い．高次脳機能の障害をきたすことはまれであるが，脳底動脈から視床へと向かう穿通枝の梗塞で発症する傍正中視床中脳梗塞（paramedian thalamic and midbrain infarct）では記憶障害をみる[8]．両側性に視床内側部が障害されると記憶障害は重篤である．

a）椎骨動脈

椎骨動脈や後下小脳動脈の閉塞は，延髄外側の梗塞を生じ，回転性めまいや嘔気，嘔吐，嚥下障害，同側の小脳失調，同側のホルネル（Horner）症候群，同側の顔面や対側の躯幹，上下肢の温痛覚低下が出現する（Wallenberg症候群）．

b）脳底動脈

脳底動脈の閉塞では，脳幹や小脳の梗塞を引き起こしてくるが，ときにはTIA（椎骨脳底動脈不全症）を示すのみのこともあり，まれにはなんら症状を呈さないこともある．しかし，一般的には脳底動脈の本幹の急速な閉塞は重篤で意識障害や両側の脳幹症状が出現してくる．小脳へと向かう回旋枝の閉塞では，定型的な血管閉塞症候群を呈することがある．

前下小脳動脈閉塞症候群は橋下部の外側部から小脳の梗塞で出現し，閉塞側の小脳失調やホルネル症候群，難聴，顔面筋の脱力，顔面の温，痛覚優位の感覚鈍麻，対側の上下肢や躯幹の温，痛覚の鈍麻を呈する．上小脳動脈閉塞症候群は橋上部の外側部から小脳へかけての梗塞で出現し，閉塞側の小脳失調やホルネル症候群，難聴，顔面を含

む対側の温，痛覚鈍麻などを呈してくる。

　脳底動脈からは多数の穿通枝が分岐する。灌流域の神経脱落症状を呈してくるが，目立つ症状は脳神経症状や対側の運動障害，感覚障害であろう。一側の動眼神経麻痺と対側の片麻痺は中脳での障害を示唆する（Weber症候群）。一側の顔面神経麻痺や外転神経麻痺と対側の片麻痺は脳橋の障害で生じる（Millard-Gubler症候群）。橋底部で傍正中枝領域の障害では顔面を含む対側の片麻痺が出現し，この場合麻痺の性状のみで内包性片麻痺との鑑別は困難である。この領域の錐体路障害は構音障害の発現に関与する。両側性の障害では仮性球麻痺を呈する。一側性の内包や放線冠部での錐体路障害と対側の脳橋部の錐体路障害でも仮性球麻痺を生じる。なお，延髄内側部の障害によっても片麻痺が出現してくる。MRIなしでは病巣の確認が困難である。

c）後大脳動脈

　脳底動脈は2本の後大脳動脈に分かれる。後大脳動脈は中脳や視床，後頭葉，側頭葉内側部，頭頂葉後頭葉接合部，脳梁膨大部などを灌流している。本動脈の閉塞で出現する頻度が高い症状は視床症候群と後頭葉症候群である。

　視床への代表的な穿通枝は視床穿通動脈と視床膝状体動脈である。後者の閉塞では古典的なDejerine-Roussyの視床症候群が出現し，対側の不全片麻痺や感覚障害，協調運動障害，視床痛，同側のホルネル症候群などをみる。視床内側部の障害では，記憶障害や傾眠状態を呈することがある。

　側頭葉内側下面には海馬がある。左側や両側の障害により記憶障害をみる。

　後頭葉障害では視野の障害に加え種々の視覚性失認症状をみる。左半球損傷では純粋失読や色彩失認（色名呼称障害）をみる。純粋失読の発現には舌状回や紡錘状回，脳梁膨大部の障害が関与している。本症は左視野の読みに際し，右半球の情報が脳梁障害により左の言語野に到達できなくなったために出現する脳梁離断症候群と考えられている。なお，右後大脳動脈閉塞症で左半側空間無視をみることがある。

　両側の後頭葉障害で出現する症状としては相貌失認や大脳性色盲，物体失認（狭義の視覚性失認）などが知られている。なお，CTスキャンの導入後，左の後頭葉に明らかな障害を認めない相貌失認の報告が相次ぎ[9]，本症は右の一側性の障害で出現するのではないかと考える向きもある。しかし，右の後大脳動脈閉塞症の経過中に左の後頭葉下部の小梗塞により相貌失認を呈したが，左病巣はやがて画像診断では確認できなくなった症例を経験したことがある。左病巣はCTスキャンで検出できないほどに軽微である可能性も考慮しておきたい。なお，このことは相貌失認の発現に右の広範な後頭葉病巣が大きく関与していることを否定するものではない。両側性に後頭葉の視覚中枢が障害されると皮質盲をみる。このとき患者は盲の存在を否認することがある（Anton症候群）。

　脳梁膨大後域は後大脳動脈からの分枝により灌流されている。左のこの領域の障害ではretrosplenial amnesia[10]が，また，右の障害では純粋な型での道順障害[11]が出現してくることが知られている。ただし，道順障害は同部位の皮質下出血で出現してくることが多い[12]。

3．脳出血の神経症候学

　頭蓋内出血性疾患は脳出血とくも膜下出血，脳動静脈奇形からの出血の3型に分類されている。ここでは脳実質内を中心とする狭義の脳出血を扱う。

　脳出血は出血の部位により被殻出血や視床出血，橋出血，小脳出血，皮質下出血に分けられている。これらの出血は高血圧性の変化である脳の細小動脈の血管壊死に基づく微小動脈瘤の破綻により生じることから，一般に高血圧性脳出血と呼ばれている。ただし，皮質下出血は脳葉型の出血で，他の部位の出血よりも発症に高血圧以外の要因の関与も大きいことが指摘されている。高齢者で高血圧の既往がなく皮質下出血を繰り返すときは，amyloid angiopathyを原因とする脳出血である可能性が高くなる。本症では再発を繰り返すなかで痴呆症状が加わってくることも多い。

脳出血の部位別の頻度をみると，施設により多少の差はあるものの被殻出血が約40～50％で，視床出血が約30％程度であろうか．皮質下出血は約10％前後，橋出血は約5～10％，小脳出血は5％程度とする報告が多い．

1）被殻出血

被殻出血は対側の片麻痺と感覚障害を中核とし，血腫の広がりにより意識障害や共同偏視，脳ヘルニア徴候などを呈してくる．なお，中等大以上の出血では，左半球であれば失語症を，右半球であれば左半側空間無視を生じることがある．

運動麻痺は通常上肢に強い片麻痺を呈してくる．構音障害を伴うことも多い．

2）視床出血

視床出血の中核症状も対側の片麻痺と感覚障害である．片麻痺は血腫の外方への進展に伴う内包後脚の障害程度に左右される．病巣が視床に限局すると片麻痺は軽度であるが，この場合協調運動障害をみることがある．異常知覚や深部知覚障害も認めるが，感覚障害の質や程度で被殻出血と厳密に区別することはできない．なお，手掌・口症候群は視床障害や脳幹障害で出現する特殊な感覚障害である．

視床出血では眼症状が多彩である．ホルネル症候群をきたすと病巣側の縮瞳をみる．共同偏視では病巣を向く共同偏視をはじめ，下方や鼻尖を向く偏視，病巣と反対側を向く偏視（wrong side deviation），斜方向への偏視（skew deviation）をみることがある．また，垂直性の共同眼球運動障害（Parinaud症候群）をみることもある．

視床出血においても左半球損傷では失語症を生じ，右半球損傷で外側へと血腫が進展した状態で半側空間無視症状を呈してくる．なお，血腫が内側部に存在すると，記憶障害や発動性の低下，過睡眠状態を呈してくる．記憶障害は右側の障害より左側の障害で強くなる．両側であれば，きわめて重度の障害を呈することがある．

3）皮質下出血

出現する神経症候は出血の大きさや部位によって個々の症例で異なってくる．皮質下出血に特有な症候があるわけではない．したがって，皮質下出血の患者であるとの紹介は病状を何も語っていない．左側か，右側か，部位は前頭葉か，側頭葉か，頭頂葉か，後頭葉か，二葉，三葉にわたるかを，はっきりさせることが重要である．

東北脳血管障害懇話会共同研究報告[13]の653例の成績で発症時の症候をみると，頭痛（56.2％）や悪心・嘔吐（42.3％），意識障害（41.3％），運動麻痺（49.0％），言語障害（31.5％）が高率でその他，感覚障害（15.2％）や視野障害（11.9％），精神障害（10.0％），痙攣（7.4％）などが記載されている．血腫の局在に左右差はなく，出血部位は頭頂葉，側頭葉，後頭葉，前頭葉の順であった．血腫が大きくなれば，複数の脳葉が障害されてくるし，血腫が小さく，神経学的にsilentであれば見逃されることもあろう．国立循環器病センターの成績[14]でも，一葉に限局した72例の血腫部位をみると，やはり頭頂葉と側頭葉が多く，前頭葉，後頭葉の順であった．大脳で占める体積でいえば圧倒的に前頭葉が大きいことを考えると，頭頂葉や側頭葉で頻度が高いことは意外に感じられる．血管病変の好発部位が頭頂葉や側頭葉にあるのか，前頭葉では症候が目立たないのか，その原因ははっきりしない．

運動野や感覚野，視覚野ないしはその皮質下の障害では，要素的な運動や感覚，視野の障害も出現してくるが，いわゆる皮質症状としての神経心理学的症状を呈してくることも多い．局在部位の神経脱落症状として運動性失語や感覚性失語，伝導性失語などの失語症が認められることもあれば，失読失書やGerstmann症候群，半側空間無視などを認めることもある．限局した血腫であれば，比較的純粋な前頭葉や側頭葉，頭頂葉，後頭葉症候群を呈してくることがあり，発症様式からは塞栓性の血管閉塞症候群との鑑別が困難なことがある．被殻出血や視床出血で出現する失語は非定型的な失語像（いわゆる皮質下性失語や視床失語）を呈することが多いことと比較すると，皮質

下出血で出現する失語症は定型的な失語症候群（運動性失語や感覚性失語の典型像）を呈することも少なくない．出血が大きくなれば，障害部位に応じた神経脱落症状に加え，頭痛や嘔吐などの頭蓋内圧亢進症状，意識障害，脳ヘルニア症状などが出現してくる．

皮質下出血では，その原因の検索が必要である．他の領域の出血と比較して，高血圧性脳出血の頻度が低くなる．また，脳動静脈奇形に代表される種々の血管奇形を原因とする頻度が高くなる．なお，高齢者での皮質下出血では，amyloid angiopathyによる可能性を考慮したい．多発することも少なくないし，再発することも多く，再発を繰り返すなかで痴呆症状が加わってくる．

4）橋出血

四肢麻痺や意識障害で発症し，血圧の上昇や過高熱，縮瞳（pin-point pupil）を呈し，急速な致死的経過をとる橋出血は劇症脳卒中の代表とされてきた．しかし，必ずしも致死的経過をとらない橋出血も存在し，画像診断の発達によって予後良好な軽症橋出血も診断できるようになった．

橋出血では運動障害（片麻痺や四肢麻痺）や感覚障害，協調運動障害，脳神経症状，眼症状などが目立ってくる．構音障害は麻痺性のこともあれば，失調性のこともある．原則的に高次脳機能障害は出現してこない．

5）小脳出血

回転性めまいや悪心，嘔吐で発症し，起立や歩行が困難となる．大出血では急速に昏睡に陥り予後は不良である．限局性の小脳出血では，意識障害はなく，運動麻痺や感覚障害も認めない．主要な症状は協調運動障害で，小脳半球の出血では病巣側の上下肢の失調（limb ataxia）であり，小脳虫部の障害では躯幹の失調（truncal ataxia）が目立ってくる．高次脳機能障害は出現してこない．構音障害は失調性である．

4．脳動脈瘤破裂によるくも膜下出血の神経症候学

くも膜下出血は突然の激しい頭痛で発症する．しばしば急激な意識レベルの変化をみる．意識障害は2，3分以内に回復することもあるが，致死的な重症例も多い．髄膜刺激症状として嘔吐をみる．くも膜下出血は，他の病型の脳血管障害に比べると，若年者に多く，高血圧や他の脳血管障害の危険因子を有することが少ない．

初診時の病期分類（表Ⅷ-5[1]）は短期予後のよい指標となる．局所性神経症状は伴わないことが多い．ときに部分的動眼神経麻痺をみる．髄膜刺激症状として項部硬直やKernig徴候，Brudzinski徴候などをみる．眼底検査で硝子体（網膜前）出血をみることもある．発症早期には，X線CTに

表Ⅷ-5　脳動脈瘤の病期分類

段階	症状と徴候
0	非破裂性動脈瘤－くも膜下出血の既往歴や症候はない．
1	無症候性，または軽度の頭痛，軽度の項部硬直をみる．
1a	急性の髄膜症状や脳症状はないが，固定した神経脱落症状を有する．
2	中等度から重度の頭痛，項部硬直を有する．脳神経領域以外の神経脱落症状はない．
3	傾眠（drowsiness）や錯乱（confusion）をみる．ないしは軽度の神経脱落症状を伴う．
4	昏迷（stupor），中等度から重度の片麻痺をみる．除脳硬直の初期状態や自律神経障害をみる．
5	深昏睡，除脳硬直，瀕死の状態．

(National Institute of Neurological Disorders and Stroke Ad Hoc Committee：Classification of Cerebrovascular Disease Ⅲ．Stroke 21：637-676，1990[1] より翻訳)

よりくも膜下腔の出血を観察することができるが，時間の経過とともに観察しにくくなる。出血部位や出血量，出血方向により脳実質内の出血を伴うこともある。くも膜下出血が疑われる患者でX線CTにて出血が確認できないときは，診断を確定するための腰椎穿刺が必要である。髄液は血性で，上清は出血2，3時間以内にキサントクロミーを呈してくる。

くも膜下出血は嚢状動脈瘤の破裂により発症することが多い。X線CTやMRIにより，脳動脈瘤を確認できることもあるが，通常は脳血管造影を行い確認する必要がある。くも膜下出血に引き続き，新たな症状が出現してくる場合は，血管攣縮を原因とする梗塞を生じている可能性がある。

非外傷性のくも膜下出血の原因としては，脳動静脈奇形や脳腫瘍などもあげることができる。10〜15％の患者では脳血管造影を実施しても出血の原因が不明といわれているが，その場合予後は一般に良好である。

くも膜下出血では随伴する脳内血腫や脳血管攣縮による脳梗塞により種々の神経脱落症状が出現してくる。通常の脳出血や脳梗塞と異にする特徴的な症候は，前大脳動脈動脈瘤や前交通動脈瘤の破裂によるくも膜下出血の後遺症としての前頭葉症状や記憶障害であろう。前頭葉症状は主として前頭葉眼窩面の障害に基づく精神症状が中心である。また，前交通動脈の脳動脈瘤の破裂によるくも膜下出血や，その脳外科的処置後に前脳基底部健忘が出現してくることがある[15,16]。前交通動脈症候群(anterior communicating artery syndrome：AcoA syndrome)[16]とも呼ばれている。本動脈の損傷では尾状核や前頭葉眼窩面の障害も伴うことが多い。

5．脳動静脈奇形からの頭蓋内出血

脳動静脈奇形からの出血ではくも膜下出血や脳内出血，あるいはその両者が発症する。脳動静脈奇形からの出血は破裂性脳動脈瘤に比較し，症状はあまり目立たず，重篤でないことが特徴である。痙攣の既往をみることがある。

血腫の存在部位により種々の神経心理学的症候を呈してくる。

❷ 痴呆性疾患

1．変性性痴呆性疾患

1) アルツハイマー(Alzheimer)病

アルツハイマー病には用語面での混乱が多い。65歳未満に発症する初老期発症例を狭義のアルツハイマー病と呼び，それ以後に発症する老年期発症例をアルツハイマー型老年痴呆と呼ぶことがある。また，両者を併せてアルツハイマー型痴呆と呼ぶこともあり，これが広義のアルツハイマー病に相当する。しかし，最近では年齢で機械的に分類することはやめて，全体をアルツハイマー病と呼ぶ傾向にあり，ここでもその立場で論じたい。

アルツハイマー病は初老期から老年期に痴呆が出現し，緩徐に進行する中枢神経疾患である。なお，病変が大脳の広範な部位に及ぶ時期になっても運動麻痺や感覚障害などの要素的な神経脱落症候を伴わないこと，ないしは軽微であることも本病の特徴であろう。

病時期により多彩な精神神経症候を呈してくるが，その病像を理解するために，まず代表的な診断基準を紹介したい。アメリカのNational Institute of Neurological and Communicative Disorders and Stroke (NINCDS)とAlzheimer's Disease and Related Disorders Association (ADRDA)によるアルツハイマー病の診断基準(1984)は[17]，確定診断(definite)，可能性の高いもの(probable)，ならびに可能性のあるもの(possible)の3段階になっている。definiteは病理診断による。臨床診断はprobableとpossibleに分けられている。probableアルツハイマー病の診断基準は，①痴呆の存在，②認知機能の2つ，ないしはそれ以上のカテゴリーでの障害(ここでいう認知機能のカテゴリーの障害としては，記憶障害や失語，失行，失認，遂行機能障害をあげること

ができる), ③進行性の記憶障害や認知機能の障害, ④意識障害は存在しない, ⑤40～90歳(多くは65歳以後)の発症, ⑥他に記憶や認知の障害の原因となる疾患が存在しないことがあげられている。

WHOによるICD-10の診断基準は[18], ①痴呆の存在, ②潜行性の発症と緩徐な進行, ③痴呆の原因となる他の疾患による症状ではない, ④脳血管障害様の発症ではなく, 片麻痺や感覚障害, 視野障害, 協調運動障害などの局所性の神経脱落症状はない(合併する可能性は否定できない)などがあげられている。

なお, 本診断における痴呆の定義を追加しておきたい。痴呆は脳疾患を原因として, 慢性, 進行性の経過を示し, 記憶や思考, 見当識, 理解力, 計算能力, 学習能力, 言語, 判断力などの複数の高次脳機能障害を示す状態である。なお, 意識の混濁はない。高次脳機能の低下により, 日常生活に支障をきたすことになる。確定診断には, 少なくとも6ヵ月間は障害が持続することを確認することが必要である。

アメリカの精神医学会によるDiagnostic and Statistical Manual of Mental Disorder(第Ⅳ版:DSM-Ⅳ)[19]を表Ⅷ-6に示す。この診断基準で痴呆の定義をみると, まず記憶障害に加え, 失語(言語障害)や失行, 失認, 高次脳機能障害などのなんらかの認知障害を1つ以上認めることが条件で, そのために社会生活上や職業上の能力に支障をきたしている。あるいは, 能力が以前のレベルより低下している。さらに, 緩徐に発症し, 認知機能障害は徐々に進行する。この認知障害が中枢神経疾患や痴呆を生じうる全身性疾患, 中枢神経作用物質によるものではないことの確認が重要となる。さらに, せん妄の経過中に出現する認知障害ではないこと, 他の精神障害によるものではないことがあげられている。

最近アルツハイマー型痴呆治療剤として塩酸ドネペジル(商品名:アリセプト®)が発売され, 軽症ないしは中等症のアルツハイマー型痴呆における中核症状の進行を抑制できるのではないかと期待がかけられている。その製品説明のなかでアルツハイマー型痴呆の各病相における臨床症状の特

表Ⅷ-6 DSM-Ⅳによるアルツハイマー型痴呆の診断基準

A. 次の2項目からなる多彩な認知障害の出現をみる。
　1) 記憶障害(新しい情報を覚える能力の障害, あるいは, 以前に獲得した情報を想起することの障害)
　2) 以下の認知機能障害の1つ以上が認められる。
　　a) 失語(言語障害)
　　b) 失行(運動機能の障害は存在しないのに, 運動を遂行する能力が障害される)
　　c) 失認(感覚障害はないのに, 対象の認知ができない)
　　d) 高次機能の障害(例:計画する, 組織化する, 順序立てる, 抽象的思考など)
B. A1)とA2)の認知障害により, 社会生活上や職業上の能力に支障をきたしている。あるいは, 能力が以前のレベルより低下している。
C. 緩徐に発症し, 認知機能障害は徐々に進行する。
D. A1)とA2)の認知障害は下記の疾患や状況によるものではない。
　1) 記憶や認知の進行性の障害の原因となりうる中枢神経疾患
　　　(例:脳血管障害, パーキンソン病, ハンチントン病, 硬膜下血腫, 正常圧水頭症, 脳腫瘍)
　2) 痴呆を生じうる全身性疾患
　　　(例:甲状腺機能低下症, ビタミンB_{12}欠乏症, 葉酸欠乏症, ニコチン酸欠乏症, 高カルシウム血症, 神経梅毒, HIV感染症)
　3) 中枢神経作用物質による症状
E. せん妄の経過中に出現する認知障害ではない。
F. 他の精神障害(例:大うつ病性障害や統合失調症)によるものではない。

(American Psychiatric Association:Diagnostic and statistical manual of mental disorders. 4th ed. American Psychiatric Association, Washington DC, 1994[19]より翻訳)

徴が要約されている。アルツハイマー病の病時期や臨床症候の特徴，補助検査の所見を理解するのに有用と考えられるので紹介することにした（表Ⅷ-7）[20]。なお，病時期は軽症が第1期，中等症が第2期，重症が第3期に相当すると思われる。薬物療法の適応は第2期までとなる。

第1期は発症から1～3年くらいで，最近の出来事の記憶障害を認め，不慣れな土地や，進行すると近隣でも道に迷うなどの地誌的な見当識障害が出現する。人名や物の名前が思い出せない語健忘が現れてくる。意欲低下や不安，焦燥などの精神症状も出現し，日常生活は自立しているものの，社会活動に支障を生じてくる。なお，運動機能の面では問題はなく，脳波や画像診断に異常は認められない。

第2期は発症から2～10年の時期である。最近の出来事のみならず，昔の記憶も障害されてくる。視空間能力も障害され，近隣や自宅でも迷うようになり，時間の見当識も障害されてくる。二次元，三次元での構成能力の障害も認める。言語面でも障害が進行し，複雑な内容は理解できなくなる。無頓着や無欲となり，徘徊や不穏状態をみる。日常生活で監視や介助が必要となる。画像では脳萎縮の所見が明らかとなり，脳波では基礎律動の徐波化をみる。

第3期は発症から8～12年の時期であり，高度の痴呆状態を示す。知能や言語は重度に障害され，無言となる。人格の荒廃も進み，運動機能も

表Ⅷ-7 アルツハイマー型痴呆の各病相における臨床症状の特徴

第1期（1～3年）
記　　憶：最近の出来事の記銘力障害（昔の記憶は比較的保持） 視空間能力：地誌的見当識障害（不慣れな土地や，近隣で迷う） 言　　語：健忘性失語（人や物品の名前が思い出せない） 人　　格：意欲減退，自発性低下，時に怒りっぽく不安・焦燥 日常生活：社会活動に支障，日常生活は自立 運動機能：正常 脳　　波：正常 CT／MRI：正常
第2期（2～10年）
記　　憶：最近の出来事・昔の出来事ともに著明に障害（広範な記憶障害） 視空間能力：時間・空間の見当識障害（近隣・自宅で迷う） 　　　　　　構成力低下（二次元，三次元の図形描画ができなくなる） 言　　語：通常の会話はできるが，内容は単純化 人　　格：無頓着・無欲 日常生活：半介助～全介助 運動機能：不穏状態，徘徊 脳　　波：基礎律動の徐波化 CT／MRI：脳溝・脳室の開大
第3期（8～12年）
知　　能：高度の障害 言　　語：ほとんど無言 人　　格：その人らしさが失われる 日常生活：全介助（寝たきり） 運動機能：四肢拘縮，屈曲姿勢 括約筋調整：両便失禁 脳　　波：びまん性徐波化 CT／MRI：著明な脳萎縮

（長谷川和夫：アリセプト® 製品説明集，エーザイ[20]）

障害され，寝たきりの全介助状態となる．画像では高度の萎縮性変化が認められ，脳波にも著明なびまん性徐波の出現をみる．

なお，発症に先駆けて前駆期を置くこともあり，意欲の低下や，自己中心的な態度，頑固さ，うつ状態，不機嫌などをみることが指摘されている．記憶障害も訴えてくることがある．しかし，この時期にアルツハイマー病の確定診断を下すには困難も多い．老年性記憶減退（age-associated memory impairment : AAMI）という概念もある．記憶検査にも障害をみることもあるが，この状態が痴呆へと進展するかどうかの判定は難しい．

なお，アルツハイマー病の確定診断は病理学的に下されることになる．本病の基本的な病理所見はアミロイドの沈着をみる老人斑や神経原線維変化であり，病理過程は臨床症状の出現前から進行している．病変の主座は海馬や扁桃核を中心とした大脳辺縁系と大脳皮質であるが，大脳皮質の初期の病変は側頭葉の内側部や頭頂葉，後頭葉の外側部，前頭葉の内側部に認められている．やがて病巣は脳全体へと広がることになるが，中心前回や中心後回，横回，上側頭回，鳥距回などは比較的保たれているのが特徴である．

2) 非アルツハイマー型変性痴呆の分類

非アルツハイマー型変性痴呆はアルツハイマー病以外の変性性痴呆疾患の総称である．表Ⅷ-8に小阪[21]の分類の抜粋を示した．臨床神経病理学に重点を置いた分類であるが，その概要を示したい．まず，①レビー（Lewy）小体型痴呆で，びまん性レビー小体病やレビー小体型老年痴呆などが含まれる．②神経原線維変化型痴呆にはパーキンソニズム-痴呆コンプレックスなどが含まれている．③グリアタングル型痴呆には進行性核上性麻痺（progressive supranuclear palsy : PSP）や大脳皮質基底核変性症（corticobasal degeneration : CBD）などがあげられている．④嗜銀性グレイン型痴呆は今後の検討が待たれる．⑤前頭側頭型痴呆（frontotemporal dementia : FTD）は最近提唱された概念ではあるが，昔からよく知られたピック（Pick）病もこのなかに含まれており，

臨床痴呆学の領域で活発に議論されているが，用語上の混乱もまだ整理されていない．進行性皮質下グリオーシスや運動ニューロン疾患を伴う初老期痴呆症，非特異的前頭側頭型痴呆もこのカテゴリーに入っている．⑥皮質下核に病変の主座を有する痴呆症には，ハンチントン（Huntington）病や歯状核赤核淡蒼球ルイ体萎縮症，視床変性症などが含まれている．さらに，⑦分類困難な変性痴呆症が加えられている．

非アルツハイマー病の分類や用語については，多くの議論があるのが現実であろう．以下，今回は代表的な疾患について簡単に解説を加えたい．

a) びまん性レビー小体病

びまん性レビー小体病は変性性痴呆ではアルツハイマー病についで多い疾患ともいわれている．当初アルツハイマー病と区別が困難な痴呆症状で発症し，次第にパーキンソン（Parkinson）症候群を呈するようになってくる．しばしば幻視を伴う．病理学的には大脳皮質に広範にレビー小体が出現し，種々の程度に老人斑や神経原線維変化を伴う．レビー小体型痴呆には諸タイプが存在する．

表Ⅷ-8 非アルツハイマー型変性痴呆（抜粋）

1．レビー小体型痴呆 　　びまん性レビー小体病
2．神経原線維変化型痴呆 　　パーキンソニズム-痴呆コンプレックス
3．グリアタングル型痴呆 　　進行性核上性麻痺（PSP） 　　大脳皮質基底核変性症（CBD）
4．嗜銀性グレイン型痴呆
5．前頭側頭型痴呆 frontotemporal dementia 　　ピック病 　　進行性皮質下グリオーシス 　　運動ニューロン疾患を伴う初老期痴呆症 　　非特異的前頭側頭型痴呆
6．皮質下核に病変の主座を有する痴呆症 　　ハンチントン病 　　歯状核赤核淡蒼球ルイ体萎縮症
7．分類困難な変性性痴呆症

（小阪憲司：Clinical Neuroscience 17：858-862，1999[21]）

b）進行性核上性麻痺

進行性核上性麻痺は垂直性眼球運動障害や頸部の後屈を伴う軸性ジストニア，平衡障害（後方への転倒），筋の固縮，仮性球麻痺，皮質下性痴呆を主徴とする神経系の変性疾患である。痴呆の特徴は，物忘れや思考過程の緩慢化，感情や性格の変化，知識をうまく使用する能力の障害を4主徴とするいわゆる皮質下性痴呆である[22]。

病理学的変化は黒質や中脳中心灰白質，ルイ体，淡蒼球内節，上丘などに目立ち，線条体や視床，小脳歯状核，淡蒼球外節，脳幹の諸核などに認められるが，大脳皮質では変性は軽度で前頭葉に軽度の萎縮を認める程度である。これらの所見と痴呆症状の特徴はよく合致する。

c）大脳皮質基底核変性症

大脳皮質基底核変性症は一側の上肢の拙劣症や無動，筋の固縮などのパーキンソン症候群を主徴とする変性疾患で，徐々に進行し痴呆を呈してくる。症候に左右差をみるのが特徴的で，一側上肢の運動拙劣（clumusiness），すなわち一側性の肢節運動失行を初発症状とすることも多い。種々の失行症状や前頭葉症状を示すこともある。また，緩徐進行性失語症として発症し，やがて本症と診断された症例の報告もある[23]。

画像でみると，中心溝周囲の前頭葉や頭頂葉を優位とする左右差のある大脳皮質の萎縮が目立つ。機能画像では前頭葉や頭頂葉とともに，大脳基底核部や視床などに血流代謝の障害を呈するが，左右差が認められるのが特徴であろう。しかし，障害の目立たない半球においても正常例と比較するとやはり障害を認めることになる[24]。

d）ハンチントン病

ハンチントン病は舞踏病と呼ばれる不随意運動や精神症状が特徴で，常染色体優性遺伝を示す。当初は皮質下性痴呆を示すが，進行すると自発性低下や無気力，集中力の障害などが加わり，やがて皮質性痴呆へと進む。病理学的には尾状核を中心とする大脳基底核の変性が進み，線維連絡の障害による前頭葉の機能障害を生じ，やがて大脳皮質の障害が加わる。臨床経過と病理所見がよく相関する。

e）前頭側頭型痴呆

比較的新しい概念に前頭側頭型痴呆がある。単一の疾患ではなく，前頭葉と側頭葉に優位な萎縮を有し痴呆をきたす疾患の総称と理解されている。本痴呆はLundグループによりfrontal lobe degeneration of non-Alzheimer type[25]として，あるいはManchesterグループによりdementia of frontal lobe type[26]として概念が提唱されたが，いずれも曖昧さを有するために，両グループが共同して前頭側頭型痴呆という概念を提唱することになった[27]。frontotemporal dementia（FTD）とは，frontal lobe degeneration of non-Alzheimer type ならびに dementia of frontal lobe type と称された臨床型の解剖学的側面を表した用語であるといえよう。

彼らが提唱した前頭側頭型痴呆は，病型として①ピック型と②frontal lobe degeneration型，③運動ニューロン病型の3型に分類されている。一疾患というより症候群としてとらえるとよかろう。なお，すでに紹介したように小阪[21]は前頭側頭型痴呆を症候群としてとらえ，病理学的な所見を加味しながら，ピック病や進行性皮質下グリオーシス，運動ニューロン疾患を伴う初老期痴呆症，非特異的前頭側頭型痴呆の4疾患に分類している。

前頭側頭型痴呆の代表的病型はピック病である。ピック病は中年期（40歳以降，通常50～60歳の間）に発症し，行動障害や人格障害，感情障害，言語障害が徐々に進行する。病初期には記憶障害や見当識障害，失行などはない。少なくとも，行動の異常より先に記憶障害をみることはない。初発症状は行動の異常や意欲の低下，人格の障害，言語障害であろう。前頭葉障害が強いと行動の障害や意欲の低下，人格障害，感情障害が顕著となり，側頭葉障害が強いと言語障害（失語症）が進行することとなる。前頭葉と側頭葉がともに障害されると，ブローカ領野とウェルニッケ領野がともに障害され言語障害はより高度となる。一般に病変の左右差はそれほど著明ではないといわれているが，限局性の萎縮で左右差が著明なときは緩

徐進行性失語症[28,29)]や緩徐進行性失行症[30)]を呈することがある。なお，経過中にpallilalia（同語反復）やecholalia（反響言語）などを呈することがある。

ICD-10による診断のガイドライン[18)]は，ピック病の特徴として，①進行性の痴呆，②多幸や感情鈍麻，社会行動面における粗雑さ，抑制の欠如，無感情，落着きの欠如などの前頭葉症状が優勢である，③記憶障害より行動異常が先行する，④アルツハイマー病と異なり，側頭葉症状や頭頂葉症状よりも前頭葉症状が目立つことなどを指摘している。

ピック病の病理所見をみると，脳萎縮は通常，前頭葉や側頭葉，ないしは両葉で著明である。まれに頭頂葉に萎縮をみることもある。この萎縮性変化の特徴を"葉性萎縮"や"限局性萎縮"と呼ぶこともある。組織学的な変化ではピック小体の存在が特徴的である（狭義のピック病）[31)]が，ピック小体は必須ではないとの見解もある。ピック小体を必須とするのが，最近の診断基準であり（狭義のピック病），したがってピック小体を持たない葉性萎縮を呈する症例の存在も指摘されている[32)]。なお，アルツハイマー病の特徴である老人斑や神経原線維変化は加齢により出現する範囲を越えることはない。

最近になり（1998），LundとManchesterの両グループ[33)]は，新たに前頭側頭葉変性症（frontotemporal lobar degeneration：FTLD）なる概念を提唱している。より臨床的な概念として，①前頭側頭型痴呆（frontotemporal dementia）と②進行性非流暢性失語症（progressive nonfluent aphasia），③意味性痴呆（semantic dementia）に分類しているが，さらに混乱が生じる可能性を有している。病巣をみると，意味性痴呆では左側の前部側頭葉に，進行性非流暢性失語症では左側の前頭葉弁蓋部に主座を持つことになる。

意味性痴呆は，陳述記憶のなかで，エピソードの記憶は保たれているが，意味記憶が選択的に障害されている状態である。言語や視覚，聴覚，触覚などのさまざまな感覚様式を越えた意味記憶の認知障害を有することから，痴呆の名で呼ばれている。

なお，意味記憶の障害の観点からは，井村[34)]の語義失語についても触れておかねばならない。語義失語は超皮質性感覚性失語の1型で，名詞や具体語の意味理解の障害，すなわち語義の理解障害をみることが特徴である。読みや書字も障害され，類音的錯読や錯書をみる。変性性痴呆性疾患，たとえばピック病（側頭葉型のピック病）の経過中に本型の出現をみることがあり，責任病巣は側頭葉に求められている。

アルツハイマー病に相対する臨床的，解剖学，組織学的概念としての，frontotemporal lobar degeneration（FTLD）について述べてきたが，ピックコンプレックス（Pick complex）という概念もある[35)]。各種の臨床像を呈することになるが，代表的な病像は，両側の前頭葉，側頭葉を主病変とするfrontotemporal dementia（FTD），左側の前頭側頭葉を主病変とするprimary progressive aphasia（PPA），さらには，左優位の両側側頭葉外側面下部を主病変とするsemantic dementiaである。

f）緩徐進行性失語症

前頭側頭型痴呆やピックコンプレックスを論じるときは緩徐進行性失語症についても述べておく必要がある。

本症は1982年，Mesulam[36)]により提唱された概念であり，slowly progressive aphasia without generalized dementia（全般性痴呆を伴わない緩徐進行性失語）として報告された。本症では徐々に失語症のみが進行し，その他の高次脳機能障害や痴呆症状を伴わないか，伴っても軽微である。しかし，臨床経過とともにやがて全般性の痴呆症状が出現してくることになる。

失語症のタイプは多種多様である。病巣の主座によりブローカ失語や超皮質性運動性失語，全失語などの非流暢型のこともあれば，健忘性失語やウェルニッケ失語，超皮質性感覚性失語などの流暢型のこともある。なお，本邦での報告では語義失語の様相を呈する症例の報告が散見されるのが特徴であろう。流暢タイプの失語症56例中17例が語義失語であったとする報告もある[37)]。

なお，1987年，同じくMesulam[38)]は，本症を

primary progressive aphasia（原発性進行性失語）と呼ぶよう提唱した．最近の臨床の場では，この用語を使用することが多い．彼らのグループが述べている本症の定義[39]は，①少なくとも2年以上，失語が進行すること，②検査では，あくまで失語が主体で，他の高次脳機能は正常ないし障害されていてもごく軽微であること，③日常生活は自立していることがあげられている．

本症の病理所見も集積されている．その病理学的診断名はピック病やアルツハイマー病，皮質基底核変性症，クロイツフェルト・ヤコブ（Creutzfeldt-Jakob）病などと多彩である．Primary progressive aphasia は臨床的な概念として理解することがよかろう．

2. 脳血管性痴呆

1）健忘症候群

高次脳機能障害として記憶障害のみを呈する場合は健忘症候群（純粋健忘）であり，脳血管性痴呆ではない．しかし，記憶障害は痴呆の中核障害であり，脳血管性痴呆を論じるときには，健忘症候群についてまず触れておく必要があると考えられる．

大脳辺縁系には記憶に関する求心性や遠心性の複雑な回路が存在する．代表的な回路であるPapez の回路は海馬－脳弓－乳頭体－乳頭体視床束－視床前核群－帯状回－海馬傍回から海馬へと戻る回路であり，Yakovlev の回路は扁桃核－視床背内側核－前頭葉眼窩部－鉤状束－側頭葉尖端部－扁桃核への閉鎖回路である．この回路を形成する部位の障害により記憶障害が出現してくることになり，とくに海馬や視床，脳梁膨大後域（retrosplenial region）などが責任病巣として重視されている．これらの領域と密な連絡線維を有する前脳基底部も記憶障害の責任病巣として重要である．一方では，視床と前頭葉の線維離断を生じうる内包膝部や内包前脚部の限局性病巣によっても記憶障害が出現してくる．限局性の脳血管障害では健忘症候群を呈してくることがあることに留意したい．

症状の発現には病巣の左右差も関係してくる．一般に左半球の病巣で記憶障害を呈することが多いが，右病巣でも出現してくるとの報告もある．この場合，記憶に関する大脳優位性が問題となる．記憶の回路が両側性に障害されると重度の記憶障害を呈することになる．

2）脳血管性痴呆

現在，世界で広く使用されている脳血管障害の分類は1990年の NINDS による"CVD-Ⅲ"であろう（表Ⅷ-1）[1]．それによると脳血管障害の臨床病型は①無症候性脳血管障害と②局所障害型脳血管障害，③脳血管性痴呆，④高血圧性脳症に分類されている．通常，脳血管障害や脳卒中と呼ぶ臨床病型は局所障害型脳血管障害に含まれる．

無症候性脳血管障害や脳血管性痴呆が項を改めて記載されているのは，画像診断の発達と社会医学的な重要性の変化を物語っている．ただし，脳血管性痴呆に関する説明は少ない．大きな単独の脳梗塞や小さな多数の脳梗塞により，脳の多くの部分が障害されると，認知能力に低下が起こってくることに疑問の余地はないとしながらも，痴呆の罹患率は脳卒中と同様に高齢者で高くなってくるので，痴呆がしばしば脳梗塞に関連していても驚くことではないと述べ，多発性の脳梗塞が存在すると脳血管性痴呆と考えられがちであるが，小さな単独の脳梗塞は痴呆の原因とはなりにくいと思われると結論している．

脳血管性痴呆の診断のために，これまで多くの診断基準が作成されてきた．画像診断を考慮した最近の診断基準では NINDS-AIREN が臨床の場で使用される機会が多くなってきたと思われる[40]．その診断基準は，①痴呆が存在すること，②脳血管障害が存在すること，さらに，③痴呆と脳血管障害に関連があることを3つの柱としている．脳血管障害発症から3ヵ月以内に痴呆が発現とする項目は期間的に短すぎるのではないかとの議論もあるが[41]，痴呆と脳血管障害に関連性があることとはっきりした基準を取り上げたことは，痴呆症状があり，かつ画像診断で脳血管障害

が確認されれば，すぐに脳血管性痴呆と診断されがちであったこれまでの傾向に歯止めをかけるものであろう．

さて，本基準の痴呆の項をみると，①認知機能が発症前の正常レベルから低下していること，②記憶障害とともに見当識や注意力，言語，視空間認知，行動機能，運動統御，行為などの認知機能のなかで2つ以上の障害を有すること，ならびに，③認知障害が日常生活に支障を与えていることなどがあげられている．記憶障害は脳血管性痴呆についても中核の神経症候となることが示されている．

脳血管性痴呆の原因，ないしその病態は複雑である．脳血管性痴呆は病巣の数や広がり，部位などから表Ⅷ-9のように分類されよう[42]．広範な病変あるいは多発性病変群としては，①血栓や塞栓による大梗塞や，②主として脳塞栓による多発性皮質梗塞，③主としてアミロイドアンギオパチーを原因とする多発性皮質出血，④大脳半球白質の広範な虚血性病変を特徴とするBinswanger型の進行性血管性白質脳症［progressive subcortical vascular encephalopathy(PSVE)of Binswanger's type］，さらに⑤大脳白質や基底核の多発性梗塞を特徴とし，白質病変がBinswanger型ほど広範ではない多発梗塞性痴呆(multi-infarct dementia：MID)に分類できる．すなわち，単一の病巣でも複数の病巣でも，また皮質病巣でも白質病巣でも両者の混合病巣でも，さらに脳梗塞でも脳出血でも脳血管痴呆は出現してくることになる．これらの病型のなかでアルツハイマー病との鑑別が問題になってくるのは，要素的な運動感覚障害が目立たないBinswanger型の白質脳症や多発梗塞性痴呆であろう．

局所性の脳血管障害が痴呆の原因となることもあり，その部位として前頭葉や後頭葉，側頭葉，視床，海馬などがあげられている．視床や海馬の障害では純粋健忘症候群を呈してくることに留意したい．脳血管病変が多発している状態に視床や海馬の障害が加われば記憶障害がより重度になることが予想される．

最近になり，若年発症で大脳白質の脳梗塞を繰り返しながら，やがて痴呆を呈してくる遺伝性の疾患が注目されている．CADASIL(cerebral autosomal dominant arteriopathy with subcortical infarcts and leukoencephalopathy)と呼ばれ，若年から中年期に発症し，高血圧は伴わず，白質の脳梗塞を繰り返し，痴呆を呈してくる優性遺伝性の脳動脈疾患である．遺伝の解析が進み，最近とみに報告が増えてきている[43,44]．画像では，両側性の白質病変が目立ってくる．

なお，常染色体性劣性遺伝で禿頭と腰痛を伴う若年成人発症Binswanger病様白質脳症(cerebral autosomal recessive arteriopathy/arteriosclerosis with subcortical infarcts and leukoencephalopathy：CARASIL)[45]も報告されており，病巣の主座は大脳白質にある．

3. treatable dementia

これまで多くの痴呆の診断基準が発表されてきた．また，痴呆の定義が種々に論じられてきた．その多くは，その状態が進行すること，非可逆的であることが強調されてきたように思える．しかし，昨今では停止状態にあったり，改善したりする痴呆状態があることも一般に認知されるようになり，1994年に発表されたDSM-Ⅳでは[19]アルツハイマー病や脳血管性痴呆以外の疾患についても多く取り上げられることになり，可逆性の疾患を含むことが明記されるようになった．可逆性の

表Ⅷ-9 脳血管性痴呆の分類

広範な病変あるいは多発性病変
1. 大梗塞(血栓または塞栓)
2. 多発性皮質梗塞(おもに脳塞栓による)
3. 多発性皮質出血(おもにアミロイドアンギオパチーによる)
4. 進行性血管性白質脳症-Binswanger型(大脳半球白質の広範な虚血性病変を特徴とする)
5. 多発梗塞性痴呆(大脳白質，基底核の多発性小梗塞を特徴とし，白質病変がBinswanger型ほど広範でないもの)
局所性病変(梗塞または出血)
前頭葉・後頭葉・側頭葉・視床・海馬

(山之内博，朝長正徳：医学のあゆみ 139：1003-1004，1986[42])

痴呆は内科的,外科的に治療可能であることから treatable dementia と総称されることがある。一方では,treatable であることと reversible であることは,本来は異質のものであり,treatable dementia と reversible dementia とに分類する考えもあるが,臨床の場では同義的に使用することが多い[46]。厳密にいえば意識障害や confusion との兼ね合い,知的機能障害のなかで記憶障害の重みなどに問題を残すが,痴呆(様)症状を呈する患者の診療にあたっては,この概念で語られる疾患の存在をつねに考慮しておく必要があろう。

Treatable dementia にみられる知的機能低下の一般的な特徴としては,変性疾患による痴呆と比較して,①痴呆の進行が速く,数日〜数週間の経過で日常生活に支障をきたすこと,②症候の変動が比較的大きいこと,③注意力や集中力の低下,意欲や自発性の低下を主徴とし,記憶障害が比較的軽度の場合が多いことなどが指摘されている[47]。

Treatable dementia の原因疾患として,中枢神経系の器質的な疾患や代謝,内分泌疾患,中毒性疾患,精神疾患など多くの疾患があげられている。

知的機能障害が前景に出る痴呆性疾患の鑑別には,これらの多彩な疾患を念頭においた病歴の聴取や理学的検査による原疾患の身体症候や神経症候の把握,X線CTやMRIによる画像診断,血液生化学検査や内分泌学的検査などが必要になってくる。

1) treatable dementia の主要な原因疾患(表Ⅷ-10)

a) 頭蓋内疾患

中枢神経系の器質的疾患はいかなる疾患であれ痴呆を呈する可能性がある。成書でみると多くの器質的疾患が treatable dementia の原因疾患として列記されていることがある。しかし,これらの疾患の羅列は treatable dementia の原因となる疾患というより,痴呆をきたす可能性のある疾患の鑑別診断的意義があるにすぎないこともある。

中枢神経系の変性疾患,たとえばパーキンソン病の名前があがることがある。アルツハイマー病や脳血管性痴呆にパーキンソン病を合併することもあれば,パーキンソン病の経過中に知的機能が

表Ⅷ-10 treatable dementia の主要な原因疾患

```
頭蓋内疾患
  正常圧水頭症,慢性硬膜下血腫,脳腫瘍
    中枢神経系の各種神経疾患,たとえば変性疾患や感染症,脱髄疾患なども,経過中痴呆症状を呈しうるが,また,治療の余地はあるが,一般的な意味合いでは treatable, reversible dementia とはいえない。脳血管障害も脳血管性痴呆を呈してくる。したがって,脳血管障害の原因となる疾患は痴呆を呈してくる可能性はあるが,同様に treatable, reversible dementia とはいえない。
うつ病
代謝異常,内分泌異常
  低血糖発作,慢性低血糖状態
  肝性脳症,慢性腎不全,水や電解質の代謝異常,低酸素脳症
  ビタミン欠乏症
    $B_1$欠乏(ウェルニッケ脳症),ニコチン酸欠乏(ペラグラ脳症),
    $B_{12}$欠乏,葉酸欠乏症
  甲状腺機能低下症
  副甲状腺機能亢進症(高カルシウム血症)
  副甲状腺機能低下症(低カルシウム血症)
中毒性疾患
  鉛,水銀,マンガン,タリウム,ヒ素などの金属による中毒
  有機溶剤や有機リンなどの化学物質による中毒
  アルコール中毒
  薬物中毒
    抗うつ薬,抗パーキンソン病薬,抗精神病薬,抗不安薬,睡眠薬
```

障害されてくることもある。しかし，症候学的にアルツハイマー病や脳血管性痴呆などの痴呆性疾患と idiopathic Parkinson's disease とはまったく異質の疾患である。

老年痴呆や脳血管性痴呆などの痴呆性疾患と鑑別を必要とする意味での treatable dementia として重要な頭蓋内疾患は，正常圧水頭症（normal pressure hydrocephalus：NPH）や慢性硬膜下血腫，脳腫瘍をあげることができよう。要素的な運動，感覚障害が目立たず，知的機能障害が徐々に進行するときに鑑別診断上問題となってくる。脳腫瘍であれば前頭葉や脳梁，大脳辺縁系などに主座をおく場合などが考えられる。これらの疾患の治療では，脳外科的治療の適応を検討することになる。

正常圧水頭症に少し触れておきたい。本症は歩行障害と尿失禁，痴呆を3主徴とする疾患で，脳のシャント手術により諸症状が著明に改善することが特徴である。くも膜下出血や頭部外傷，脳炎や髄膜炎などの中枢神経系の感染症などを生じると，くも膜下腔への出血や炎症による脳槽くも膜の癒着により脳脊髄液の循環や吸収に障害をきたし，髄液圧の上昇による脳室拡大をきたすことになる。その後髄液圧は正常化するが，脳室が拡大した状態が続くことがある。その結果が正常圧水頭症である。

先にあげたような原因がはっきりしているときは症候性の正常圧水頭症であり，原因がはっきりしない場合が特発性の正常圧水頭症である。歩行障害で発症し，痴呆が加わり，やがて尿失禁をみるようになる。いずれの症状も前頭葉を中心とした障害により出現すると考えられている。機能画像で前頭葉の脳血流代謝の障害を指摘する報告がある[48]。

b）うつ病

精神神経疾患に伴う痴呆様症状を仮性痴呆と呼んでいる。必ずしも記憶障害が前景に出てくるわけではないが，鑑別診断上重要な1群である。仮性痴呆のもっとも頻度の高い疾患はうつ病であろう。その他，せん妄や神経症，統合失調症，人格障害などでも出現してくる。

なお，脳血管障害の経過中にも，比較的高率にうつ状態が出現してくる[38]。脳血管性痴呆との鑑別上重要である。一般的な症候としては，意欲や自発性の低下，心気症状（便秘やその他の消化器症状），食思不振や不眠，易疲労性，体重減少などであり，長期にわたる単調な身体症状の訴えが多い。日常の臨床の場では安定していた症状に悪化がみられたり，リハビリテーションにおいて協調性の欠如や予想される改善性にかげりがみられるときには要注意と考えたい。

c）代謝異常，内分泌異常

低血糖発作を繰り返すときや慢性の低血糖状態で記憶障害や知的機能障害をきたすことがある。肝性脳症や慢性腎不全，水や電解質の代謝異常，低酸素脳症により痴呆状態や精神症候の出現をきたすこともある。ビタミン欠乏症では B_1 の欠乏によるウェルニッケ脳症やニコチン酸の欠乏によるペラグラ脳症，B_{12} や葉酸の欠乏症などがある。

内分泌疾患では甲状腺機能低下症や副甲状腺機能亢進症，副甲状腺機能低下症に留意したい。副甲状腺機能亢進症では高カルシウム血症が，副甲状腺機能低下症では低カルシウム血症が症候発現に関与している。

d）中毒性疾患

鉛や水銀，マンガン，タリウム，ヒ素などの金属による中毒，有機溶剤や有機リンなどの化学物質による中毒，アルコール中毒などとともに薬物中毒による痴呆様状態の出現が知られている。飲酒常習者のアルコール中毒における知的機能低下ではアルコールそのものの影響よりもビタミンB群の欠乏症や慢性肝不全による影響をまず考慮すべきとの指摘が多い。

臨床の場でしばしば問題になるのは治療薬による痴呆様状態であろう。とくに高齢者では薬物に起因する種々の精神症候を引き起こしやすく，痴呆性疾患との鑑別が重要である。抗うつ薬や抗パーキンソン病薬，抗精神病薬，抗不安薬，睡眠薬などの中枢神経作用薬には注意したい。

抗うつ薬では抗コリン作用の強いアミトリプチリンがせん妄を起こしやすい。抗パーキンソン病

薬では抗コリン作用を有するトリヘキシフェニジルでせん妄を生じやすい。抗精神病薬ではフェノチアジン系の薬剤は抗コリン作用が強い。ベンゾジアゼピン系の睡眠薬ではトリアムゾラムにより記憶障害を呈することが社会的話題ともなっている。

❸ その他の疾患

第12回日本神経心理学会総会(1988年)のシンポジウムで成因からみた神経心理学が取り上げられた[49]。その対象疾患は脳血管障害(脳梗塞, 脳出血)や脳腫瘍, 脱髄疾患, アルツハイマー病, てんかん, 発達障害であった。神経心理学の臨床の場では, 神経心理学的症状の原因となるそれぞれの疾患の特性を理解したうえでの配慮が必要である。学会報告で, 対象疾患が脳血管障害, それも脳塞栓もあれば, 脳血栓も, 脳出血も, くも膜下出血もあり, さらには頭部外傷や脳腫瘍も含まれるような発表を聴くことがある。そのような報告では病巣は均一性に欠けるものであることを承知すべきである。

神経心理学の基礎疾患は頻度からしても脳梗塞が多いと考えられる。しかし, 上述のシンポジウムの印象記には[49], 脳梗塞の問題点として, 高齢者が多く, 先行する潜在性病巣が存在する可能性があること, 脳血管障害の好発部位に偏りがあること, さらに障害が変性疾患とは異なり, 細胞選択性の障害ではなく, 血管支配領域の組織破壊が各種組織構造や細胞群すべてに無選択的に及ぶ状態にあること, などが指摘されている。

さて, 本章では脳血管障害と痴呆性疾患についてすでに述べてきたので, その他の神経心理学の対象疾患について概説を加えてみたい。

1. 脳腫瘍

脳腫瘍では病巣部位の神経脱落症状として種々の症候を呈してくる。症状は徐々に進行するが, 進行速度は存在部位や腫瘍の性状に左右される。上述のシンポジウムで大塚が脳腫瘍の神経心理症候について報告している[50]。その特徴を要約すると次の5点になる。① 脳腫瘍の範囲を正確に把握できないことも多く, 責任病巣としての局在を論ずることに問題がある。脳腫瘍に伴う脳浮腫との境界は明瞭ではないことも多く, また形態的な障害部位の脳の機能がどのようになっているかを確かめることは, さらに困難である。② 一般的には徐々に発症してくるが, 腫瘍の性状や進行速度, 周囲の脳浮腫の程度により症候の発現様式や重症度はさまざまである。③ 脳の局所症状とともに脳圧亢進による脳全体の機能低下による症状が加わり, 症状はより複雑となる。④ 手術の影響が加わる。浮腫の消退により症状が消失することもあれば, 症状が悪化したり新たに出現したりすることもある。⑤ 腫瘍の性状により進行性が異なる。脳障害の範囲と比較して症状が軽微であったり, 無症状で経過するものもある。

2. 頭部外傷

頭部外傷でも脳挫傷や随伴する出血などにより種々の症候を呈してくる。慢性硬膜下出血も多彩な症候を呈する。頭部外傷では臨床症候に比較して画像所見が目立たない症例があることに留意したい。前頭葉症状や記憶障害の責任病巣が証明されないこともあり, この場合は, 機能画像や断層面を工夫したMRIを検討したい。

3. 変性性神経疾患

神経学領域で変性性神経疾患といえば多くの疾患が含まれる。痴呆性疾患で扱ったアルツハイマー病やピック病も変性疾患であるが, 痴呆を中核症状とするがゆえに痴呆性疾患と呼ばれている。これらの疾患による痴呆は脳血管性痴呆と対比して変性性痴呆と呼ぶこともある。進行性核上性麻痺や皮質基底核変性症などでは皮質下性痴呆が問題となるので, 痴呆性疾患で述べたが, これらも変性疾患である。パーキンソン病も変性疾患

であるが，大脳基底核部に病巣の主座があり錐体外路症状を呈してくるので錐体外路疾患とも呼ばれている。ハンチントン病や線条体黒質変性症なども変性疾患であるが，錐体外路疾患とも呼ばれている。脊髄小脳変性症の一群も変性疾患であり，運動ニューロン疾患と呼ばれる筋萎縮性側索硬化症もやはり神経系の変性疾患である。したがって，変性疾患といわれる疾患は多彩であり，神経心理学の対象になる疾患もあれば，あまり対象とならない疾患もあることを承知しておきたい。

1) パーキンソン病

　最近，パーキンソン病における神経心理症候が話題を集めている。認知や記憶に関する多くの成績が発表されている。パーキンソン病は神経学においてきわめて重要な疾患であるので少し解説を加えておきたい。

　パーキンソン病は中年以降，多くは50歳以降に発症し，安静時の振戦や筋の固縮(筋強剛)，無動(動作緩慢)，姿勢異常を主徴とし，徐々に進行する疾患である。病巣の主座は黒質にあり，黒質メラニン含有細胞が高度に障害されている。なお，線条体や黒質でドパミンが減少していることが確認されている。治療では減少したドパミンを補うことになる。各種パーキンソン病治療薬が開発されているが，ドパミンの前駆物質であるL-DOPAの投与が基本である。

　日常生活動作に問題もなく外来で経過を観察しているパーキンソン病で，通常神経心理症候が前景に出ることはない。普通に外来治療を実施している多くのパーキンソン病患者に，将来神経心理学的症候を生じる可能性を意識させる必要はまったくないものと考えている。しかし，経過が長くなり重症化するにしたがい，なかには種々の認知や記憶に障害を呈してくる可能性があることを，また検査上そのような成績が報告されていることを治療する側として知っておいてもよかろう。

2) パーキンソン症候群

　パーキンソン病の主徴である振戦や筋固縮，無動(動作緩慢)，姿勢異常などを呈するものを広くパーキンソン症候群(パーキンソニズム)と呼んでいる。パーキンソン症候群を呈する疾患でもっとも頻度が高いのがパーキンソン病であり，この場合，パーキンソン病は特発性パーキンソン症候群(特発性パーキンソニズム)と呼ばれている。したがって，パーキンソン症候群の診断がつけられている患者では，特発性か(これがパーキンソン病に相当し，パーキンソン病治療薬が奏効する)，続発性(症候性パーキンソニズム)か，あるいはパーキンソン病以外の変性性疾患によるものかを明らかにする必要がある。

　続発性のパーキンソン症候群は，脳血管性パーキンソン症候群や薬物性パーキンソン症候群，脳炎後パーキンソン症候群に分類される。薬物性パーキンソン症候群の原因となる薬剤としては，レセルピンやクロルプロマジン，ハロペリドール，スルピリドなどが指摘されてきた。向精神薬や抗うつ薬には注意したい。脳炎後パーキンソン症候群では，エコノモ型嗜眠性脳炎罹患後のパーキンソン症候群が有名である。本邦では日本脳炎後のパーキンソン症候群が知られている。

　パーキンソン病以外の変性性神経疾患でパーキンソン症候群をきたすことがある。先に痴呆性疾患で触れた進行性核上性麻痺や皮質基底核変性症も類似の症候を呈する。線条体黒質変性症(striatonigral degeneration：SND)は臨床症候からはパーキンソン病との鑑別が困難な疾患である。しかし，本症ではL-DOPAを中心とするパーキンソン病治療薬は効果がない。オリーブ橋小脳萎縮症(olivopontocerebellar atrophy：OPCA)は脊髄小脳変性症の1型でパーキンソン症候群を呈する。起立性低血圧を中心とした自律神経症状にパーキンソン症候群や小脳失調をみる疾患にShy-Drager症候群がある。

　なお，多系統萎縮症という疾患概念がある。病変が小脳系や錐体路系，錐体外路系，自律神経系と多岐にわたる系統的な変性を特徴としており，Shy-Drager症候群はその代表的な疾患である。線条体黒質変性症やオリーブ橋小脳萎縮症もその概念のなかに包含されている。

4. その他

　炎症性疾患ではヘルペス脳炎の後遺症として両側の側頭葉障害による記憶障害が重要である。

　プリオン蛋白の脳内蓄積により出現するプリオン病の代表的な疾患がクロイツフェルト・ヤコブ病である。プリオン病は成因から感染性や遺伝性，孤発性に分けられているが，プリオン病の多くは感染源や感染経路が不明な孤発型のクロイツフェルト・ヤコブ病である。本症は多彩な神経心理症状や視覚障害，ミオクローヌス，錐体路症状，錐体外路症状などを呈し，亜急性に経過する痴呆性疾患である。クロイツフェルト・ヤコブ病では感染予防の対策が重要であり，血液や体液，排泄物などで汚染されたものの消毒や処理について医療チームでの連携が必要である。

　多発性硬化症を代表とする脱髄疾患は神経内科の臨床上重要な疾患である。しかし，多発性硬化症で神経心理学症候が発現する頻度は低く，しかも一過性であることが指摘されている[51]。

　ミトコンドリア異常症には種々のタイプがあるが，脳卒中様発作を繰り返す疾患がある。MELAS (mitochondrial encephalopathy, lactic acidosis, and stroke-like episodes：乳酸アシドーシスや脳卒中様発作を繰り返すミトコンドリア脳筋症)は，病巣部位により多彩な神経心理症候を呈してくるし，再発を繰り返すなかで痴呆へと進行することもある。

文　献

1) National Institute of Neurological Disorders and Stroke Ad Hoc Committee：Classification of cerebrovascular disease Ⅲ. Stroke 21：637-676, 1990.
2) 田川皓一，福原正代：脳血管障害の分類 Ⅲ (Classification of Cerebrovascular Disease Ⅲ；NHI, 抄訳). 脳卒中診断学(田川皓一，奥寺利夫，編). 西村書店，新潟，1996, pp.13-36.
3) 沖中重雄：脳卒中の疫学的研究ー全国17ヵ市町村における過去3ヵ年間の追跡調査ー. 日本醫事新報 2221：19-28, 1966.
4) 田崎義昭：脳卒中ー新しい診断基準. 臨床と研究 62：3435-3442, 1985.
5) 平井俊策：脳血管障害の内外分類史と現分類. 日本臨牀 51(増)：7-15, 1993.
6) 田川皓一，杳沢尚之：脳梗塞. 脳血管の臨床(後藤文男，編). 中外医学社，東京，1983, pp.429-458.
7) Mesulum M-M, Waxman SG, Geschwind N, et al.：Acute confusional states with right middle cerebral artery infarctions. J Neurol Neurosurg Psychiatry 39：84, 1976.
8) Castaigne P, Lhermitte F, Buge A, et al.：Paramedian thalamic and midbrain infarcts；clinical and neuropathological study. Ann Neurol 10：127-148, 1981.
9) Landis T, Cumming JL, Christen L, et al.：Are unilateral right posterior cerebral lesions sufficient to cause prosopagnosia？ Clinical and radiological findings in six additional patients. Cortex 22：243-252, 1986.
10) 谷脇考恭，田川皓一，佐藤文保，ほか：後大脳動脈領域の梗塞による記憶障害ー Retrosplenial amnesiaと思われる1例ー. 神経内科 45：507-512, 1996.
11) 高橋伸佳，河村　満：街並失認と道順障害. 神経進歩 39：689-696, 1995.
12) 福原正代，田川皓一，飯野耕三：地誌的障害の障害を呈した右辺縁葉後端部皮質下出血(retrosplenial subcortical hematoma)の1例. 失語研 17：278-284, 1997.
13) 桜井芳明：東北地方皮質下出血(特発性)調査報告. 脳卒中 9：579-583, 1987.
14) 澤田　徹：皮質下出血の臨床統計的検討. 日本臨牀 51(増)：169-173, 1993.
15) Gade A：Amnesia after operation on aneurysms of the anterior communicating artery. Surg Neurol 18：46-49, 1982.
16) De Ruca J：Cognitive dysfunction after aneurysm of anterior communicating artery. J Clin Exp Neuropsychol 14：924-934, 1992.
17) McKhann G, Drachman D, Folstein M, et al.：Clinical diagnosis of Alzheimer's disease. Report of the NINCDS-ADRDA Work Group under of Department of Health and Human Services Task Force on Alzheimer's Disease. Neurology 34：939-944, 1984.
18) WHO：The ICD Classification of Mental and Behavioral Disorders. Diagnosis criteria for research. 1993(中根允文，岡崎祐士，藤原妙子，訳：ICD-10. DCR研究用診断基準. 医学書院，1994).
19) American Psychiatric Association：Diagnostic and statistical manual of mental disorders. 4th ed, American Psychiatric Association, Washington DC, 1994.
20) 長谷川和夫：アリセプト®製品説明集. エーザイ.
21) 小阪憲司：非アルツハイマー型変性痴呆とは. Clinical Neuroscience 17：858-862, 1999.

22) Albert ML, Feldman RG, Willis AL : The 'subcortical dementia' of progressive supranuclear palsy. J Neurol Neurosurg Psychiatry 37 : 121-130, 1974.
23) 片井 聡, 丸山哲弘, 中村昭則, ほか：緩徐進行性失語で発症し，corticobasal degeneration と診断された1例. 臨床神経 37 : 249-252, 1997.
24) Markus HS, Lees AJ, Lennox G, et al. : Patterns of regional blood flow in corticobasal degeneration studied by HMPAO SPECT ; Comparison with Parkinson's disease and normal controls. Movement Disorders 10 : 179-187, 1995.
25) Gustsfson L : Frontal lobe degeneration of non-Alzheimer type ; Ⅱ. Clinical picture and differential diagnosis. Arch Gerontol Geriatr 6 : 209-223, 1987.
26) Neary D, Snowden JS, Northen B, et al. : Dementia of frontal lobe type. J Neurol Neurosurg Psychiatry 51 : 353-361, 1988.
27) The Lund and Manchester Groups : Clinical and neuropathological criteria for frontotemporal dementia. J Neurol Neurosurg Psychiatry 57 : 416-418, 1994.
28) 福井俊雄：緩徐進行性失語症を示す Pick 病の剖検例. 神経内科 51 : 246-258, 1999.
29) Graff-Radford NR, Damasio AR, Hyman BT, et al. : Progressive aphasia in a patient with Pick's disease ; a neuropsychological, radiologic, and anatomic study. Neurology 40 : 620-626, 1990.
30) Fukui T, Sugita K, Kawamura K, et al. : Primary progressive apraxia in Pick's disease ; A clinicopathologic study. Neurology 47 : 467-473, 1996.
31) 有馬邦正：Pick 病の病理像—Pick 小体を中心に. 神経内科 50 : 349-356, 1999.
32) Heulet CM, Crain BJ : Lobar atrophy without Pick bodies. Clin Neuropath 11 : 151, 1992.
33) Neary D, Snowden JS, Gustafson L, et al. : frontotemporal lober degeneration ; A consensus on clinical diagnostic criteria. Neurology 51 : 1546-1554, 1998.
34) 井村恒郎：失語—日本語に於ける特性—. 精神経誌 47 : 196-218, 1943.
35) Kertesz A, Hudson L, Mckenzie IRA, et al. : The pathology and nosology of primary progressive aphasia. Neurology 44 : 2065-2072, 1994.
36) Mesulam, M-M : Slowly progressive aphasia without generalized dementia. Ann Neurol 11 : 592-598, 1982.
37) 前田真治：緩徐進行性失語症—本邦報告例の統計. 神経内科 51 : 225-238, 1999.
38) Mesulam, M-M : Primary progressive aphasia-Differentiation from Alzheimer's disease. Ann Neurol 22 : 533-534, 1987.
39) Weintraub S, Rubin NP, Mesulam, M-M : Slowly progressive aphasia. Longitudinal course, neuropsychological profile, and language features. Arch Neurol 14 : 1329-1335, 1990.
40) Roman GC, Tatemich TK, Erkinjunti T, et al. : Vascular dementia ; Diagnostic criteria for research studies. Neurology 43 : 250-260, 1993.
41) 大友英一：血管性痴呆の新しい考え方. 脳神経 45 : 1099-1108, 1993.
42) 山之内博, 朝長正徳：脳血管性痴呆の分類と多発梗塞性痴呆の位置づけ. 医学のあゆみ 139 : 1003-1004, 1986.
43) Tournier Lasserve E, Joutel A, Melki J, et al. : Cerebral autosomal dominant arteriopathy with subcortical infarcts and leukoencephalopathy maps to chromosome 19q12. Nature Genet 3 : 256-259, 1993.
44) 有馬邦正：CADASIL の臨床病理. 神経内科 51 : 33-41, 1999.
45) 福武敏夫：禿頭と腰痛を伴う若年成人発症 Binswanger 病様白質脳症 ("CARASIL"). 神経内科 49 : 426-431, 1998.
46) Mahler CE, Cummings JL, Benson DF : Treatable dementia. West J Med 146 : 700-712, 1987.
47) Barry PD, Moskowitz MA : The diagnosis of reversible dementia in the elderly ; A critical review. Arch Intern Med 148 : 1914-1918, 1993.
48) Ishikawa M, Kikuchi H, Taki W, et al. : Regional cerebral blood flow and oxgen metabolism in normal pressure hydrocephalus after subarachnoid hemorrhage. Neurol Med Chir (Tokyo) 29 : 382-388, 1989.
49) 志田堅四郎：第12回日本神経心理学会総会を終わって；「展望」「特別講演」「シンポジウム：成因からみた神経心理学」について—神経心理症状発現の要因を探る—. 神経心理 5 : 2-4, 1989.
50) 大塚 顕：脳腫瘍例の神経心理学的症候—特に失語を中心に. 神経心理 5 : 22-32, 1989.
51) 本村 暁, 後藤幾生：多発性硬化症の神経心理症状. 神経心理 5 : 33-39, 1989.

(田川皓一)

第Ⅸ章　神経心理学の局在診断

❶ 前頭葉症候群

1. 前頭葉の解剖と血管支配
（基本図譜 A, C 参照）

　前頭葉は中心溝より前方の部分で，下後方はシルビウス(Sylvius)裂で境界されている。前端は前頭極と呼ばれる。外側面でみると，中心前溝から前頭極に向かう上前頭溝とした前頭溝により上，中，下前頭回に分けられる。中心溝と中心前溝の間が中心前回(運動野)である。内側面には上前頭回とその後方の中心傍小葉，帯状回(脳梁溝と帯状溝の間)をみる。中心傍小葉と帯状回は頭頂葉に続く。前頭葉下面は眼窩面と呼ばれる。内側には直回があり，外側部には内側，外側，前，ならびに後眼窩回がある。

　シルビウス裂の深部に島が存在する。この部分は前頭葉と頭頂葉，側頭葉に覆われており弁蓋部を形成する。前頭弁蓋，頭頂弁蓋，側頭弁蓋と呼ばれる。ブローカ(Broca)領野は左半球の下前頭回後方部の三角部と弁蓋部に存在する。

　前頭葉の血管支配を理解する必要がある。前頭葉内側面は前大脳動脈の灌流域であり，その主な分枝は前頭極動脈(frontopolar artery)と脳梁周囲動脈(pericallosal artery)，脳梁辺縁動脈(callosomarginal artery)である。前頭葉外側面は中大脳動脈の灌流域にある。その主要な分枝は前前頭動脈(prefrontal artery)と前中心溝動脈(precental artery)，中心溝動脈(central artery)である。

2. 前頭葉の機能

　前頭葉の解剖をその機能面からも理解する必要がある。Mesulam[1]は前頭葉を，①運動に関する領域と②前頭前野，③傍辺縁系領域の3つに区分している。

　中心前回(運動野，運動皮質，motor cortex，Brodmann 4野)は随意運動の中枢である。その前方に運動前野(運動前皮質，premotor cortex，Brodmann 8野・6野)がある。運動のプログラムの形成に関与する部分である。補足運動野や前頭眼野とともに運動の連合野である。運動連合野は運動や行為の制御にも大きな役割を有しており，その障害で種々の運動や行為の障害が出現してくる。なお，補足運動野(6野の内側部)は前頭葉内側部で運動野の前方，かつ帯状回の上部に位置している。この部分の障害では把握反射や強制把握が出現する。前頭眼野(前頭眼運動野，frontal eye fields)はBrodmann 8野にあり，衝動性眼球運動に関与している。運動性の言語中枢であるブローカ領野は左の下前頭回後部の前頭弁蓋部や三角部にある。この部分はBrodmann 44野と45野に相当する。言語領野を含む障害で失語症が出現する。以上の領域がMesulamのいう運動の領域に相当する。

　運動野や運動前野を除いた部分が前頭前野(前頭前皮質，prefrontal cortex，Brodmann 9〜12野が相当する)である。この領域が通常前頭連合野と呼ばれている。ただし，運動前野を中心とする運動連合野も前頭連合野に含まれていることもあるので注意が必要である。前頭連合野はかつて沈黙野(silent area：目立った神経症候を呈さない部位の意味)と呼ばれたこともあった。徐々に

進行する限局性の脳腫瘍では，確かに局所症候としての前頭葉症状はベッドサイドでとらえにくいこともあるし，目立たないこともあった。しかし，この領域は他の大脳皮質領域や大脳基底核領域，視床，視床下部，脳幹網様体，大脳辺縁系などと豊富な線維連絡を有する心理機能や精神機能にきわめて重要な部位であることが明らかになってきた。すなわち，認知や注意，判断，記憶，学習，さらには性格，意欲，行動などに広く関連しており，人間としての存在における高次の統合の座と位置づけられている。その障害では多彩な精神症状や高次脳機能障害が出現してくることになる。

なお，帯状回前部(24野)や嗅覚野(25野)，眼窩面後部(12野)などは大脳辺縁系との結びつきが強い部分であり，傍辺縁系領域である。

前頭葉には他の大脳皮質領域や視床，視床下部，脳幹網様体，大脳辺縁系の諸領域，大脳基底核の諸領域などから多彩な線維連絡があり，前頭葉症候群の発現にはこの線維連絡の面からの考察も必要となる。Damasio[2]は教科書のなかで，前頭葉連合野への線維連絡に基づき，前頭葉を3つの領域に分類している。その3つは，①大脳辺縁系や脳幹網様体と結びつきが緊密な領域で，視床背内側核を経由している線維連絡を有している，②頭頂葉や側頭葉，後頭葉など他の大脳皮質との線維連絡を有する領域，③大脳基底核や大脳の運動野との密接な線維連絡を有する領域であり，それぞれの線維連絡が損傷されると，その損傷に基づく臨床症候の発現をきたすことになる。

一方，Cummings[3]は前頭葉と大脳基底核や視床との線維連絡について，3つの主要な連絡系を指摘し，前頭葉と皮質下との連絡路からみた前頭葉の機能解剖について述べている。

それによると前頭葉の区分は以下のようになる。①前頭葉外側穹窿部：前頭葉背外側部の前頭前野(Brodmann 9野と10野)から尾状核背外側部，淡蒼球背内側部を経て視床腹側前角や背内側核へ至る。視床腹側前角や背内側核からは前頭葉穹窿部へと投射する両方向性の経路である。②前頭葉眼窩面：前頭葉外側眼窩面(Brodmann 10野)から尾状核背内側部，淡蒼球背内側部を経て視床腹側前角や背内側核へ至る。視床腹側前角や背内側核からは前頭葉外側眼窩部へと投射する両方向性の経路である。③帯状回前部：帯状回前部(Brodmann 24野)から線条体腹側部に投射する。線条体腹側部からは淡蒼球吻外側や視床背内側核を経て，帯状回前部へと投射する。この機能解剖学的立場から臨床症候をみることも重要である[4]。

3．前頭葉症候群

1）運動麻痺

運動野の障害で要素的な運動障害が出現する。運動野においては身体部位のどの部分を支配するかの局在が決まっており(Penfieldのホモンクルス[5]：図IX-1)，障害部位に応じた運動障害を呈することになる。図で理解できるように顔面や手の支配域が広範囲であるため皮質性の運動障害では顔面や口部，手指の巧緻運動障害をみることが多い。なお，下肢の運動野は前頭葉内側面に存在する。したがって，前大脳動脈閉塞症では下肢の運動麻痺が目立ってくる。皮質性運動障害で内包型や脳幹型の片麻痺を呈することはまれである。

2）行為と行動の障害

運動野の障害による運動障害とは趣を異にする種々の行為の障害や行動の障害も出現してくる。Lhermitte[6]は前頭葉前部，とくにその下部の障害により環境依存症候群(environmental dependency syndrome)が出現することを報告した。使用行為や模倣行為などの行為の障害が観察されるとともに，おかれた環境や語りかけられた言葉が意味する状況に合わせた行動をとるという。前頭前野の障害による環境への過度の依存が生じたと説明されている。

使用行為(utilization behavior)は道具を前に置くと，命令されないのにそれをつかみ使用してしまう現象で，一側ないしは両側の前頭葉底部の眼窩面と尾状核頭部の障害で出現する[6]。

模倣行為(imitation behavior)は命令もされない

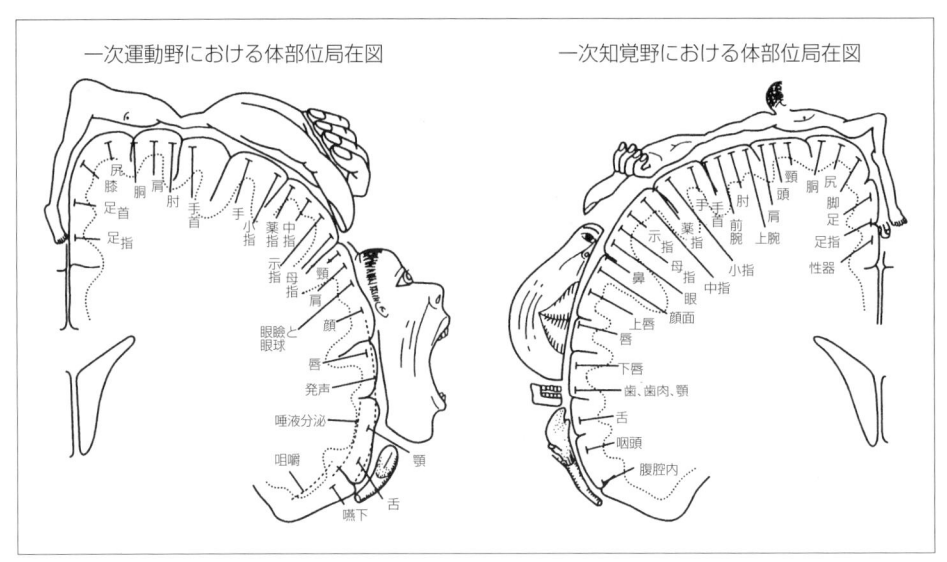

図IX-1　Penfield が明らかにした一次運動野と一次知覚野の機能局在

のに検者の身ぶりや行為を模倣する現象である。一側ないしは両側の前頭葉前部の障害により出現すると考えられている[6]。

道具の強迫的使用（compulsive manipulation of tools）は物に触れたり，物が目に入ったりすると，本人の意志とは関係なしにそれを使用してしまう現象である[7]。本現象は右手のみに出現し，左手は右手の行為を制止しようとする。左の前頭葉内側部と脳梁膝の病巣で出現する。

他人の手徴候（alien hand sign）は右の前頭葉病変により左手に生じる症状で，左手を他人の手のように不随意に無目的に動かす現象である。左手に把握現象がみられ，行為の完成度は低い。右手の制止行動は穏やかである。しかし，本現象は発表者により解釈に差異があることに留意したい[8]。

把握現象（grasping phenomenon）も重要な徴候であろう。前頭連合野の障害により把握反射や吸啜反射，口とがらし反射などの原始反射が出現する。その代表は把握反射である。本反射は病的把握現象の一環として理解され，責任病巣として上前頭回後部や前頭葉内側部，補足運動野などが重視されている。最近，帯状回前部の関与を指摘する報告もある[9]。通常，病巣と対側の上肢に出現するが，同側に生じたり[10]，両側に出現したりすることもある[9]。

把握現象には強制把握（forced grasping）と強制模索（forced groping）の両面が観察される。強制把握は触覚性刺激による把握現象で，手掌に物をのせると強く握ってしまう（把握反射）。開くように命じてもうまく開くことができず，ますます強く握ってしまう。強制模索は視覚性刺激に引き起こされる把握現象で，眼前に物を示すと，それをつかもうとする。遠ざけようとすると，それを手で追いかける。

なお，中心前回の障害では対側の肢節運動失行をみることがある。肢節運動失行は中心後回の障害でも出現することがある。

Motor impersistence（運動維持困難）は，閉眼や挺舌，挙手などの，ある状態やある動作を維持できない症状である。右の前頭葉障害で出現しやすい症状である。Motor neglect は運動麻痺や失行，不随意運動，感覚障害，身体失認などが存在しないのにもかかわらず，一側の上下肢を使おうとしない現象である。注意を喚起すると使用するが，注意をすると使用しなくなる。前頭葉や頭頂葉，視床などの障害で出現する。右半球損傷によるneglect症候群の1型と考えられているが，大脳皮質の損傷では左右差はなく，対側に出現し，視床病変では右損傷で出現してくるとも記載されている[11]。

3) 言語の障害

ブローカ領野は左の下前頭回後部の前頭弁蓋部や三角部にある。この領域を含む障害で失語症が出現する。

基本的にはブローカ領野の障害ではブローカ失語が出現してくる。病巣がブローカ領野に限局した場合，一般に失語症状は軽度である。持続する定型的なブローカ失語の病巣は，ブローカ領野を中心に，周囲の前頭葉や頭頂葉，島葉，深部の大脳白質部などに広がっていることが多い。なお，ブローカ領野のみに限局した病巣ではブローカ失語は出現せず，発語は流暢で超皮質性感覚性失語を呈するとの多数の報告をみる。

超皮質性運動性失語も非流暢な発話ではあるが，自発話に乏しい。復唱が保たれているのが特徴である。本失語の責任病巣は，左の前頭葉でブローカ領野の前部や上部，あるいは補足運動野近傍の運動前野の中部や上部に存在すると報告されている。

純粋語唖（純粋失構音，純粋アナルトリー，アフェミー）の責任病巣は中心前回下部に想定されている。発話は非流暢で努力性，発話量も少なく，基本的にはブローカ失語と同様である。しかし，聴覚的理解や書字，読字は障害されていないので，筆談によるコミュニケーションが可能である。

4) 失書

Exnerの書字中枢は左の中前頭回に想定されている。この領域の障害により純粋失書が出現してくることが知られている（前頭葉性純粋失書）。

5) 尿失禁と便失禁

排尿や排便の大脳皮質中枢は会陰部括約筋を支配している中心前回（運動野）に存在する。また，上前頭回と帯状回，およびその間の白質の損傷でも尿失禁を生じることが指摘されている[12]。

6) 記憶障害

a) 前頭葉と記憶回路

代表的な記憶回路であるPapezの回路は帯状回を通る経路であり，Yakovlevの回路には前頭葉眼窩部が含まれている。これらの回路を形成する部位の障害により記憶障害が出現してくることになり，前頭葉は記憶にも大きく関与している。

また，前頭葉と記憶障害では作動記憶（作働記憶，作業記憶，working memory）や前脳基底部健忘なども最近のトピックスである。

b) 作動記憶

前頭連合野とかかわる記憶に作動記憶がある。作動記憶は行動や判断，課題の遂行などに必要な情報を一時的に，かつ能動的に記憶しながら，あるいは保持しながら操作する機能ということができよう。新たな行動や判断を生み出すための機能であると考えれば，記憶というより思考と言い換えることもできるし，会話や読解，推理，学習，計算など複雑な認知課題を遂行するのに不可欠な過程ということもできよう。

この作動記憶は後述する遂行機能との関連でも論じられている[13]。遂行機能とは，目的を持った一連の行動を達成するために必要な機能であり，作動記憶が正常に保たれて初めて機能するものと考えられる。

c) 前脳基底部健忘

前脳基底部は前頭葉底部の後方部で大脳の内側面に位置しており，中隔核やブローカの対角帯，マイネルトの基底核，側坐核などからなっている。コリン作動性ニューロンが存在し，前頭葉や側頭葉内側部，間脳などと豊富な線維連絡を有している。とくに内側中隔核やブローカの対角帯からは海馬へ，マイネルトの基底核からは新皮質へと投射している。前脳基底部の損傷はいわゆる前脳基底部健忘を生じてくる。本領域と前頭葉の関連性については厳密な規定があるわけではない。しかし，前頭葉や帯状回との密な線維連絡を有することや，本領域の障害が前交通動脈の脳動脈瘤の破裂，さらにはその脳外科的処置により出現し，

前頭葉の障害を同時に発現する頻度が高いことなどから，本章で紹介することにした．

臨床的に前脳基底部健忘は前交通動脈の脳動脈瘤の破裂によるくも膜下出血やその脳外科的処置後に出現してくることが多く[14,15]，前交通動脈症候群（anterior communicating artery syndrome：AcoA syndrome）[15]とも呼ばれている．なお，本動脈の損傷では尾状核や前頭葉眼窩面の障害を伴うことも多い．

前脳基底部健忘の臨床像については多くの報告がある[14,15,16,17]．その臨床像を要約すると，見当識障害や健忘，作話などのコルサコフ（Korsakoff）症候群様の健忘症で，健忘は前向性健忘も逆向性健忘も認められる．作話には話により導きだされる作話と自発的に語られる作話があるが，前脳基底部健忘では自発的な作話をみることが指摘されている[18]．

また，しばしば意欲の低下や無関心，易刺激性，易怒性，攻撃性などの人格の変化なども認められる．臨床的には前頭葉性の精神症状と区別は困難であり，また前頭葉機能検査においても異常を呈することも多い[19]．

7) 精神症状

精神症状としては，Harlow[20]が記載したPhineas Gageの症状が有名である．事故により左の前頭葉に障害をきたし，頑固で気まぐれ，礼節の欠如など著明な性格変化をみることになった．その後も前頭葉障害と精神症状については多くの報告がなされており，性格の変化や記憶障害，注意障害，意欲の低下，行動面での障害などが記載されている．

Hécaen[21]は前頭葉の脳腫瘍患者を対象として検討し，多幸症や易刺激性，抑うつなどが出現すると報告した．なお，眼窩面の障害では発動性の低下が，外側部の障害では多幸症の出現が多いという．同じく前頭前野の病変で性格変化を生じるとしたStuss[22]の報告でみると，外側部の病変で自発性低下や無気力，無感動を呈し，眼窩面の病変ではふざけ症が出現し行動過多となる傾向があると述べている．病変部位と症候の関連性では一致がみられていない．対象の選択の問題であるのか，前頭葉の機能の非局在性を示すものか，前頭葉の病変部位と症候の関連性については，まだまだ解決されない問題が多い．Cummings[3]は前頭葉を①前頭葉外側穹窿部と，②前頭葉眼窩面，③帯状回前部の3部位に分類した．この機能解剖学的立場から臨床症候をみることの重要性，ならびにその損傷による精神症状の特徴が，鹿島と村松[4]により述べられているので，要約して紹介したい．

a) 前頭葉外側穹窿部

前頭葉外側穹窿部の損傷で特徴的な症状は遂行機能（executive function）の障害である．遂行障害や実行障害などと呼ばれている．遂行機能とは，目的を持った一連の行動を達成するために必要な機能である．そのためには目的の設定や行動の計画，実行，行動の有効性についての調整などが必要となってくる．この機能の障害を遂行障害と呼んでいる．この評価には，Wisconsin card sorting testや修正版Stroopテスト，BADS（Behavioural Assessment of Dysexecutive Syndrome）などが用いられている[23,24,25]．

b) 前頭葉眼窩面の損傷

前頭葉眼窩面の損傷による症状は，まさにHarlow[20]が記載したPhineas Gageの症状に相当する．本例は脳の外傷による病巣であるが，この領域の障害は前交通動脈動脈瘤の破裂によるくも膜下出血の後遺症として，しばしば観察されている．Logueら[26]の前大脳動脈動脈瘤の破裂によるくも膜下出血の79例の検討でみると，より外交的になったもの（33％）や楽観的になったもの（32％），被刺激性の亢進をみるもの（27％），気分の高揚を示すもの（19％），無愛想になったもの（8％）などが報告されている．

c) 帯状回前部の障害

帯状回前部の障害では発動性の低下が生じるといわれている．もっとも顕著な例は両側損傷による無動無言症であろう．

4. 前頭葉病変の特徴について

　神経心理学が扱う領域は，① 失語や失行，失認，読み書き障害，② 記憶障害，③ 痴呆などであるが，それとともに，④ 前頭葉機能に関する研究が盛んに行われている。側頭葉には側頭葉の，頭頂葉や後頭葉にもそれぞれの機能があり，大脳基底核や大脳辺縁系，視床などにもそれぞれの機能があるにもかかわらず，あえて前頭葉機能として神経心理学の重要な柱として取り上げられるのは，いかなる理由によるのであろうか。

　前頭前野は，他の大脳皮質領域や大脳基底核領域，視床，視床下部，脳幹網様体，大脳辺縁系などと豊富な線維連絡を有する領域であり，心理機能や精神機能にきわめて重要な部位である。前頭前野の機能は高次脳機能でも最高位に位置するもの，最高次脳機能と考えられている。すなわち，認知や注意，判断，記憶，学習，さらには性格，意欲，行動などと広く関連しており，人間としての存在における最高次の統合の座であり，その障害により多彩な精神症状や高次脳機能障害が出現してくるからこそ前頭葉機能の研究は神経心理学の柱の1つであると位置づけられるであろう。

　だからこそ，前頭葉機能は臨床的に把握しにくい面も多いと考えられる。前頭葉機能障害の特徴として，他の皮質領域との違いについて大東[27]は3点を指摘している。重要であると思われるので，要約しながら簡単に紹介したい。① 前頭葉症候群の発現には，前頭葉での損傷部位とともに，その部位と両方向性の線維連絡を有する頭頂葉や側頭葉，後頭葉などの他の大脳皮質領域，あるいは大脳基底核領域，大脳辺縁系，視床，脳幹網様体などの機能が関与してくる可能性がある。② 前頭葉症候群の発現機序を中枢神経系の他の領域と比較して考えると，損傷部位とそれにより生じる症状との間の対応性が乏しくなる。一般的にいえば，要素的な運動や感覚の障害は損傷部位と1対1の対応を示す。典型的な症候を呈するためには，ある程度の条件を満たす必要もあるが，失語や失行，失認症状も比較的責任病巣がはっきりしている。しかし，いわゆる前頭葉症状(前頭葉性の精神症状)になると，もっと漠然としたものになる。③ 前頭葉症候群は，局在と症候の対応をみると，他の領域の症候と比較すると漠然としたものであるがゆえに，他の領域の局在性病巣によっても出現しうる症状，あるいは，びまん性の脳機能の低下によっても出現しうるような非特異的な病像を生じることがある。したがって，前頭葉の障害として，どこまで特異的であるかを論じるときは，この困難さがつねにつきまとうことになる。

　いわゆる前頭葉症状を論じるときは，以上のような観点から検討する必要がある。しかし，前頭葉損傷でも中心前回の障害による運動障害，把握反射や探索把握などの原始反射，左半球のブローカ領野や中心前回を含む病巣によるブローカ失語などは，前頭葉症候群として比較的把握しやすい症候である。

❷ 側頭葉症候群

1. 側頭葉の解剖
(基本図譜 A, C 参照)

　側頭葉はシルビウス裂により前頭葉と境界されている。また，後頭前切痕と帯状回峡(帯状回と海馬傍回の移行部)を結ぶ想像線により後頭葉と境界されている。頭頂葉とは前方部はシルビウス裂で境界されているが，後方部はシルビウス裂の後端と後頭極を結ぶ想像線により分けられている。外側面をみると，上側頭溝と下側頭溝により，上側頭回と中側頭回，下側頭回に分けられる。シルビウス裂内の上側頭回で島葉の背側縁との間に存在する横側頭回(Heschel 横回)は一次聴覚野である。左側では一次聴覚野に隣接する上側頭回後部にウェルニッケ(Wernicke)領野が存在する。下面では内側から海馬溝，側副溝，ならびに後頭側頭溝があり，海馬傍回と紡錘状回(内側後頭側頭回)，下側頭回(外側後頭側頭回)に分けられる。海馬傍回は前方では鉤部となり，後上方では帯状回峡を介して帯状回に，後下方は舌状回に続いている。内側部には海馬傍回の深部に位置して海馬体が存在する。海馬体(海馬)は固有海馬(アンモン角)や歯状回，海馬台からなる。

2. 側頭葉の脳血管障害

側頭葉に病巣を有する脳血管障害は脳梗塞や脳出血の病型は問わないし，前頭葉や頭頂葉，後頭葉と異なる特有の脳血管障害があるわけではない。しかし，各脳葉の障害による臨床症状を考えるうえでは，損傷を生じる頻度も考慮すると各脳葉における脳血管障害による病巣の出現機序を理解しておく必要がある。かつて脳血管障害による側頭葉症候群について解説を加えたことがあり[28]，側頭葉を例にとり脳血管障害による各脳葉の臨床症候群の発現機序について考えてみたい。前頭葉や頭頂葉，後頭葉の脳血管障害についての解説は割愛するが，それぞれの部位や血管に置き換えた同様の機序を考慮してほしい。

脳梗塞による側頭葉障害の臨床症候群を理解するためには，側頭葉の血管支配を理解する必要がある。側頭葉を灌流する動脈は中大脳動脈と後大脳動脈よりなっている。通常，側頭葉へと向かう中大脳動脈からの分枝は前側頭動脈（anterior temporal artery）と後側頭動脈（posterior temporal artery）と呼ばれ，同じく側頭葉へと向かう後大脳動脈の分枝は前側頭動脈（anterior temporal artery）と後側頭動脈（posterior temporal artery）と呼ばれている。しかし，本章ではもっと詳しいmicrosurgical anatomyからみた血管支配を紹介したい[29,30]（図IX-2，表IX-1）。

中大脳動脈からの分枝（上側頭動脈：superior temporal arteries）は，①側頭極動脈（temporopolar artery）や②前側頭動脈（anterior temporal artery），③中側頭動脈（middle temporal artery），④後側頭動脈（posterior temporal artery），⑤側頭後頭動脈（temporooccipital artery）と呼ばれ，主として側頭葉の外側部を栄養する。一方，後大脳動脈からの分枝（下側頭動脈：inferior temporal arteries）には，①海馬動脈（hippocampal artery）や②前側頭動脈（anterior temporal artery），③中側頭動脈（middle temporal artery），④後側頭動脈（posterior temporal artery）などがあり，主として側頭葉内側部を栄養する。とくに1本の血管が太い場合は，⑤総側頭動脈（common temporal artery）と呼ばれている。主幹動脈の閉塞による梗塞巣のなり立ちを考えるときには，このような詳細な血管構築について論及する必要はないと思われるが，海馬病巣による記憶障害や左側頭葉後部病巣による失読失書の責任病巣を論じるときには，細かい動脈分析が必要になるかもしれない。

側頭葉へ向かう単独ないしは複数の分枝が閉塞すると，純粋な側頭葉症候群を呈することになる。しかし，その分枝は頭頂葉や後頭葉への分枝と豊富な側副血行路を有しており，場合によっては梗塞巣の境界領域が頭頂葉や後頭葉領域へと広

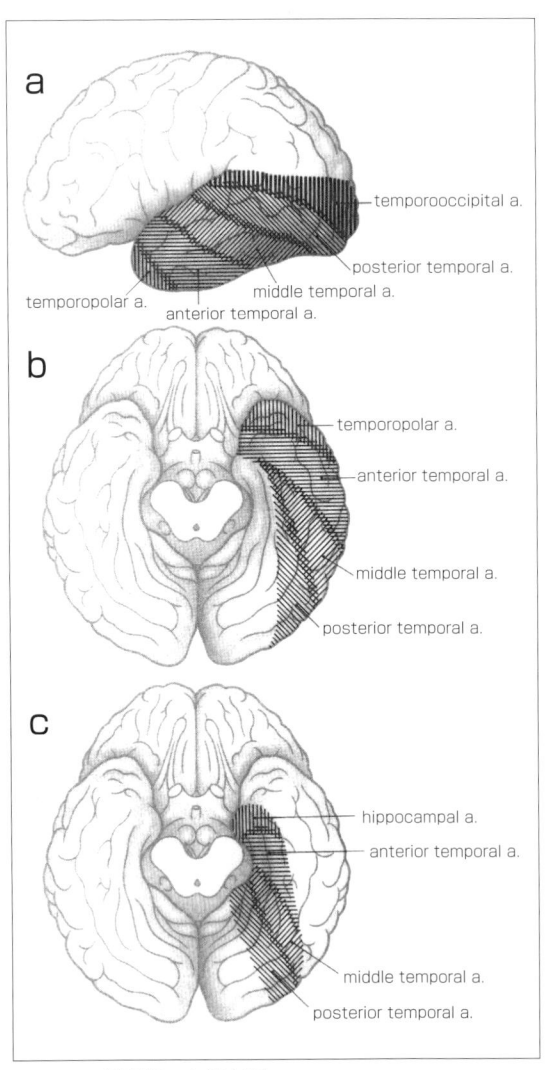

図IX-2 側頭葉の血管支配
側頭葉に分布する中大脳動脈（a：側面，b：下面）と後大脳動脈（c：下面）
（宜保浩彦，ほか：Clinical Neuroscience 14：1139-1141，1996[29]）

表Ⅸ-1 側頭葉の血管支配(動脈系)

中大脳動脈からの分枝(superior temporal artery)
1. temporopolar artery
2. anterior temporal artery
3. middle temporal artery
4. posterior temporal artery
5. temporooccipital artery

後大脳動脈からの分枝(inferior temporal artery)
1. hippocampal artery
2. anterior temporal artery
3. middle temporal artery
4. posterior temporal artery
5. common temporal artery

(宜保浩彦，ほか：Clinical Neuroscience 14：1139-1141, 1996[29])

がることになり，側頭葉，頭頂葉症候群あるいは側頭葉，後頭葉症候群として症候の発現をみることになる。無論，中大脳動脈や後大脳動脈の基幹部の閉塞では他の領域へと灌流する分枝も同時に障害されることになり，前者の閉塞では前頭葉や頭頂葉，大脳基底核部，内包，放線冠などの症候が，後者の閉塞では後頭葉や視床などの症候が混在することになる。

脳出血では側頭葉皮質下に限局した出血で側頭葉症候群を呈してくるが，血腫の広がりによっては側頭葉，頭頂葉症候群や側頭葉，後頭葉症候群を呈することになる。なお，被殻出血では側頭葉皮質下に障害が及ぶことがあり，皮質皮質下の線維連絡の遮断による症候の出現をみることがある。

3. 側頭葉の臨床症候群

臨床神経学の教科書に記載されている側頭葉症候群を表Ⅸ-2に示した[31]。側頭葉の障害により，①嗅覚や味覚，聴覚，平衡覚など諸感覚障害，②言語障害，③視覚系の統合障害，④感覚の統合障害，⑤時間認知障害，⑥記憶障害，⑦ある種の感情や情緒の障害，⑧社会行動面での障害，⑨覚醒機構や意識の障害などが列挙されている。

臨床の場で観察されやすい側頭葉症候群は表Ⅸ-3のようにまとめることができよう。これらの症候は側頭葉を障害する各種中枢神経疾患により出現するものであるが，頻度的には脳血管障害を原因とすることが多い。

脳血管障害による代表的な側頭葉症候群は表Ⅸ-4のようにまとめることができる[32]。出現頻度が高いのは左の損傷による失語症で，ウェルニッケ領野の障害によるウェルニッケ失語が出現する。超皮質性感覚性失語や健忘性失語をみることもある。また，左の側頭葉後下部病変による失読失書も注目されている。聴覚認知の障害は両側の聴覚中枢の障害である皮質聾と聴覚の高次機能障害である聴覚性失認に分類することができる。聴覚性失認の具体的な表現型としては純粋語聾や環境音失認，感覚性失音楽などがあげられている。記憶や情動の障害も出現する。Acute confusional state や agitated derilium と記載される状況もある。視覚障害はヒトでは観察しにくい症状であるが，右の障害により相貌の記憶の障害に基づく相貌失認が出現することが報告されており，地誌的障害の一型としての街並失認が右の海馬傍回の障害により出現することも知られている。ただし，脳血管障害による相貌失認は通常両側後頭葉の障害により出現する相貌の視覚性の認知障害である。記憶の障害による相貌失認は痴呆性変性疾患によるものが記載されている。

発作性疾患では側頭葉てんかんがよく知られており，海馬鉤回発作としての味覚や嗅覚の障害も知られている。側頭葉に限局する脳腫瘍や脳動静脈奇形により発作をみることもある。

左の海馬を中心とした領域の障害で記憶障害が出現する。脳血管障害でも認められるが，側頭葉に主座をおく感染症，とくにヘルペス脳炎で出現することが知られている。記憶障害が緩徐に進行する場合はアルツハイマー(Alzheimer)病や非アルツハイマー型痴呆を考慮する。

情動や摂食，性行動障害は Klüver-Bucy 症候群としてよく知られており，両側の側頭葉障害により出現してくる。ヘルペス脳炎やアルツハイマー病でよく出現してくるが，脳血管障害でも観察することができる。しかし，この場合側頭葉を含

表IX-2　Temporal Lobe Syndrome

1) the special senses
　　　smell and taste
　　　hearing, vestibular function, optokinetic nystagmus
2) auditory speech
3) visual integration
4) sensory integration
5) time perception
6) memory
7) emotions and moods, in their sensory and viscero-motor aspects
8) attitudes and social behaviour
9) the alerting mechanism and the conscious state

[Williams D : Temporal lobe syndromes. In : Handbook of clinical neurology Vol.2 Localization in clinical neurology (eds Vinken PJ, Bruyn GW). North-Holland publishing company, Amsterdam, 1969, pp.700-724[31)] より翻訳]

表IX-3　側頭葉症候群

1) 聴覚障害
2) 言語障害（ウェルニッケ失語，失読失書）
3) 側頭葉てんかん
4) 味覚，嗅覚障害（海馬鉤回発作）
5) 記憶障害
6) 視覚障害（相貌失認，街並失認）
7) 情動，摂食，性行動障害

表IX-4　脳血管障害による側頭葉症候群

I．聴覚認知の障害
　1．皮質聾
　2．聴覚性失認
　　1) 純粋語聾
　　2) 環境音失認
　　3) 感覚性失音楽
II．言語障害
　1．ウェルニッケ失語
　2．超皮質性感覚性失語
III．記憶，情動の異常
　1．記憶障害
　2．confusional state と agitated derilium
　3．Klüver-Bucy症候群
　4．視覚失認

[松田　実，秋口一郎：側頭葉の血管障害．脳卒中の神経症候学（田川皓一，編）．西村書店，新潟，1992，pp.303-313[32)]]

む両側の広範な病巣をみることが多く，通常四肢麻痺に加え失語症が存在しており，ベッドサイドでは oral tendency（口唇傾向）が目立つことになる。

4. 失語症

1）ウェルニッケ失語

ウェルニッケ領野は左上側頭回の後1/3に想定されている。この領域の障害によりウェルニッケ失語を呈することになるが、この領域に限局した障害では、軽症のウェルニッケ失語にとどまることが多い。定型的で持続するウェルニッケ失語では通常側頭葉の後方領域から頭頂葉の角回や縁上回に及ぶ病巣をみることが多い。

脳血管障害によるウェルニッケ失語は側頭葉後部を灌流する中大脳動脈領域の梗塞による頻度が高い。中大脳動脈の分枝を考慮すると梗塞巣は側頭葉から頭頂葉へと広がることも多く、ウェルニッケ失語も重度で持続することになる。なお、ウェルニッケ失語ではブローカ失語と比較し運動麻痺を伴う頻度は低くなる。左中大脳動脈の本幹の閉塞では側頭葉や頭頂葉の病巣とともに、前頭葉のブローカ領野の障害も生じることになり、広範な前頭、側頭、頭頂葉病巣は重度の全失語を呈することになる。

左の側頭葉に限局した皮質下出血でも無論ウェルニッケ失語を呈することになる。

2）超皮質性感覚性失語，健忘性失語，失固有名詞

左の側頭葉障害により超皮質性感覚性失語や健忘性失語をみることがある。超皮質性感覚性失語の責任病巣はウェルニッケ領野を取り囲むような部位に想定されている。臨床の場では側頭葉と頭頂葉の境界領域に求められることが多く、側頭葉の単独の障害で起こるか否かはなんともいえない。なお、超皮質性感覚性失語は視床や前頭葉など種々の部位での障害で出現することも報告されている。健忘性失語の責任病巣を特定するには困難も多いが、側頭葉を中心とした病巣でも出現してくる。

健忘性失語は失名詞失語や失名辞失語などと同義的に使用されている。最近、失固有名詞の存在が報告されている。

失語症では名詞の呼称障害である失名詞（anomia）がしばしば観察される。名詞には一般名詞と固有名詞の2種類があり、その障害程度は症例によりさまざまに異なってくる。1980年Mckennaら[33]は失固有名詞を呈した左中大脳動脈後側頭枝の梗塞の1例を報告し、1989年Semenzaら[34]は左の前頭側頭葉と大脳基底核領域の頭部外傷例で失固有名詞を呈した症例を報告している。著者らも失固有名詞を呈した脳血管障害の2症例を報告したことがある[35]。この2症例で画像診断による病巣をみると、1例は左側頭後頭葉皮質下（側頭後頭傍側脳室領域、側脳室後角内側壁上衣下）の皮質下出血で、他の1例は左島回から前障にかけての梗塞、すなわち左中大脳動脈島枝領域の梗塞と考えられる。

失固有名詞の責任病巣はこれまでの報告例から左の側頭葉を含む病巣の可能性が高い[33,34]。症例1も左の側頭後頭葉皮質下を中心とした病巣を確認することができた。なお、症例2は左の島回に主病巣が存在した。島回はその前半部は、眼窩前頭皮質や側頭極皮質、嗅皮質、帯状回前方部、海馬傍回、視床、扁桃体などと、またその後半部は、前頭葉皮質や側頭葉皮質、頭頂葉皮質、視床などと連絡していることが報告されている[36]。側頭葉との関連で島回病巣の意義づけも可能となるかもしれない。

最近になり、失固有名詞（失語）が左の側頭葉切除術後に出現し、その責任病巣として側頭葉先端部の重要性が指摘されており[37]、固有名詞を貯蔵しておく場所としての左側頭葉先端部の意義が論じられている。同じく難治性てんかんの治療として行った左側頭葉先端部の切除術後に失固有名詞、とくに人名の想起が困難となった症例の存在を耳にしたことがある。なお、失固有名詞は固有名詞が貯蔵された部位での障害により出現してくることもあれば、それが引き出される過程で、すなわち固有名詞の発語へと向かう経路の障害によっても惹起される可能性がある。失固有名詞の報告はいまだ少なく責任病巣の詳細な検討には今後の症例の蓄積が必要であろう。

5. 失読失書

1891年 Dejerine は左の角回に病巣を有し、読み書きに高度の障害をみる症例を「失書を伴う語盲」として報告している。その後、類似の病態は失読失書として多数報告されている。失語症状は軽微であるのに比し、高度の読み書き障害をみるのが特徴である。日本人の失読失書では漢字仮名問題が注目されており、頭頂葉性の失読失書では通常、仮名に障害が著明である。

一方、1980年代になり画像診断の進歩と相まって左の側頭葉後下部病巣で出現する失読失書の報告が相次いでいる。例外もあるが、通常漢字の障害がより著明であり、日本語における読み書きにおける漢字と仮名の経路の解離が注目されることになる。すなわち、角回病巣による失読失書では一般に仮名の障害が著明であることが指摘されてきた[38]が、側頭葉後下部病巣では漢字の障害が著明である症例の存在が報告された[39]。しかし、側頭葉病変による失読失書の読み書きにおける漢字と仮名の障害程度についてつねに漢字が重度に障害されているわけでもなく、一般的にみると、書字では漢字の障害が著明であるが、読字に際しては必ずしも一定の傾向はなく、漢字の障害が目立つものもあれば、仮名の障害が著明な症例も存在する。

失読失書の発現機序については Geschwind[40] の disconnection 説で説明されている。すなわち、左の角回は連合野間の連合に関与しており、視覚的言語理解における visual auditory association と書字に際して機能する auditory somesthetic association の双方の経路は、左の角回を中継点として機能している。したがって、左の角回が障害されると、この2つの経路が同時に障害され、失読失書を生じることになる。

側頭葉後下部の障害により出現する失読失書は、漢字や仮名の処理過程の障害として説明できる。Iwata[39] は側頭葉後下部の病巣により漢字の読みが著明に障害される機序について、漢字は occipito-temporal association と、また、仮名は occipito-parietal association と関連しており、左の側頭葉後下部の障害では漢字に強い読みの障害をきたすことを報告した。角回病変では仮名に強い障害を呈することになる。書字に関する神経機構についても漢字仮名の処理過程が論じられている[41]。仮名の情報は、ウェルニッケ領野からただちに角回に達し、そこからブローカ領野や上肢の運動連合野に向かい仮名の書字が達成される。漢字の情報はウェルニッケ領野から側頭葉後下部を経て後頭葉に入り、さらに角回に到達し、さらに前方へ向かい処理される。側頭葉後下部病巣で書字における漢字の障害が著明であることが説明できる。

ただし、先に述べたように現在、側頭葉病変による読み書きの障害における漢字仮名問題では、漢字の読み書きの経路が注目されてはいるが、症例によっては仮名優位の障害を認めたとの報告も多く一定の見解が下されているわけではない。山鳥[38] は失読失書の責任病巣について、角回のみを責任病巣として特定するには臨床データがいまだ十分でないことを述べている。画像診断で病巣をみると、角回近傍に病巣があるとしても、いずれも深部であり、角回より下方の側頭葉、後頭葉移行部の病巣により本症をみた症例も深部に病巣を有することから、角回という特定の皮質に責任病巣を結びつけるより、むしろ下部頭頂葉、側頭葉後縁および後頭葉の中間部に位置する白質病変と考える方が自然であり、深部白質の連合線維障害に病巣を求めるべきかもしれないとする見解を述べている。また、病巣が前方へ動けば失語要因が加わり、上方へ動けば失書要因が強まり、後方へと偏位すれば失読要因が増すことを述べている[38]。失読失書の報告例により読み書き障害の程度や漢字仮名障害の差異が出現してくるのは微妙な病巣の差異が関与しているものと考えられる。

6. 聴覚の高次機能障害

横側頭回（Heschl 横回）から側頭平面、上側頭回にかけての領域は聴覚や聴覚性認知に関与する領域である。

一次聴覚野である横側頭回の両側性の障害では

皮質聾を生じる。しかし，永続する聾は横側頭回の両側性の障害のみではなく，側頭葉皮質下の聴放線や内側膝状体の両側性病変によっても生じてくることがある（いわゆる皮質聾[42]）。

側頭平面や上側頭回は聴覚周辺野であり，聴覚の高次機能に関連する領域である。この領域が両側性に障害されると聴覚性失認が出現する。聴力には障害はないが，言語的，非言語的聴覚刺激が理解できない状態が聴覚性失認であり，具体的な表現型としては純粋語聾や環境音失認，感覚性失音楽などを示してくる。

純粋語聾は聴力が保たれているのに，語音の認知が障害されている状態である。発語は流暢で，呼称や復唱に障害はない。読み書きの能力も保たれている。本症の特徴は聴覚を介する言語の入力の障害で，語音の認知が選択的に障害される。純粋例はまれで，責任病巣は左ないしは両側の上側頭回に求められている。

失語を伴わない環境音失認の報告が散見される。責任病巣をみると，側頭葉に求めるものが多く，右の側頭葉[43,44]や両側の側頭葉[45,46]とするものがある。また，Motomuraら[47]の症例は，左の視床梗塞後に右の視床出血をきたし，視床のみならず内側膝状体から聴放線にかけての損傷が認められていた。その症例では，聴力が比較的よく保たれているにもかかわらず，病初期は言語音も環境音もまったく認知できず，経過とともに言語音の認知は改善し，環境音の認知障害を残している。著者らは左の被殻出血後に右被殻出血をきたし，両側聴放線の損傷をきたした皮質下病変のみを有する症例で，病初期には中枢性難聴を呈し，聴力の改善とともに，言語音の認知障害も改善し，次いで環境音のみの認知障害を呈した症例を経験したことがある。

一側性の側頭葉病変にみられる環境音失認と両側の皮質下病巣により出現する環境音失認の発現機序の異同については論じることはできないが，皮質下病変により両側の聴放線，ないしは内側膝状体の損傷をきたした場合には，その損傷程度により中枢性難聴（いわゆる皮質聾）を生じたり，言語音や環境音の認知障害をきたしたり，経過中場合によっては環境音のみの認知障害を呈したりすることがある。

音楽能力の障害は失音楽と呼ばれる。曲目がわからなくなったり，歌えなくなったりする。音楽能力については個人差が多く，また，音楽に関する大脳優位性については議論も多い。音楽の素養が一般的レベルであれば，右の側頭葉優位であるが，プロになれば左が優位となるとの見解がある。

7. 記憶障害

海馬を含む側頭葉内側下面は後大脳動脈により灌流されている。海馬はPapezの回路の一部をなしており，本動脈の閉塞により記憶障害が出現してくる可能性がある。通常，記憶障害の責任病巣は左側，ないしは両側の海馬，あるいはその近傍の大脳辺縁系に求められている。両側性の障害では記憶障害は重度で永続することがある。

海馬の障害はアルツハイマー病でも初期から出現する。アルツハイマー病は記憶障害を初発症状とすることが多い。

単純ヘルペス脳炎の好発部位は側頭葉にあり，本症は記憶障害を伴うことが多い。

❸ 頭頂葉症候群

1. 頭頂葉の解剖学
（基本図譜A，C参照）

頭頂葉は中心溝の後方部で，シルビウス裂の後上方部に存在する大脳皮質領域であり，後方は頭頂後頭溝で後頭葉と境界されている。前頭葉とは中心溝で境界されており，側頭葉の前方部はシルビウス裂により境界されている。しかし，側頭葉の後方部とは明確な境界はなくシルビウス裂の後端と後頭極を結ぶ想像線により分けられる。

中心溝と中心後溝に囲まれる領域が中心後回で一次体性感覚野である。その後方部は頭頂連合野で，頭頂間溝により上頭頂小葉と下頭頂小葉に分けられる。下頭頂小葉は縁上回と角回より構成さ

れている。角回は連合野の連合野と呼ばれている。

　頭頂葉症候群は頭頂葉を障害する種々の中枢神経疾患により出現してくる。しかし，頻度からすると脳血管障害を原因とすることが圧倒的に多いものと思われる。

　頭頂葉は一部前大脳動脈や後大脳動脈の皮質枝により灌流されているが，主要な部分は中大脳動脈の分枝である前頭頂動脈や後頭頂動脈，角回動脈により栄養されている。したがって頭頂葉症候群は中大脳動脈（場合によっては内頸動脈）の閉塞により出現してくる。しかし，この場合純粋な頭頂葉症候群のみではなく，前頭，頭頂葉症候群や側頭，頭頂葉症候群，前頭，側頭，頭頂葉症候群として出現してくることがあることも考慮しておきたい。むろん，頭頂葉やその皮質下の脳出血でも頭頂葉症候群は出現してくる。

2. 頭頂葉症候群

　中心後回の障害により皮質性の感覚障害が出現してくる。視放線が障害されると視野の障害をみる。この場合は下1/4盲となる。中枢性の筋萎縮が頭頂葉障害で出現してくることも指摘されている。

　神経心理学的症状は多彩である。視空間の認知には頭頂葉の関与が重視されており，半側空間無視は右半球損傷で出現する代表的な頭頂葉の症候である。バリント（Bálint）症候群や地誌的障害も頭頂葉障害により出現する。失語症では縁上回の障害との関連性で伝導性失語が論じられており，ウェルニッケ領野を取り囲むように位置する頭頂葉後頭葉接合部の障害で超皮質性感覚性失語が出現する。読み書き障害では失読失書や純粋失書の出現をみることがある。失行としては構成失行や観念性失行，観念運動性失行，着衣失行をみることがあり，中心後回の限局性障害による肢節運動失行が知られている。身体失認や触覚性失認なども頭頂葉障害で出現してくる。

3. 視空間認知障害

　半側空間無視やバリント症候群，地誌的障害は視空間での認知障害と考えることができる。

1）半側空間無視

　半側空間無視は半側の対象物を無視する症状である。通常，右半球損傷により，左半側の無視として出現する。その古典的な責任病巣は右の頭頂葉後部，とくに下頭頂小葉が重視されている。本症状は右半球損傷でもっとも出現頻度の高い神経心理学的症状である。

2）バリント症候群

　両側の頭頂葉後頭葉障害により出現し，精神性注視麻痺や視覚性運動失調（optische Ataxie），視覚性注意障害を呈する。

　精神性注視麻痺とは，眼球運動に制限はないが，随意的に視線を移動させ対象物を注視することができない状態である。視覚性注意障害とは，1つの対象物に注意が注がれたとき，他の対象物にまったく注意が向かない現象をいう。

　視覚性運動失調とは，手指に運動失調や脱力はなく，対象物を認知しているにもかかわらず，うまく対象物をつかむことができない状態である。なお，注視点より離れた周辺視野で対象をうまくとらえられない状態も視覚性運動失調（ataxie optique）と呼ばれる。視覚性運動失調の責任病巣は頭頂葉後頭葉接合部と考えられている。また，失調は一側性のこともあれば両側性のこともあり，病巣と同一視野のこともあれば対側のこともある[48]。

　日本語では，optische Ataxie も ataxie optique も，ともに視覚性運動失調と訳されるため，本用語の使用にあたってはいかなる意味で使用されているかの確認が必要である。

3）地誌的障害

　地誌的能力の障害については，実地行動面での

障害である道順障害と，地誌的関係の表象能力の障害である地誌的記憶障害の両面から検討する必要があろう．痴呆や記憶障害，半側空間無視など地誌的能力の評価に影響を与える要因が認められないにもかかわらず，道順障害や地誌的記憶障害をみるとき地誌的障害と呼ぶ．責任病巣は右の頭頂葉や後頭葉などに求められてきた．

近年，右の脳梁膨大後域（retrosplenial region）から頭頂葉内側部にかけての限局した病巣で地誌的障害が出現することが注目されている[49]．このなかで，地誌的障害の新しい概念の提唱がなされており，一度に見渡すことができない広い空間内での家屋や街並の位置の定位やその記憶の障害である道順障害と，熟知した家屋や街並の形態的な認知や記憶の障害である街並失認に分類された．右の脳梁膨大後域から頭頂葉内側部にかけての限局した病巣で出現するのは道順障害である．なお，街並失認の責任病巣は右の海馬傍回後部にあると考えられている[49]．

4. 触覚性失認

頭頂葉の障害では要素的な感覚障害（触覚や温度覚，痛覚，位置覚）とともに，多彩な中枢性の感覚障害が出現してくる．また，触覚性失認（tactile agnosia）と呼ばれる触覚の認知障害も知られている．

1）皮質性感覚障害

触覚定位の障害や2点識別の障害，患者の皮膚に書かれた字や図形の認知の障害（graphesthesia の障害），重量の差異の識別障害などがこれに相当する．

身体の左右2ヵ所に同じ性状の知覚刺激を与えたとき，一方を認知できない現象を身体感覚の消去現象（sensory extinction）と呼ぶ．2点同時刺激の障害とも呼ばれていた．右頭頂葉損傷で観察されやすい症状と考えているが，この場合，要素的な感覚障害との鑑別が重要である[50]．

一側に刺激を与えたとき，反対側の対称部位に刺激が与えられたと答えることがある．この現象は allesthesia，あるいは知覚転移症と呼ばれている[51]．中等度の意識障害を伴う被殻出血で認められることが多いが，中大脳動脈領域の梗塞でも出現する．右頭頂葉障害を有する症例で観察されやすい症状である．

2）触覚性失認

要素的な感覚障害では説明できない触覚性の認知障害を触覚性失認と呼ぶ．物体の素材や形態の弁別が不能になる．触覚性失認は astereognosia とも呼ばれている．Daley によると，astereognosia は一次性失認と二次性失認に分類されている[52]．

一次性失認は素材の認知障害である素材失認と，大小や形態の認知障害である形態失認に分類されている．前者では表面の粗滑や弾力性，温度感，重量感などが障害されてくる．二次性失認は tactile asymbolia とも呼ばれ，狭義の触覚性失認に相当する．物体の素材や形態の認知は保たれているが，触るだけでは具体物の命名ができなくなる．

触覚性失認をみる手と反対側の頭頂葉が責任病巣と考えられている．しかし，頭頂葉が損傷されると必ず出現してくる症状ではない．ある特殊な条件下で出現するまれな失認症状と思われる．

3）触覚性失語

触覚性失語という概念もある．触ったものがなんであるかは理解しているが，それを言語化する段階で障害されるため物品の呼称ができなくなる．触覚性失認と触覚性失語の鑑別には，ジェスチャーによる物品の用途の説明が行われる．前者では物品の認知ができていないために，うまく説明できない．後者では認知そのものに障害はきたしていないので説明が可能である．また，カテゴリー分類も可能である．

触覚性失語は一側性に出現することもあれば，両側性に出現することもある．両側性の触覚性失語は Beauvois ら[53]により初めて記載された．病

巣は左の角回と中側頭回後部に存在していた。左手からの触覚情報は右半球の感覚野へ向かい、そこから脳梁を経由して左半球へと情報が伝達されるが、その情報が左半球内で障害されると左手の触覚性失語が出現する。さらに右手からきた左半球の触覚情報が、左半球内で角回の障害により遮断され、左の言語領野へ伝達できなくなると、右手の触覚性失語も出現してくることになる。

5. 読み書き障害

1) 失読失書

Dejerineの報告以来、失読失書の古典的責任病巣は左の角回に求められている。読み書きの障害を主徴とし、失語症は伴わない。日本語では一般に、漢字に比し仮名の障害が著明であり、左の側頭葉後下部病巣で出現する漢字に高度の障害を有する失読失書と対比される。発現機序についてGeschwind[54]は、左角回が連合野間の連合に関与する部位であり、その部位の障害によるとするdisconnection説を展開している。すなわち、視覚的言語理解に関連するvisual auditory associationと、書字機能に関連するauditory somesthetic associationの双方の経路が左の角回を中継点として機能することから、この部位の障害により、この2つの経路が同時に障害され、失読失書が出現すると考えた。

2) 純粋失書

純粋失書は書字の障害を主徴とする。自発書字や書き取りの障害が著明である。一方、写字は保たれている。読みの障害や失語症は伴わない。責任病巣は左の頭頂葉（上頭頂小葉と下頭頂小葉）に求められているが[55]、左の前頭葉（中前頭回脚部のいわゆるExnerの書字中枢）の障害で生じることもある[56]。

6. 失行

観念運動性失行は自発的な行為には障害を認めないが、要求されると簡単な動作ができない状態をいう。口頭や書字命令による敬礼や手招き、櫛やはさみなどの使用ができない。観念性失行は行為の企画性が障害されるために複雑な動作ができなくなる状態をいう。マッチ箱からマッチを取り出し、それを擦ってタバコに火をつけるなどの一連の動作ができなくなる。観念性失行も観念運動性失行も、左の頭頂葉の障害により出現する。

構成失行は構成行為の障害であり、積木を組み立てたり、字や図形のコピーなどに障害をみる。左右いずれの頭頂葉の障害でも出現するが、その質的差異の有無が論じられている。一般に右半球損傷では視空間認知の障害に基づき、左半球損傷では行為のプランニングの障害に基づき構成行為が障害されると考えられている。

着衣失行とは、着衣できない他の理由が見いだせないにもかかわらず、着衣ができない状態である。責任病巣は右の頭頂葉である。

なお、熟知した運動ができなくなる肢節運動失行は中心前回や中心後回など一次運動野や感覚野の障害で出現してくると考えられている。

7. 身体失認

身体失認は身体図式の障害、身体部位の認知障害で、患者自身や検者の身体部位の呼称や指示に障害をきたす。身体失認は、主として頭頂葉（頭頂葉、後頭葉接合部）の障害により生じ、原則として、左損傷では両側性に、右損傷では対側に出現する。

Gerstmann症候群は手指失認と左右障害、失書、失算を主徴とする。左の頭頂葉後部、ないしは、頭頂葉、後頭葉接合部の障害によって出現する。通常、構成失行を伴う。病巣が広範になれば失語症が前景に出ることになり、本症候群の典型例は少ない。

身体部位失認は全身の身体部位の認知障害である。両側ないし左の頭頂葉、後頭葉の広範な病巣

で出現するというがまれな症状である。半側に認められるとき半側身体失認と呼ぶ。半側身体失認は，通常，片麻痺の否認，身体半側の忘却や不使用，ならびに身体喪失感の3型に分けられる[57]。

片麻痺の否認は盲や聾の否認（Anton症候群）とともに病態失認の一型であり，Babinski[58]により報告された。通常左片麻痺の否認として現れ，バビンスキー型の病態失認と呼ばれる。本症候は中大脳動脈領域の広範な梗塞や比較的大きな被殻出血などの脳血管障害急性期に重症片麻痺患者で観察される。責任病巣は右頭頂葉と考えられるが，重度の片麻痺の存在も必要であり，本症候を呈する患者の右半球病巣は広範である。なお，片麻痺を否認するだけではなく，「よく動く，不自由はない」と主張することもある。

身体半側の存在を無視したり，使用しなかったりすることがある。身体半側の忘却や不使用などと呼ばれる。まれではあるが，身体の半側や一部の喪失感や変形感を訴えることもある。

8. 失語症

伝導性失語は音韻性錯語（字性錯語）によって特徴づけられる失語症である。自発語は基本的には流暢であるが，音韻性錯語が頻発するため，それを訂正しながら目標とする言葉に接近する。そのため発話が乱される。言語理解は保たれている。復唱に著明な障害が認められる。かつてはこの復唱障害が強調された。左の縁上回やその皮質下の損傷によって出現する。皮質下でもとくに弓状束の損傷が重視されている。その観点からすると，のちほど述べる大脳半球伝導路の障害による代表的な症状の1つと考えられる。

超皮質性感覚性失語では聴覚的理解に障害をみるが，復唱は良好である。発語は流暢であるが，喚語困難や語性錯語が多く，反響言語や補完現象をみることがある。本症の責任病巣は側頭，頭頂，後頭葉接合部を中心とした病巣でウェルニッケ領野を取り囲むような部位が想定されており，頭頂葉の障害が関与している可能性もある。

9. 失計算

脳損傷により，獲得されていた計算能力に障害をきたしたものを失計算（失算，acalculia）と呼んでいる。左の頭頂葉症候群の代表であるGerstmann症候群の主徴の1つとして失計算があげられていることからも類推できるように，本症は左の頭頂葉障害に由来すると考えられている。しかし，失計算の純粋例の報告は必ずしも多くはない。

失計算には多くの病態が含まれていることにも留意する必要がある。失語症を背景にした計算障害は失語性失計算と呼ばれ，半側空間無視を背景にした計算障害は視空間性失計算と呼ばれたりしている。したがって，左半側空間無視に伴う場合は右半球病巣が関与していると考えられる。失計算は左半球損傷でも右半球損傷でも出現してくることになる。また，失計算（むしろ計算障害といった方がよいかもしれないが）は記憶障害や意識障害，注意障害，痴呆などでも生じてくる。

失語性失計算や視空間性失計算，あるいは痴呆による計算障害などの他の障害に起因しない計算障害は失演算（anarithmetia）と呼ばれている。他の神経心理学的症状を伴わない純粋失演算の症例も報告されている[59]。

純粋失演算例における責任病巣は種々に報告されているが，多くの症例は左の頭頂葉を含む病巣である[59]。

❹ 後頭葉症候群

1. 後頭葉の解剖学と血管支配
（基本図譜 A，C 参照）

後頭葉は上前方で頭頂葉に，下前方で側頭葉に接している。内側面では頭頂後頭溝により頭頂葉と後頭葉は分離できるが，外側面では明確な境界線はない。側頭葉との境界も明瞭ではない。後頭葉の下面や内側面では，鳥距溝により後頭側頭回，下側頭回（外側後頭側頭回）に分けられている。海馬傍回は後下方で舌状回に上部の楔部と下

部の舌状回に分けられる。鳥距溝周囲は有線領とも呼ばれ視覚中枢（一次視覚野）が存在する。外側面では外側後頭溝により上後頭回と下後頭回に分けられる。なお，側頭葉下面には内側から海馬溝，側副溝，後頭側頭溝があり，海馬傍回，紡錘状回（内側後頭側頭回），下側頭回（外側後頭側頭回）に分けられている。海馬傍回は後下方で舌状回に続いており，舌状回は後頭葉に属する。しかし，研究者によっては舌状回に接して紡錘状回，その外側に内側後頭側頭回，さらに外側後頭側頭回，下側頭回と分類することもあり，注意が必要である。紡錘状回は舌状回と隣接し，いわば側頭葉，後頭葉接合部に位置する。内側後頭側頭回（紡錘状回）の前方は側頭極から，そして，後方部は後頭極へと向かい深く後頭葉に入り込む。その前方部は側頭葉に，後部は後頭葉に区分される。紡錘状回は視覚認知に関与しており，機能的にも後頭葉に属すると考えられている。なお，紡錘状回と内側後頭側頭回を区別するときには，紡錘状回は舌状回に接する後頭葉部分に位置している。

Brodmannの領域でみると，一次視覚野は17野に相当する。その前方に18，19野が存在する。この18，19野の多くが視覚前野として，後頭連合野に相当することになる。

後頭葉は後大脳動脈によって栄養されている。後頭葉への主要な分枝は鳥距動脈と頭頂後頭動脈である。なお，頭頂後頭動脈からは脳梁膨大の背面に向かって後脳梁枝が分岐する。したがって，脳梁膨大部は後大脳動脈の灌流域にある。後大脳動脈は側頭葉内側下面を灌流する種々の側頭枝も出しており，海馬や海馬傍回，紡錘状回，下側頭回なども後大脳動脈の灌流域にある。また，頭頂後頭動脈は頭頂葉，後頭葉接合部にも血液を供給することになる。

2．後頭葉症候群

後頭葉症候群は，視野の障害と視覚連合野の障害により出現する多彩な視覚性失認症状が重要な症状である。

視覚性失認は認知の対象により，物体失認（狭義の視覚性失認）や相貌失認，同時失認，色彩失認，大脳性色盲などに分類されている。また，純粋失読は現在disconnection説によりその発現機序が説明されているが，かつて視覚失認性失読と呼ばれたように視覚性失認と関連が深い症状である。

なお，純粋失読や色彩失認は左半球障害で出現する。相貌失認は右半球の一側性障害により出現するとする臨床報告が相次いでいるが，多くは両側病巣が証明されており，両側障害の関与が必要であるとの見解も根強い。物体失認や大脳性色盲は両側の後頭葉障害で出現する症候である。なお，両側性の広範な障害では皮質盲をみる。このとき患者は盲であることを否認することもある。この現象はAnton症候群と呼ばれ，病態失認と考えられている。

後頭葉症候群は後大脳動脈閉塞症により出現してくる頻度が高い。この場合，後大脳動脈の灌流域を考慮する必要がある。後大脳動脈閉塞症に伴い形成される中大脳動脈や前大脳動脈からの側副血行路の発達が不良であれば，後頭葉症候群に加え，側頭葉症候群や頭頂葉症候群を伴う可能性もあることを銘記するべきである。

3．視野と色覚の障害

後頭葉障害でもっとも高率に出現する症状は視野の異常であろう。同名性半盲，あるいは上1/4盲として出現する。両側の視覚領が高度に障害されると皮質盲となる。

1）皮質盲

1890年Forester[60]は右と左の同名性半盲が相次いで出現し，対光反射が保たれているにもかかわらず，全盲になった症例を"皮質盲"として紹介している。本症の診断基準として，Bergman[61]は①全盲であること，②網膜や視神経など眼そのものは正常であるか，全盲の原因となるほど障害されていないこと，③対光反射は保たれていること，ならびに，④発症時またはそれ以前に

両側性大脳障害を示唆する他の徴候が存在することの4点をあげている。さらにMarquis[62]は，突然光や危険にさらされても瞬目反応がみられないこと，また眼球運動が正常であることを診断基準に加えている。

なお，中枢性の盲を考えるとき，cortical blindnessは両側後頭葉視覚領野の限局性障害により出現するものであり，より前方の病変で同様の病態を示しうるcerebral blindnessとは区別すべきだとする意見もあるが，臨床の場において両者を区別することははなはだ困難であろう。通常，同義的に取り扱われている。

本症は後頭葉視覚領野が後大脳動脈の灌流域に存在するため両側の後大脳動脈閉塞症を原因として出現する頻度が高い。ただし，両側性の後大脳動脈閉塞症で必ず皮質盲が出現してくるというわけではない。症状の発現には他の脳動脈領域からの側副血行路の発達程度が大きく関与してくるし，後頭葉皮質部は主として後大脳動脈により灌流されてはいるが，一部中大脳動脈の分枝も灌流していることが知られており，臨床的に皮質盲をみる機会が比較的少ないことと関連しているものと考えられる。なお，臨床的に，半盲が前駆することもあれば，盲が突発する場合もある[63]。前者の場合は，一側性の後大脳動脈の閉塞が先行し，続いて対側の後大脳動脈の閉塞が加わり皮質盲が出現することになる。皮質盲が他の疾患により出現してくることは例外的ではある。

皮質盲に随伴する神経心理学的症状としては，盲を否認する病態失認が重要である。この盲の否認はAnton症候群と呼ばれている。病態失認に関しては，積極的に病気の存在を否認する状態 (anosognosia) と，病気に対し無関心である状態 (anosodiaphoria) が論じられている[64,65]。皮質盲の患者では，この両者が出現しうる。

皮質盲の予後については，SymondとMackenzie[66]の報告が詳しい。58例でみると，14例が全盲のまま経過しており，4例が発症後3ヵ月以内に死亡していた。残りの44例にはなんらかの視野の回復がみられている。回復の様式は個々の症例で異なっており，半盲や1/4盲になることもあるが，中心視野のみの回復をみることが多い。

2）大脳性色盲

後頭葉損傷による要素的な色覚の障害であり，cerebral color blindness，あるいはachromatopsiaと呼ばれている。石原式色覚検査や色相テストで異常が認められ，色名の呼称や色カードのマッチング，塗り絵ができなくなる。重度のときは無彩色の世界になり，カラーテレビがモノクロテレビになってしまう。臨床的に観察される大脳性色盲の病巣は通常両側の後頭葉にあり，舌状回や紡錘状回の障害が重視されている。一側の障害では対側に出現してくる (hemiachromatopsia) との報告があるが[67]，臨床的にとらえることには困難が多い。

4．視覚性失認

1）物体失認（狭義の視覚性失認）

狭義の視覚性失認は物体失認とも呼ばれ，物品の視覚的認知障害である。要素的な視力や視野に障害がないのに，物品の認知が困難となる。物品を触ると，あるいは振ったときの音などで，何であるかを認知することができる。知覚型視覚性失認と連合型視覚性失認に分類されている。

知覚型視覚性失認では物品と物品のマッチングができず，物品や図形の模写，形態の言葉での表現ができなくなる。一方，連合型視覚性失認では物品の形態認知は保たれているために，マッチングや模写，形態の言語的記述は可能である。しかし，視覚的な物品の認知が困難で，その物品が何であるかがわからないため，物品の呼称ができず，その性状や使用方法の説明も困難となる。

視覚性失認は両側の後頭葉障害で出現する。しかし，一次視覚野が両側性に障害されると皮質盲の状態となり，もはや視覚性失認症状は観察できない。視覚性失認は非常にまれな症状である。両側後頭葉の特殊な条件下での障害により出現するものと考えられる。

2）純粋失読

　純粋失読では，書字が良好であるのに，重度の読みの障害が認められる。患者は自分が書いたものを読めなくなる。しかし，書字がまったく正常であるとはいえず，しばしば漢字の書字に障害をみることが指摘されている。純粋失読にはしばしば写字の障害が認められる。一般に字画の多い複雑な漢字での障害が高度である印象を持つが，その程度は症例によりさまざまである。仮名の障害も著明なことがある。失読が改善すると患者は写字に際し，みずからに書き取りを課すようになり，読めた字は書くことができるようになってくる。写字障害の特徴として，倉知ら[68]が指摘した右手と左手の成績の解離があげられており，一般に左手での写字は右手より良好である。左手の写字が可能であることは，視知覚に問題がないことを意味しており，右手の写字障害がdisconnection syndromeの1つであることを示している。

　本症の責任病巣は左の後頭葉と脳梁膨大部が重視されている。病理学的にみた後頭葉病巣は舌状回や紡錘状回を中心に楔状回や鳥距回に広がっている。後頭葉と脳梁膨大部はともに後大脳動脈の灌流域にある。したがって，本症は左後大脳動脈閉塞症を原因として発症する頻度が高く[69]，要素的や視野障害としての右の同名性半盲を伴っている。

　なお，本症は脳梁離断症候群としてとらえられている。Geschwind[40]は，その説明に視覚-言語性の連合障害（visual-speech disconnection）の概念を取り入れた。すなわち，左後頭葉の障害に，脳梁膨大部の損傷が加わることにより，保たれている左の視野の読みに際して，右後頭葉と左角回の書字言語中枢との連絡が遮断されるために読みの障害が出現するという。

　なお，左後頭葉と脳梁膨大部の損傷により出現する古典型の純粋失読とは異なる，非古典型純粋失読の報告もある[70]。発現機序は半球内離断症候群と考えられている。

3）色彩失認（色彩呼名障害）

　色名の呼称や色名から正しい色を選択するときの障害である。これまで色彩失認と呼ばれていた。色覚に異常はなく，色名の記憶も正常である。左の後頭葉障害で出現し，通常純粋失読に伴って観察される。

4）相貌失認

　相貌失認は熟知相貌の認知障害で，よく知っているはずの身近な人や有名人の顔が識別できなくなる。発現機序について両側後頭葉障害とする立場と，一側性の右後頭葉障害によっても出現してくるとする立場がある。病理学的検索が加えられた症例では，通常両側後頭葉の損傷が見いだされており，とくに舌状回や紡錘状回の重要性が指摘されている[67]。一方，X線CTの所見を根拠に一側性の右後頭葉病巣で出現してくるとの報告も続いている[71,72]。後者の説では，本症の発現に右後頭葉の関与が重要であることは認めるにしても，左病巣が画像診断でとらえられないほどの軽微なものである可能性は否定できない。しかし，だからといって右一側性の病変では相貌失認は出現しないとの証明にはならない。この議論への解答には，今後の症例の蓄積とともに形態学的変化のみならず，機能的な変化をとらえるべき画像診断の発展が望まれる。

　最近，右一側性病変による相貌失認の剖検例も報告されている。形態学的な変化は確認されなかったとしても，機能的な病変がなかったことの証明ははなはだ困難であろう。両側性の病変で相貌失認が出現する症例では，相貌認知の優位性が両側性に存在し，右病変で出現する症例では，右一側性にその優位性が存在するのであれば，右一側性病変で相貌失認が出現してくることは理解できる。しかし，現時点で相貌認知の優位性が両側性に存在するのか，右一側性に存在するのかを証明する方法はない。ただし，画像所見でみた病巣の大きさや随伴症状から考慮すると，本症の発現には右後頭葉が左後頭葉に比較して，より重要であることを認めることはできよう。

5）同時失認と画像失認

同時失認(simultanagnosia)の概念は，Wolpert[73]によって導入された．部分部分の視覚的認知は保たれているのに，その部分部分の関連性がわからず，全体像がつかめない状態をいう．たとえば，状況画の説明を求めたとき，その部分部分は正しく認知しているにもかかわらず，状況の全体を認知することができない．

一方，図形や絵画，写真などの認知障害に対して画像失認(picture agnosia)という呼び方がある．物体失認との異同が問題になるが，物体は三次元的で触認知が可能であり，画像は二次元的で触認知が不可能であることから両者を区別して考えるべきだとする意見もある[74]．Wolpert型の同時失認はこの画像失認のなかに位置づけられている．

6）その他の視覚失認症状

a) 視覚性失語

物体失認と鑑別を必要とする症状に視覚性失語がある．視覚性失語は物品の視覚的呼称の選択的障害である．物品の呼称はできなくとも，口頭命令による物品の指示は可能であり，物品の性状や使用法を書字やジェスチャーにより表現できる．また，遠回しな表現で説明できることもある．もちろん，触ったり，それから出る音を聴いたりすることにより，何であるかをいうことができる．視覚性失語はまれな症状で，側頭葉の下外側部にまで及ぶような左の後大脳動脈領域の広範な梗塞により出現してくる[75]．

b) 変形視や幻視，視覚保続

対象がゆがんでみえるのが変形視であり，存在しない対象が視覚的に知覚されるのが幻視である．ともに後頭葉障害との関連性が論じられている．

対象の視覚イメージが除去されているにもかかわらず，そのイメージが反復してみえる現象を反復視(palinopsia)という．時間的な保続である．対象が空間的な保続を示すこともある．視覚保続も後頭葉障害により出現する[76,77]．

5．視空間失認

視空間失認に分類できる左半側空間無視や地誌的障害が後頭葉症候群として論じられることもある．

1）半側空間無視

左半側空間無視の古典的な責任病巣は右頭頂葉後部に求められている．しかし，本症が右後大脳動脈閉塞症で出現することから後頭葉病巣の関与が論じられることがあった．あるいは，後大脳動脈閉塞症により視床と後頭葉が同時に障害されることが本症の発現に関係すると議論されたこともある．後者の説に関しては今後の検討が必要ではあるが，現在の段階で後頭葉が積極的に半側空間無視の発現に関与しているとする根拠はない．

後大脳動脈閉塞症による本症は梗塞巣の広がりが中大脳動脈との境界領域へと広がった状況，すなわち頭頂葉後頭葉接合部へと広がった状況で出現してくるものと考えられる．

2）地誌的障害

地誌的障害についても後頭葉障害により引き起こされる可能性がある．地誌的能力について，山鳥[78]は実地の行動面での障害（道順障害）と，地誌的関係の表象能力（地誌的記憶能力）の障害の2面からの検討が必要であると述べている．道順障害とは自分の家や部屋に戻れない，あるいは目的とする所に行くことができない状態に与えられる用語である．山鳥[78]によれば，文献的には，半側空間無視に視覚性のallesthesiaが加わり出現するとする説や空間図式の障害とする説，建物の持つ個別的な特徴が認知できないための視覚性失認に基づくとする説などをみることが紹介されている．責任病巣は右の頭頂，後頭葉に求められているが，視覚性失認に基づくと考えられる場合は，その部位は随伴症状から両側の後頭葉病変が考え

られている。

地誌的記憶障害（topographical amnesia）とはよく知っているはずの道順や自宅の間取り，都市の位置関係などを述べること，あるいは図示することができない状態である。実際の行動面の障害もtopographical amnesiaと呼ばれることがあることから，地図障害，ないしは地理表象障害との用語が妥当であろうとする見解がある[78]。その責任病巣は両側の後頭葉側頭葉接合部に求められてきたが，右半球損傷のみで出現するとの報告もみられる。

近年，右の脳梁膨大後域（retrosplenial region）から頭頂葉内側部にかけての限局した病巣で地誌的障害が出現することが報告されている[49]。また，そのなかで，地誌的障害の新しい概念の提唱がなされており，一度に見渡すことができない広い空間内での家屋や街並の位置の定位やその記憶の障害である道順障害と，熟知した家屋や街並の形態的な認知や記憶の障害である街並失認が提唱されている。地誌的障害を論じている内容について理解する必要がある。右の脳梁膨大後域から頭頂葉内側部にかけての限局した病巣で出現するのは道順障害である。なお，街並障害の責任病巣は右の海馬傍回後部にあると考えられている[49]。

道順障害が右の脳梁膨大後域から頭頂葉内側部にかけての限局した病巣で出現するのは確実であり，その後も多くの報告がある[79]。その部分が道順障害を生じる責任病巣の1つであることには異論はなかろう。しかし，これまで指摘されていた右後頭葉障害の関与や海馬，海馬傍回を中心とした右の側頭葉障害などの関与については今後の検討課題である。地誌的障害の責任病巣は多様である可能性も高い。

❺ 離断症候群

1．大脳半球間の離断症候群

1）大脳半球間の連絡路と脳梁

左右の大脳半球には種々の連絡路が存在する。その連絡線維を交連線維と呼んでいる。脳梁や前交連，海馬交連などがこれに相当するが，最大の交連線維は脳梁である。脳梁は左右の大脳皮質を結ぶ連絡路であるが，皮質下の構造物を結ぶ交連線維もあり，多くは左右の対称部位を結んでいる。

脳梁は便宜的に前方の"吻"（rostrum）と"膝"（genu），中心部の"幹"（truncus），後方の"膨大部"（splenium）に分類されている。左右の大脳半球各部位を結ぶ連絡路が脳梁内のどの部位を通るかについて報告されているが[80]，脳梁損傷による離断症候群が出現するか否か，あるいはどのような症状が観察されるかについては個人差が大きいといわれている。脳梁の各部位の損傷により出現する代表的な離断症候群は後述することにする。

脳梁は主として前大脳動脈の分枝である脳梁周囲動脈（pericallosal artery）より栄養されているが，脳梁膨大部を中心とした後方部は後大脳動脈の分枝である脳梁枝の灌流域になる。このため脳梁の障害は前大脳動脈領域や後大脳動脈領域の梗塞により生じることが多い。しかし，脳梁損傷を生じる疾患や原因は多彩であり，脳出血や脳動脈瘤の破裂によるくも膜下出血などの脳血管障害や腫瘍，Marchiafava-Bignami病を代表とする脱髄疾患，外傷などをあげることができる。また，てんかんのための脳梁切断術や腫瘍の切除術など脳外科的手術後に生じることもある。低形成や無形成などの脳梁形成異常も存在するが，通常離断症候群は認められない。

前大脳動脈領域や後大脳動脈領域の脳梗塞により生じる脳梁障害では，同時に前頭葉や後頭葉に梗塞を伴っている可能性が高いことに留意したい。また，左右どちらの動脈が関与しているかも重要である。脳の真ん中にある構造物であるから，左右どちらの脳梁周囲動脈が閉塞しても脳梁離断症候群が出現しそうなものであるが，代表的な脳梁離断症候群である左手の観念運動性失行や失書，触覚性命名障害などは左の損傷で出現してくる。右の損傷での報告もないわけではないが，大脳優位性について側性化の問題が解決されていない。臨床現場の経験からいえば，少なくとも左の損傷で観察されやすい症候であるということは結

論してよかろう。

2) 脳梁離断症候群

19世紀の初めLiepmannは左手の失行や失書を報告しており，脳梁離断症候群の存在が臨床的に明らかにされている。しかし，その後脳梁離断症候群が必ずしも順調に認識されたわけではない。1960年代になり，SperryやGazzanigaによる一連の業績が発表され，半球間の連絡路の障害としての脳梁離断症候群の概念が整理されるに至った。

脳梁離断症候群として記載されている症状は多彩である。左手の失行や左手の失書は左半球の機能が右半球へと伝達されないために生じる症状であり，臨床的な重要性を加味した代表的な脳梁離断症状を表に示した[81]（表IX-5）。

左に一側性に出現する症状と右に一側性に出現する症状に分けられる。前者は脳梁の損傷により左大脳半球の機能が右半球へと伝達されないための症状であり，後者は右大脳半球の機能が左半球へと伝達されないための症状である。なお，左右半球間での伝達障害により生じる症状もある。さらに，大脳の損傷と同時に脳梁が損傷した場合に出現する症状もある。

a) 左大脳半球優位性に関連する症状

脳梁幹の損傷で出現する症状として，左手の失行や左手の失書，左手の触覚性呼称障害などが報告されている。失行は観念運動性失行である。左手の失行と失書は同時に出現することが多いが，解離して出現してくることもあり，これまでの報告を総合すると左手の失行は脳梁幹中間部より前方部の障害で，左手の失書は後方部の障害で出現するものと考えられている[81]。

左視野の失読は脳梁膨大部の損傷で出現する[82]。なお，臨床の場で患者が左視野の失読を訴えることはない。タキストスコープ（瞬間露出計）による検査で初めて確認することができる。同様の方法で左視野の色名呼称障害も確認することができる。

b) 右大脳半球優位性に関連する症状

半側空間無視は通常，右半球優位の症状であると考えられている。一般に右半球は左右両空間へ注意を向けているが，左半球は右半側空間しか注意を向けることができない。したがって，左半球損傷では右半側空間無視は目立たないが，右半球損傷では左半球がカバーできない左半側空間の無視を生じることになる。

脳梁が離断されたとき右半球の空間認知に関する情報が左半球へと伝達されないために，右手のみに左半側空間無視を生じる症例の存在が報告されている[83]。右大脳半球に優位性が存在する機能が左半球へと伝達されないための症状と考えられる。

c) 左右対称性の障害

左右半球間での伝達障害により生じる症状もある。脳梁の障害により位置覚や立体覚，触覚などの体性感覚の移送障害が観察される[84]。たとえば，患者の一側の手指で作った同じパターンを対側の手指で作るように指示したとき，その課題ができなくなる。一側の手で触ったものの素材や物品を対側の手で選ぶよう指示しても，選択が困難となる。障害は左右の手で同じように出現する。

表IX-5 脳梁離断症候群

左大脳半球優位性に関連する症状
左手の失行
左手の失書
左手の触覚性呼称障害
左視野の失読
右大脳半球優位性に関連する症状
右手の左半側空間無視
右手の構成障害
左右対称性の障害
位置覚や立体覚，触覚などの移送障害
交叉性視覚性運動失調
大脳半球損傷に脳梁損傷が加わって出現する症状
拮抗性失行
他人の手徴候（Alien hand sign）
道具の強迫的使用
純粋失読

［大槻美佳，相馬芳明：病変部位からみた神経心理学；脳梁．脳卒中と神経心理学（平山惠造，田川皓一，編）．医学書院，1995，pp. 42-52[81]より改変］

同種感覚移送障害と呼ばれている。

なお，視覚や体性感覚のような異種の感覚においても移送障害が出現してくることもあるが，その検出には特殊な装置が必要となる[81]。

注視点より離れた周辺視野で対象をうまくとらえられない状態は視覚性運動失調（ataxie optique）と呼ばれる。視覚性運動失調の責任病巣は頭頂葉後頭葉接合部と考えられている。また，失調は一側性のこともあれば，両側性のこともあり，病巣と同一視野のこともあれば，対側のこともある[47]。対側に出現する場合は交叉性視覚性運動失調と呼ばれ，右視野にあるものを左手で，あるいは左視野にあるものを右手でつかもうとするときに出現してくる。この交叉性視覚性運動失調は脳梁の損傷により生じてくる。右視野にあるものの情報は左の後頭葉に入ってくる。これを左手でつかむためには，左半球の情報が右半球へと伝達されなければならない。脳梁に損傷があると，この情報がうまく伝わらないために交叉性の視覚性運動失調が出現してくると考えられている。

d）大脳半球損傷に脳梁損傷が加わって出現する症状

大脳の損傷と同時に脳梁が損傷した場合に出現する症状もある。

拮抗性失行（diagionistic apraxia, intermanual conflict）は左手が右手の動きに対して拮抗して動く現象である。たとえば，右手では洋服を着ようとしているのに，左手はそれを脱ごうとする動作などが指摘されている。病巣は脳梁損傷に加え，大脳半球の内側面に障害を有することが多い[85]。

道具の強迫的使用（compulsive manipulation of tools）は物に触れたり，物が目に入ったりすると，本人の意志とは関係なしにそれを使用してしまう現象である[7]。本現象は右手のみに出現し，左手は右手の行為を制止しようとする。左の前頭葉内側部と脳梁膝の病巣で出現する。

他人の手徴候（alien hand sign）は右の前頭葉病変により左手に生じる症状で，左手を他人の手のように不随意に無目的に動かす現象である。脳梁にも障害をみる。左手に把握現象がみられ，行為の完成度は低い。右手の制止行動は穏やかである。

本現象は発表者により解釈に多少の差異があることに留意したい[8]。

純粋失読の責任病巣は左の後頭葉と脳梁膨大部が重視され，その発現機序は脳梁離断症候群として説明されている。Geschwind[40]は，その説明に視覚-言語性の連合障害（visual-speech disconnection）の概念を取り入れた。すなわち，左後頭葉の障害に，脳梁膨大部の損傷が加わることにより，保たれている左の視野の読みに際して，右後頭葉と左角回の書字言語中枢との連絡が遮断されるために読みの障害が出現するという。

純粋失読にはしばしば写字の障害が認められる。写字障害の特徴として，倉知ら[86]が指摘した右手と左手の成績の解離があげられており，一般に左手での写字は右手より良好である。左手の写字が可能であることは，視知覚に問題がないことを意味しており，右手の写字障害がdisconnection syndromeの1つであることを示している。

2．大脳半球内の離断症候群

1）大脳半球内の伝導路

大脳皮質の相互間の線維結合は，皮質-皮質結合や皮質間結合と呼ばれている。半球内の結合は連合線維結合であり，左右半球間の結合は交連線維結合である。

連合線維には短連合線維と長連合線維が存在する。前者は同じ脳回内や隣接する脳回間を結合する線維で，U字状に走行することからU-fibersと呼ばれている。後者は離れた脳回間や脳葉間を連絡する連合線維である。頭頂葉や側頭葉，後頭葉の接合部には明確な境界線が存在しない場合もあり，隣接部位は短連合線維で結ばれている。しかし，連合野相互の多くの部分は長連合線維により結ばれることになる。

ヒトの代表的な長連合線維には以下のようなものがある[87,88]。① 上縦束：前頭葉と側頭葉，頭頂葉，後頭葉を連絡する。この線維束の側頭葉からの線維は，島を巡って弓状に走ることから弓状束と呼ばれている。弓状束にはウェルニッケ領野

とブローカ領野を連絡する線維も含まれている。弓状束は縁上回の皮質下でもっとも密となる。②下縦束：後頭葉外側面や舌状回，楔部と側頭葉や後頭側頭回を連絡している。上縦束よりも深部を走行する。さらに，③上後頭前頭束や④下後頭前頭束，⑤鉤状束，⑥垂直後頭束，⑦眼窩前頭線維などがある。なお，大脳辺縁系の連合線維として，⑧帯状束(cingulum)も前頭葉や頭頂葉，側頭葉と帯状回，海馬傍回などを結んでいる。

2) 半球内離断症候群

大脳の連合野の障害により多彩な高次脳機能障害が出現する。この連合野相互間を結ぶのが連合線維である。したがって，連合線維の障害によっても，高次脳機能障害が出現することになる。大脳半球内の連合線維の損傷によって生じる症候を半球内離断症候群と呼ぶことがある。

しかし，連合線維のみの選択的な障害は特殊な条件下でしか生じないと思われる。連合線維が障害されるときには，周囲の皮質，皮質下の損傷が加わっているものと考えられる。また，連合線維は連合野間の連絡のみならず，大脳辺縁系や大脳基底核，間脳などとも密接な関連を有することも考慮しておく必要がある。

以下，代表的な半球内離断症候群について解説を加える。

a) 伝導性失語

伝導性失語は左の縁上回やその皮質下の損傷によって出現する。皮質下でもとくに弓状束の損傷が重視されている。弓状束にはウェルニッケ領野とブローカ領野を連絡する線維も含まれていることが知られており，弓状束の障害により，ウェルニッケ領野で了解された言語の情報はブローカ領野に伝達されず，復唱に障害を生じるという。この考え方により伝導性失語の主要な症状である復唱障害の機序が説明できる。

b) 純粋失読

左の後頭葉と脳梁膨大部の損傷により出現する古典型の純粋失読とは異なるタイプの純粋失読が，Greenblattにより報告された[70]。この場合，右の同名性半盲は伴わない。第1型の責任病巣は，左の角回直下の白質にあり，Greenblatt[70]はsub-angular typeと呼んだ。両側鳥距皮質から左角回への経路が左の角回直下で離断されるために純粋失読が出現することになる。第2型はGreenblatt[70]によりsplenio-occipital without hemianopsia typeと呼ばれている。左の側頭葉，後頭葉下部の障害により，鳥距皮質から左角回への経路が左の側頭葉，後頭葉下部の障害で離断されるために出現する。ともに半球内離断症候群と考えられており，古典型の純粋失読と対比し，非古典型純粋失読と呼ばれている[89]。ちなみに，本邦では第1型は角回直下型，第2型は後角下外側型と呼ばれている[89]。

c) その他の神経心理学的症状

その他にも多くの神経心理学的症状の発現機序の説明に半球内離断症候群の考え方が取り入れられている。純粋語聾は左の側頭葉深部の障害でウェルニッケ領野への聴覚入力が遮断されると生じると考えられている。両側性の側頭葉皮質下病巣でも出現してくる。視覚性運動失調(ataxie optique)においても頭頂葉後頭葉皮質下の障害が重要で，症状が一側性か両側性か，また，病巣と同一視野か対側かについて，半球内ないしは半球間の離断による説明がなされている[48]。

記憶障害の発現にも半球内離断による説明がなされることがある。たとえば，側頭葉茎部(temporal stem)の障害で記憶障害が起こるが，この場合，側頭葉皮質と皮質下の側頭葉茎部での離断が原因という。また，視床と側頭葉内側部の連絡を離断するため乳頭視床束の障害も記憶障害の原因として重要である。

❻ 辺縁系や大脳基底核，間脳の症候群

1．大脳辺縁系

1）構造と機能

1878年Brocaは Monro 孔を中心にリング状に脳の中心部分を縁どるように存在する灰白質を"le grand lobe limbique"（大脳辺縁葉）と呼んだ。そこから辺縁葉(limbic lobe)という用語が誕生し，嗅葉や傍海馬回，帯状回が含まれていた。その後の変遷を経て，辺縁葉には，海馬や海馬台，歯状回，帯状回，脳梁灰白層，中隔，嗅内野，脳弓，扁桃体（扁桃核）などが含まれることになる。辺縁系(limbic system)は辺縁葉の機能的解剖学的結びつきを示す用語である。本来の辺縁葉に加え，細胞構築学的検討から島や側頭葉極，前頭葉眼窩面後部なども辺縁系に含まれることもあり，機能的関連性から視床前核や視床下部，中脳被蓋部もこのシステムに含まれることもある（図Ⅸ-3）[90]。

辺縁系の中心を占めるのは，海馬と扁桃体である。なお，海馬（海馬体）は一般に海馬台と固有海馬（アンモン角），歯状回よりなる。この2つを中心とした線維連絡を図Ⅸ-4[91]に示した。複雑な求心性，遠心性線維よりなるが，詳細は割愛する。そのなかで代表的な回路はPapezの回路(medial limbic circuit)とYakovlevの回路(basolateral limbic circuit)であろう。Papezの回路は海馬→脳弓→乳頭体→乳頭体視床束→視床前核群→帯状回→海馬傍回から海馬へと戻る閉鎖回路であり，Yakovlevの回路は扁桃核→視床背内側核→前頭葉眼窩部→鉤状束→側頭葉尖端部→扁桃核への閉鎖回路である。

大脳辺縁系は大別して，①記憶変換器としての海馬体系と，②感情表出複合体としての扁桃体系とから構成されている[92]と考えられる。この両体系の障害により多彩な記憶や情動の障害をきたすことになる。

2）大脳辺縁系の疾患と高次脳機能障害

大脳辺縁系の複雑な求心性，遠心性線維連絡により自律神経機能や内分泌代謝の障害も出現して

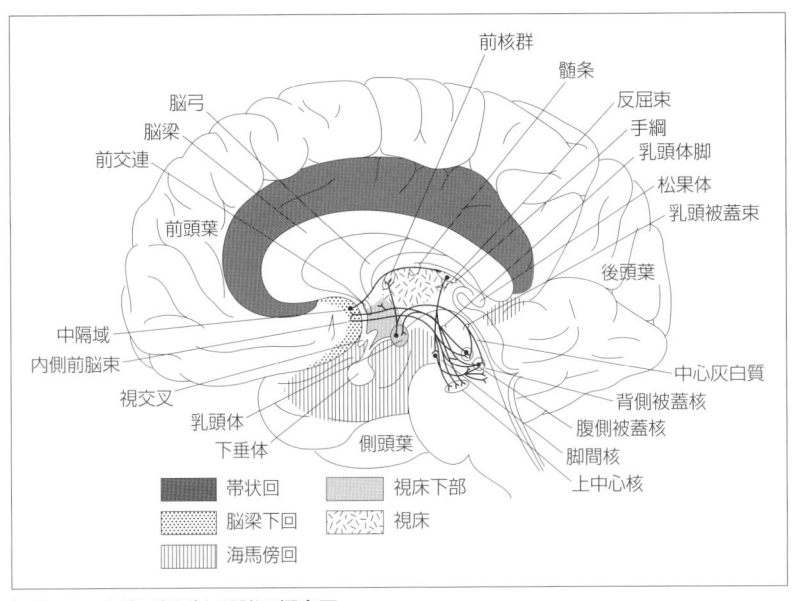

図Ⅸ-3　大脳辺縁系と間脳の概念図
（後藤文男，ほか：大脳辺縁系．臨床のための神経機能解剖学．中外医学社，東京，1992，p.49[90]）

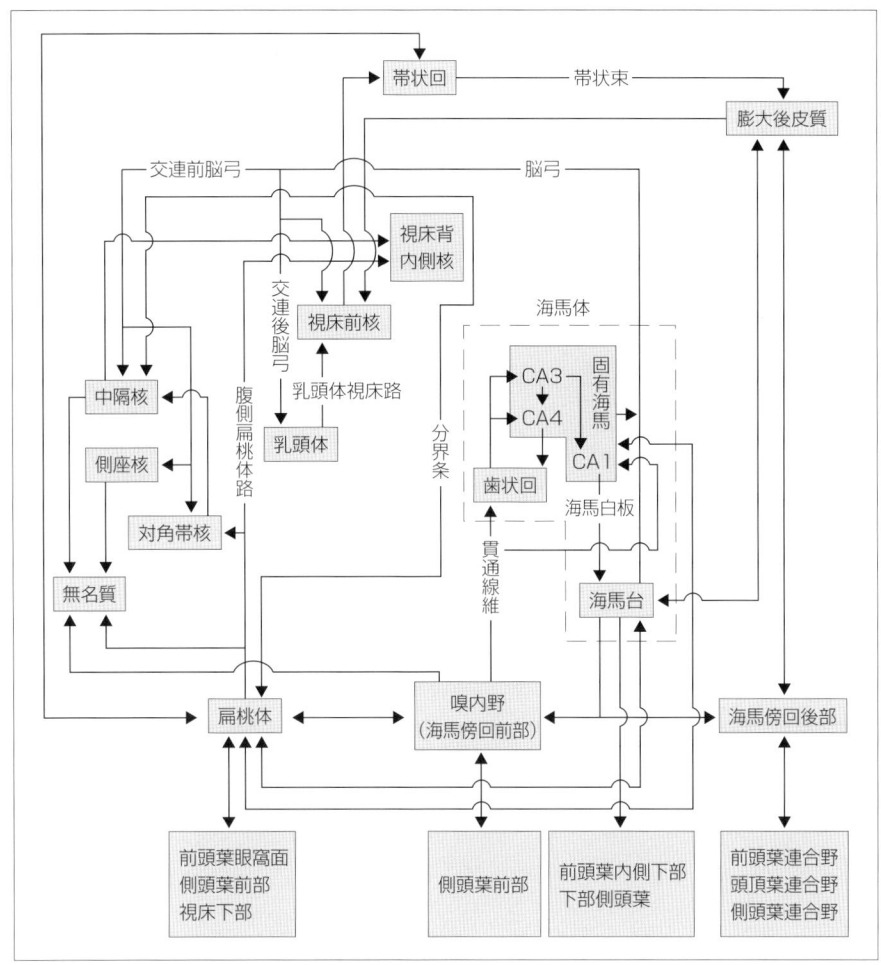

図IX-4 海馬体と扁桃体の主要線維連絡の概略図
[田中康文:海馬・辺縁系.脳卒中と神経心理学(平山惠造,田川皓一,編).医学書院,東京,1995,pp.30-35[91]]

くる。高次脳機能障害としては意識障害や記憶障害,情動障害などが重要な症候である。

a) 意識障害

視床下部や扁桃体,海馬,乳頭体などと脳幹網様体には豊富な線維連絡が存在することが知られており,大脳辺縁系と意識,ないしは意識障害との関連が指摘されている。大脳辺縁系の各部位の刺激実験で傾眠を呈することも報告されており,大脳辺縁系は覚醒や睡眠に関係していると考えられている。

b) 記憶障害

Scovilleら[93]は難治性てんかんの治療に両側の側頭葉内側部の切除術を実施した後,重度の記憶障害を呈した症例を報告した。その後,側頭葉内側面,とくに左の海馬と記憶の関係が注目されるようになった。海馬を含む側頭葉内側面は後大脳動脈の灌流域にあることから,左の後大脳動脈の基幹部の閉塞で,記憶障害(健忘症候群)が出現することがよく知られている。なお,左一側性の障害では記憶障害は軽度ないしは一過性で,両側性に障害されると重度で持続するといわれている。

コルサコフ(Korsakoff)症候群は健忘や記銘の

障害，失見当識，作話などを主症状とする症候群である。記憶ではとくに近時記憶（recent memory）の障害が著明であり，逆向性，順向性の健忘をきたす。アルコール中毒患者で観察されてきた。病理学的な検討では，大脳辺縁系を含み視床から脳幹まで種々に病巣の広がりを有している。乳頭体を重視する説や視床，とくに背内側核を重視する説もある。また，海馬病変で重度の記憶障害をみるとき，海馬のみならず扁桃体に病変が及んでいるとの指摘もある。

Limbic dementia（辺縁性痴呆）という概念がある。Gasconら[94]は単純ヘルペス脳炎の患者の臨床病理学的検討から，健忘症候群とKlüver-Bucy症候群の存在を強調し，2つの症候群の組み合わせを"limbic dementia"と呼ぶことを提唱している。記憶障害や情動障害，感情障害，人格障害とともに，滞続言語や保続，語尾反復などの言語障害をみることが多い。しかし，要素的な知能（たとえば計算）は比較的保たれているという[95]。

一過性全健忘は急性に発症する近時記憶の障害を主徴とする。意識は清明で，自分のおかれた状態に当惑する。発作は一過性で完全に回復する。本症の病因はいまだ十分に解明されてはいない。確診例では，器質的病巣は存在しない。換言すると，疑診例は病因を異にする可能性がある。てんかん説が唱えられたこともあるが，epileptic amnesiaは本症と区別されるべきである。脳循環代謝の検討から，発作中両側の側頭葉内側部の機能障害を指摘する報告もある。なお，一過性全健忘では記憶の障害が強調されているが，その発症要因としては精神的，身体的ストレスの重要性も指摘されており，まさに大脳辺縁系が記憶にも情動にも大きく関与していることを示唆している[96]。

c）情動障害

Klüver-Bucy症候群は大脳辺縁系の情動障害の特徴を示す症候群である。サルの両側側頭葉を切除したところ精神盲，口唇傾向（oral tendencies），hypermetamorphosis（あらゆる視覚刺激に反応する），情動の変化，性行動の変化，食行動の変化が認められた。ヒトではヘルペス脳炎や両側性の側頭葉を中心とした脳血管障害，アルツハイマー病の進行期などで出現することがある。

2．大脳基底核

1）構造と機能

大脳基底核は大脳皮質下に存在する諸核の集合体で，尾状核や被殻，淡蒼球，視床下核，黒質などで構成される。尾状核と被殻を合わせて線条体と呼んでいる。なお，視床下核は間脳に属し，黒質は脳幹に存在する。これらの諸核は基底核神経回路網を形成し，運動機能に重要な役割を担っている。その障害は錐体外路症状として知られており，神経症状として無動や固縮，不随意運動が代表的である（図Ⅸ-5）[97]。

大脳基底核神経回路網は神経伝達物質の回路網でもあり，大脳基底核疾患の理解にはこれらの物質の理解が必要である。大脳基底核に存在するおもなアミノ酸系神経伝達物質としては，興奮性伝達物質であるグルタミン酸と，抑制性伝達物質であるγ-アミノ酪酸（GABA）が重要である。線条体にはアセチルコリンや，モノアミン（ドパミン，ノルアドレナリン，セロトニンなど）の神経終末が存在している。また，線条体黒質系ドパミン神経は，GABA作動性の線条体黒質路とともに，大脳基底核のフィードバック回路として重要である。パーキンソン（Parkinson）病は黒質線条体系のドパミンの減少が著明である。ハンチントン（Huntington）病ではGABAの減少が認められる。

大脳基底核と認知機能について種々の検討がなされている。パーキンソン病で外界への無関心や不注意，運動の予測性の困難さなどが指摘されている。大脳基底核が大脳皮質の運動野や感覚野のみならず大脳連合野，とくに前頭前野と緊密な線維連絡を有することと関連して論じられている。De Longら[98]は，大脳基底核群は運動野-被殻-淡蒼球系を中心とした運動ループと，前頭連合野-尾状核系を中心とした複合ループよりなり，後者が認知機能に関連すると述べている。

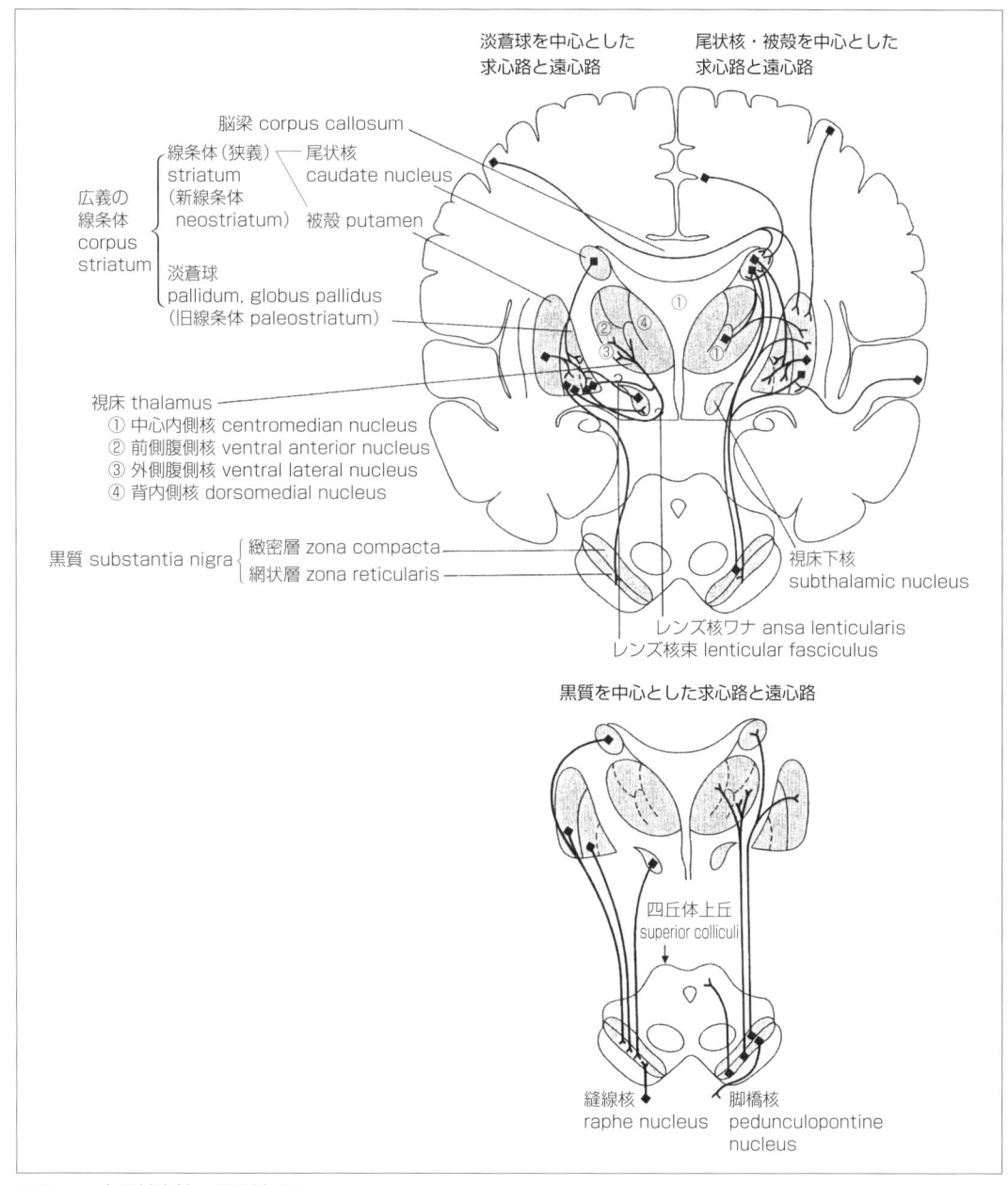

図IX-5 大脳基底核と錐体外路系
(後藤文男, ほか:錐体外路. 臨床のための神経機能解剖学. 中外医学社, 東京, 1992, p.7[97])

2) 大脳基底核疾患と高次脳機能障害

大脳基底核が主として障害される代表的疾患はパーキンソン病とハンチントン病であろう。その経過中多彩な高次脳機能障害が出現する。しかし，これらの疾患では病変は大脳基底核領域のみに限局しているわけではない。また，大脳基底核は解剖学的に，あるいは機能的に，大脳皮質や間脳，大脳辺縁系，脳幹，小脳など広範な領域と密接な線維連絡を有することに留意したい。これらの疾患で出現する症状は限局した大脳基底核そのものの脱落症状を意味するものではない。なお，この領域は脳血管障害の好発部位でもある。

パーキンソン病は中脳黒質-線条体のドパミン系神経細胞の変性により，振戦や固縮，無動などを呈してくる。高次脳機能障害としては，言語機

能や視空間認知機能などの評価が行われており，運動機能の障害や運動制御の障害との関連性が語られている[99]．記憶障害についても種々の検討が実施されている[99]．外界への無関心や不注意，運動の予測性の困難さなども指摘されており[100]，大脳基底核が大脳連合野，とくに前頭前野と線維連絡を有することと関連して論じられている．

高次脳機能障害に関与しうる問題として，痴呆の存在も重要である．大脳基底核や間脳，脳幹など皮質下核の障害による皮質下性痴呆の症状を呈してくることがある．皮質下性痴呆の特徴として[101]，①獲得された知識を操作する能力の障害，②思考過程や情報処理過程の緩慢化，③記憶想起の過程は緩慢化するが，時間をかければ想起は可能，④無感情や無気力，興奮などの人格や感情の障害，ならびに，⑤失語，失行，失認などの巣症状の欠如，などがあげられている．

パーキンソン病の経過中には，しばしば幻覚を生じることも記載されている．幻視が多いが，幻聴もある．妄想形成に至るものは少ない．せん妄や抑うつをみることもある．これらの精神症状には，抗パーキンソン病薬の関与，あるいはそれによる修飾も考えられる．

ハンチントン病の病巣の主座は線条体にあり，著明な変性をみる．舞踏病様不随意運動と精神症状を主徴とする．痴呆の初期像は皮質下性痴呆である．また，統合失調症様状態や躁うつ病状態などの精神症状も出現する．

大脳基底核領域は脳梗塞の好発部位で，多発性に小梗塞をみることも多い．しかし，この場合パーキンソニズムや仮性球麻痺症状を呈することはあっても，痴呆を生じることは少ない．多発梗塞性痴呆では大脳白質部にも多発性の小梗塞をみることが多い．この領域は高血圧性脳出血（被殻出血）の好発部位である．出血が被殻に限局しているかぎり高次脳機能障害を呈してくるのは例外的である．出血が大きくなると左では失語症を，右では半側空間無視を伴ってくることがある．言語領野や空間認知の中枢への直接的，間接的影響が原因であろう．しかし，大脳基底核の認知機能が論じられる時代でもあり，今後の検討を必要とする課題である．

ときに尾状核の脳出血や脳梗塞をみることがある．潜在性に経過することもあるが，意欲の低下や記憶障害，見当識障害などの精神症状や高次脳機能障害をみることもある．前頭連合野-尾状核系の線維連絡の障害によるものであろうか．症候学的な検討が必要である．

3．間脳

1）構造と機能

間脳は終脳（大脳半球）と脳幹をつなぐ位置に存在し，両者間の情報を伝える中継核として重要な役割を担っている（図Ⅸ-6）[102]．間脳は視床と視床上部，視床下部の3部より形成されている．視床は大きく腹側視床と背側視床に分けられるが，一般に背側視床を視床と呼び，腹側視床はsubthalamusと呼ばれている[103]．

視床（背側視床）の神経核は表Ⅸ-6のように分類できる．それぞれの線維連絡を理解することでその部位の障害による神経症状を理解することができる．視床核はその機能から特殊視床核群と非特殊視床核群に分けられている．前者は特定の求心刺激を特定の大脳皮質領域へと中継し，後者は網様体を介して求心刺激を大脳皮質に全般的に投射する．

視床は感覚と密接に関連する．後内側腹側核や後外側腹側核は体性感覚に，外側膝状体核は視覚に，内側膝状体核は聴覚に関与している．前外側腹側核は錐体外路系の中継核として重要である．高次機能障害との関連では，視床前核や視床内側核がとくに記憶障害との関連で重要である．

腹側視床は錐体外路系と関連する．代表的な神経核は視床下核（Luys体）で，その障害によりバリスムスと呼ばれる不随意運動が出現する．

視床上部は松果体と手綱，視床髄条からなる．その機能には高次機能障害との関連も含め不明な点が多い．

視床下部は自律神経系の中枢として重要な機能を有している．また，脳下垂体と形態的，機能的に密接な関連を有しており，内分泌中枢としても

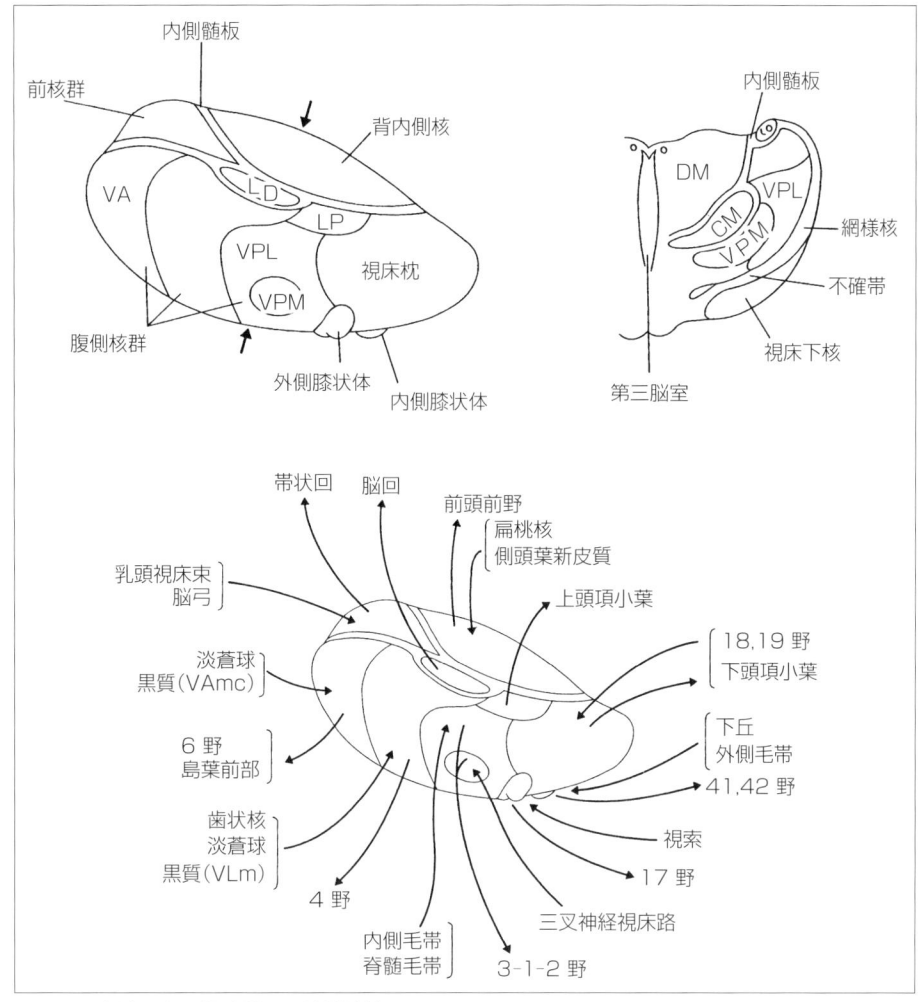

図Ⅸ-6 視床と主要視床核での線維連絡
(Truex RC, et al.: The diencephalon. In: Human Neuroanatomy. 6th ed, Williams & Wilkins, Baltimore, 1969, p.458[102] より翻訳)

表Ⅸ-6 視床の神経核

1. 視床前核
    1) 前背側核 2) 前腹側核 3) 前内側核
2. 視床内側核
3. 視床外側核
    1) 前外側腹側核 2) 中間腹側核
    3) 後内側腹側核 4) 後外側腹側核
    5) 背側外側核   6) 後核（視床枕）
4. 内側膝状体核
5. 外側膝状体核
6. 髄板内核
    1) 視床網様核 2) 中心内側核

重要である.視床下部の神経核として重要な室旁核や視索上核,弓状核などが下垂体との関連が深い.一方,乳頭体のなかにある乳頭体核は視床前核に投射し,海馬や大脳辺縁系とも密接に関連することから,記憶を中心とした高次脳機能とのかかわりを有している.なお,脳弓や乳頭視床束は乳頭体核と海馬や視床前核との線維結合である.記憶と密接に関連している.扁桃体系とのかかわりでは情動面の障害も考慮しておく必要がある.

2) 間脳と高次脳機能障害

a) 意識障害

動物実験により覚醒(賦活)-睡眠(抑制)機構と脳幹,視床,視床下部の関連性が明らかになってきた.覚醒(賦活)系には吻側脳幹部から視床非特殊核を介して大脳皮質へと広く投射される上行性網様体賦活系や視床下部後部が関与している.睡眠(抑制)系には延髄網様体や視床内側核群,吻側視床下部の関与が知られている.

上行性網様体賦活系や視床下部後部が障害されると覚醒障害を呈することになる.また,視床内側核群が障害されると過度の睡眠状態を呈することになろう.なお,視床前核群や視床下部の乳頭体核は,海馬や大脳辺縁系とも密接に関連することから,その部の障害では情動や記憶の障害を伴うこともある.

b) 記憶障害

健忘症候群を主徴とする限局性の脳梗塞の検討から,健忘の責任病巣が明らかにされてきた[104].間脳障害と関連する病態は,前内側視床梗塞[105]や傍正中視床中脳梗塞[106],Heubner動脈領域梗塞[104],内包膝(視床前外方)型梗塞[107]であろう.

前内側視床梗塞では視床前核や乳頭体視床束,視床背内側核,下視床脚などが障害され,健忘以外に急性期の過睡眠状態や自発性低下を伴う.傍正中視床中脳梗塞では中脳被蓋や視床髄板内核群,乳頭体視床束などの障害を生じ,急性期の過睡眠状態や意識障害,垂直性注視障害などを伴う.

Heubner動脈領域の梗塞では視床下部や扁桃体,前視床束,basal forebrainの障害により健忘を生じる.片麻痺や異常行動,作話などを伴う.

内包膝(視床前外方)型梗塞は視床吻側の病変により視床網様体と前頭葉の線維束離断を生じる.視床網様体は内髄板と外髄板よりなる.外髄板は視床への,あるいは視床からの線維の出入口にあたり,前方への線維を送るのが前視床脚である.前視床脚は視床と前頭葉をつなぐ線維束であり,内包の前脚や膝部の上部に位置する.この部の障害により自発性の低下や記憶障害が出現してくる.

c) 視床性痴呆

視床の障害で痴呆症状が出現してくることがあり,視床性痴呆と呼ばれている.基本的には皮質下性痴呆の病像を呈する.視床の血管障害によることもあれば,腫瘍や変性によることもある.記憶の回路に障害が及べば記憶障害をきたすが,純粋の健忘症候群と痴呆は厳密に区別すべきである.

3) 間脳の血管障害

視床は脳血管障害の好発部位であり,多くの症候学的検討がなされている.梗塞にしろ出血にしろ,視床の脳血管障害では,要素的な運動,感覚障害や眼症状,不随意運動,自律神経症状とともに,意識障害や多彩な高次脳機能障害が出現する.

左損傷では失語症,ないしは失語様症状が観察されることもある.一般に声量は乏しいが,流暢で,錯語をみる.復唱障害は軽度で超皮質性感覚性失語の病像を呈することがある.視床に限局した病巣による失語は一般に軽症で,予後も良好である.腹外側核や背内側核の障害との関連が論じられているが,病巣が視床外へと進展していることもあり,その場合の失語症の発現機序には検討の余地がある.

右損傷(視床出血)で半側空間無視様の症状をみることもある.この場合も血腫が外側へと進展していることが多く,無視症状が視床のみの障害

によるか否かは問題がある。

　視床の血管障害により，vigilanceの低下を中心とした精神症状が出現してくる。発話量の減少や声量の低下もその表れであろう。内包膝（視床前外方）型梗塞でも自発性の低下や記憶障害が出現してくる。視床と前頭葉の連絡線維の遮断により出現する可能性があり，精神症状が視床固有の障害であるのか，他の広範な領域との連絡線維の障害によるのかは，今後の検討が必要である。

　記憶障害は視床障害の重要な徴候であり，限局性の梗塞により記憶障害が出現する。視床梗塞を論じるときは，血管支配が重要である。ちなみに，前内側視床梗塞は後交通動脈より分岐する視床灰白隆起動脈（thalamotuberal artery：前乳頭体動脈や polar artery とも呼ばれる）の閉塞により生じる。この動脈は欠損することもあり，その場合は視床穿通動脈が灌流する。傍正中視床中脳梗塞は視床や中脳上部の傍正中部を灌流する視床穿通動脈領域の障害で生じる。Heubner 動脈領域の梗塞は，前大脳動脈よりの穿通枝である Heubner 動脈の循環障害で，内包膝（視床前外方）型の梗塞は視床灰白隆起動脈や内頸動脈からの穿通枝の障害で出現してくる。

文　献

1) Mesulam M-M：Frontal cortex and behavior. Ann Neurol 19：320-325, 1986.
2) Damasio AR：The frontal lobes. In：Clinical neuropsychology (eds Heilman KM, et al). 2nd ed, Oxford Univ Press, New York, 1985, pp.339-375.
3) Cummings JL：Frontal-subcortical circuits and human behavior. Arch Neurol 50：873-880, 1993.
4) 鹿島晴雄, 村松太郎：前頭葉眼窩面損傷―情動障害と人格変化. Clinical Neuroscience 17：786-788, 1999.
5) Penfield W, Rasmussen T：The cerebral cortex of man. Macmillan, New York, 1950.
6) Lhermitte F：Human anatomy and the frontal lobes. Part II；Patient behavior in complex and social situations；The "environmental dependency syndrome". Ann Neurol 19：335-343, 1986.
7) 森　悦朗, 山鳥　重：左前頭葉損傷による病的現象；道具の強迫的使用と病的把握現象との関連性について. 臨床神経 22：329-335, 1982.
8) 河村　満：「他人の手徴候」とその関連症候. 神経内科 36：555-560, 1992.
9) De Renzi E, Barbieri C：The incidence of the grasp reflex following hemispheric lesion and its relation to frontal damage. Brain 115：293-313, 1992.
10) 森　悦朗：同側性本能性把握反応. 神経心理 3：18-26, 1987.
11) 岩田　誠, 浅野次義：運動無視（negligence motorice）. 神経進歩 30：905-917, 1986.
12) 森　悦朗：前大脳動脈（とその分枝）. 脳卒中と神経心理学（平山惠造, 田川皓一, 編）. 医学書院, 東京, 1995, pp.75-80.
13) 山下　光：作動記憶. 臨床精神医学講座 S2；記憶の臨床（浅井昌弘, 鹿島晴雄, 責任編集）. 中山書店, 東京, 2000, pp.61-74.
14) Gade A：Amnesia after operation on aneurysms of the anterior communicating artery. Surg Neurol 18：46-49, 1982.
15) De Ruca J：Cognitive dysfunction after aneurysm of anterior communicating artery. J Clin Exp Neuropsychol 14：924-934, 1992.
16) Alexander MP, Freedman M：Amnesia after anterior communicating artery aneurysm rupture. Neurology 34：752-757, 1984.
17) Damasio AR, Graff-Radford NR, Eslinger PJ, et al.：Amnesia following basal forebrain lesions. Arch Neurol 42：263-271, 1985.
18) 武田克彦, 御園生香：記憶と前脳基底部. 最新脳と神経科学シリーズ 8；記憶とその障害の最前線（高倉公朋, 宮本忠雄, 編）. メジカルビュー社, 東京, 1998, pp.115-122.
19) 岩田　誠, 櫻井靖久, 石川尚志, ほか：前脳基底部疾患と健忘. 神経進歩 38：1012-1021, 1994.
20) Harlow JW：Passage of an iron rod through the head. Boston Med Surg J 20：381, 1848.
21) Hécaen H：Mental symptoms associated with tumors of the frontal lobe. In：The Frontal Granular Cortex and Behavior (eds Warren JM, Akert K). McGraw-Hill, New York, 1964, p.335.
22) Stuss DT, Benson DF：The Frontal Lobes. Raven Press, New York, 1986, p.217
23) 加藤元一郎：前頭葉損傷における概念の形成と変換について―新修正 Wisconsin Card Sorting Test を用いた検討. 慶應医学 65：861-885, 1988.
24) 田渕　肇, 森山　泰, 三村　將, ほか：遂行機能障害症候群の行動評価法. 脳と精神の医学 8：439-444, 1997.
25) Barbara AW, Nick A, Paul WB, et al.：BADS；Behavioural Assessment of the Dysexecutive Syndrome. Thames Valley Test Company, Bury St Edmunds, England, 1996（鹿島晴雄, 監訳：BADS；遂行機能障害症候群の行動評価 日本版. 新興医学出版社, 東京, 2003）.
26) Logue V, Durward M, Pratt RTC, et al.：The quality of survival after rupture of an anterior cerebral aneurysm. Brit J Psychiat 114：137-160, 1968.

27) 大東祥孝：前頭葉関連症状. Clinical Neuroscience 10：74-78, 1992.
28) 田川皓一：側頭葉血管障害の臨床. 側頭葉－神経科学の基礎と臨床Ⅵ－（板倉　徹，前田敏博，編）．ブレーン出版，東京，1998, pp.111-135.
29) 宜保浩彦，小山　徹，外間政信，ほか：側頭葉の血管支配. Clinical Neuroscience 14：1139-1141, 1996.
30) Zeal A, Rhoton AL Jr.：Microsurgical anatomy of the posterior cerebral artery. J Neurosurgery 48：534-559, 1978.
31) Williams D：Temporal lobe syndromes. In：Handbook of clinical neurology. Vol.2 Localization in clinical neurology (eds Vinken PJ, Bruyn GW). North-Holland publishing company, Amsterdam, 1969, pp.700-724.
32) 松田　実，秋口一郎：側頭葉の血管障害．脳卒中の神経症候学（田川皓一，編）．西村書店，新潟，1992, pp.303-313.
33) Mckenna P, Warrington EK：Testing for nominal dysphasia. J Neurol Neurosurg Psychiatry 43：781-788, 1980.
34) Semenza C, Zettin M：Evidence from aphasia for the role of proper names as pure reffering expressions. Nature 342：678-679, 1989.
35) 福原正代，田川皓一，中野昌弘，ほか：失固有名詞を呈した脳血管障害の2例．脳卒中 14：666-670, 1992.
36) Mesulam MM, Mufson EJ：The insula of reil in man and monkey. Architectonics, connectivity, and function. In：Cerebral cortex. Vol.4 (eds Petes A, Jones EG). Plenum Press, New York, 1985, pp.179-226.
37) Fukatsu R, Fujii T, Tsukiura T, et al.：Proper name anomia after left temporal lobectomy；A patient study. Neurology 52：1096-1099, 1999.
38) 山鳥　重：失読失書と角回病変．失語研 2：236-242, 1982.
39) Iwata M：Kanji versus Kana；Neuropsychological correlations of the Japanese writting system. Trends Neurosci 7：290-293, 1984.
40) Geschwind N：Disconnexion syndrome in animals and man. Brain 88：237-248, 585-644, 1965.
41) Iwata M：Neural mechanisms of reading and writting — Neurogrammatological approach —. In：Perspectives on neuroscience from molecule to mind (ed Tsukada Y). University of Tokyo Press, Tokyo, 1985, p.299.
42) 平野正治：「所謂」皮質聾について．精神経誌 75：94-138, 1973.
43) Spreen O, Benton AL, Finchman RW：Auditory agnosia without aphasia. Arch Neurol 13：84-92, 1965.
44) Fujii T, Fukatsu R, Watabe S, et al.：Auditory sound agnosia without aphasia following a right temporal lobe lesion. Cortex 26：263-268, 1990.
45) Oppenheimer DR, Newcombe F：Clinical and anatomical findings in a case of auditory agnosia. Arch Neurol 35：712-719, 1978.
46) Rosati G, De Bastiani P, Paolino E, et al.：Clinical and audiological findings in a case of auditory agnosia. J Neurol 227：21-27, 1982.
47) Motomura N, Yamadori A, Mori E, et al.：Auditory agnosia；Analysis of a case with bilateral subcortical lesions. Brain 109：379-391, 1986.
48) 平山惠造：視覚性運動失調 (Ataxie optique) の臨床と病態．失語研 2：196-205, 1982.
49) 高橋伸佳：視覚性認知障害の病態生理．神経心理 9：23-29, 1993.
50) 田川皓一：Sensory extinction. 神経内科 30：351-356, 1989.
51) Kawamura M, Hirayama K, Shinohara Y, et al.：Alloesthesia. Brain 110：225-236, 1987.
52) Delay J：Les astereognosies. Pathologie du toucher. Masson, Paris, 1935.
53) Beauvois MF, Saillant B, Meninger V, et al.：Bilateral tactile aphasia；Atacto-verbal dysfunction. Brain 101：381-401, 1978.
54) Geschwind N：The development of the brain and the evolution of language. In：Monograph series on languages and linguistics (eds Stuart CIJM). Vol.17, Gorgetown University Press, Washington, 1964, p.155.
55) 河村　満，平山惠造，長谷川啓子，ほか：頭頂葉性純粋失書－病変と症候の検討－．失語研 4：656-663, 1984.
56) 八島祐子，石下恭子，中西重雄，ほか：Speech arrest と"純粋失書". 脳神経 32：1039-1045, 1980.
57) 久保浩一：半側身体失認．精神科 Mook No.1；失語・失行・失認（大橋博司，編）．金原出版，東京，1982, p.115.
58) Babinski J：Contribution a l'etude des troubles mentaux dans l'hemiplegiecerebrale (Anosognosie). Rev Neurol 22：845-848, 1914 (遠藤正臣，訳：精神医学 20：913-920, 1978).
59) 平山和美，田口　讓，塚本哲朗：抽象的空間関係の操作障害をともなった純粋失演算の1例．臨床神経 14：935-940, 2002.
60) Förester O：Über Rindenblindheit. Albrecht von Graefes Arch. Ophthalmol. 36：94-108, 1890.
61) Bergman PS：Cerebral blindness. An analysis of twelve cases, with especial reference to the electroencephalogram and patterns of recovery. Arch Neurol Psychiatry, 78：568-584, 1957.
62) Marquis DG：Effects of removal of the visual cortex in mammals with observation on the retention of light discrimination in dogs. Proc Assoc Res Nerv Ment Dis, Williams & Wilkins, 1934, Vol.13, p.588.

63) 田川皓一, 鈴木康裕, 山口武典：皮質盲. 神経心理学の源流；失行編・失認編（秋元波留夫, 大橋博司, 杉下守弘, ほか, 編）. 創造出版, pp.495-506, 2002.
64) 大橋博司："疾病失認"（または疾病否認）について. 精神医学 5：123-130, 1963.
65) 浅川和夫, 小浜卓司, 布施雄一郎：Anosognosia と Anosodiaphoria. 精神医学 5：695-702, 1963.
66) Symonds C, Mackenzie I：Bilateral loss of vision from cerebral infarction. Brain 80：415-455, 1957.
67) Damasio AR, Damasio H：Localization of lesions in achromatopsia and prosopagnosia. In：Localization in neuropsychology (ed Kertesz, A). Academic Press, New York, 1983, p.417.
68) 倉知正佳, 福田 攻, 地引逸亀, ほか：純粋失読の写字障害について―右手と左手との比較―. 臨床神経 17：368-375, 1977.
69) 田川皓一, 杏沢尚之, 永江和久：脳血管障害による純粋失読について. 神経内科 9：355-364, 1978.
70) Greenblatt SH：Subangular alexia without agraphia or hemianopsia. Brain Language 3：229-245, 1976.
71) Landis T, Cumming JL, Christen L, et al.：Are unilateral right posterior cerebral lesions sufficient to cause prosopagnosia? Clinical and radiological findings in six additional patients. Cortex 22：243-252, 1986.
72) DeRenzi E：Prosopagnosia in two patients with CT evidence of damage confinded to the right hemisphere. Neuropsychologia 24：385-389, 1986.
73) Wolpert I：Die Simultanagnosie —Störung der Gesamtauffassung—. Z Gesamte Neurol Psychiatr 93：397-415, 1924.
74) 山鳥 重：視覚の高次障害. 神経心理学入門. 医学書院, 東京, 1985, p.56.
75) 松田 実, 中村和雄, 藤本直規 ほか：視覚失語に移行した視覚失認. 臨床神経 32：1179-1185, 1992.
76) Bender MB, Feldman M, Sobin AJ：Palinopsia. Brain 95：173-186, 1972.
77) 深田忠治, 西川清方, 藤本一夫, ほか：視覚保続を呈した脳血管障害の2症例. 臨床神経 20：516-521, 1972.
78) 山鳥 重：視空間性知覚障害. 神経心理学入門. 医学書院, 東京, 1985, p.79.
79) 福原正代, 田川皓一, 飯野耕三：地誌的障害を呈した右辺縁葉後端部皮質下出血(retrosplenial subcortical hematoma)の1例. 失語研 17：278-284, 1997.
80) De Lacaste MC, Krikpatrick JB, Ross ED：Topography of the human corpus callosum. J Neuropathol Exp Neurol 44：578-591, 1985.
81) 大槻美佳, 相馬芳明：病変部位からみた神経心理学；脳梁. 脳卒中と神経心理学（平山惠造, 田川皓一, 編）. 医学書院, 1995, pp.42-52.
82) Sugishita M, Yoshioka M：Visual processes in a hemialexic patient with posterior callosal section. Neuropsychologia 25：329-339, 1987.
83) Kashiwagi A, Kashiwagi T, Nishikawa T, et al.：Hemispatial neglect in a patient with callosal infarction. Brain 113：1005-1023, 1990.
84) 里見和夫, 後藤鉱司：左前大脳動脈閉塞による脳梁損傷例に認められた位置覚移送障害の検討. 臨床神経 27：599-606, 1987.
85) 田中康文：拮抗失行およびその類縁症候. 神経進歩 36：1015-1027, 1991.
86) 倉知正佳, 福田 攻, 地引逸亀, ほか：純粋失読の2例―特に文字形態の視覚性把握について―. 精神経誌 77：329-356, 1975.
87) 正村和彦, 平間 仁, 一戸紀孝：大脳皮質連合野間の線維結合. Clinical Neuroscience 11：1099-1101, 1993.
88) 杉下守弘, 高山吉弘：半球間および半球内の離断. Clinical Neuroscience 11：1121-1124, 1993.
89) 河村 満：非古典型純粋失読. 失語研 8：184-193, 1988.
90) 後藤文男, 天野隆弘：大脳辺縁系. 臨床のための神経機能解剖学. 中外医学社, 東京, 1992, p.49.
91) 田中康文：海馬・辺縁系. 脳卒中と神経心理学（平山惠造, 田川皓一, 編）. 医学書院, 東京, 1995, pp.30-35.
92) 川村光毅, 小野勝彦：大脳辺縁系の解剖. Clinical Neuroscience 5：132-138, 1987.
93) Scoville WB, Milner B：Loss of recent memory after bilateral hippocampal lesions. J Neurol Neurosurg Psychiat 20：11-21, 1957.
94) Gascon GG, Gilles F：Limbic dementia. J Neurol Nerurosurg Psychiat 36：421-430, 1973.
95) 松下正明：Limbic dementia. Clinical Neuroscience 5：202-203, 1987.
96) 福原正代, 田川皓一：一過性全健忘. 脳卒中と神経心理学（平山惠造, 田川皓一, 編）. 医学書院, 東京, 1995, pp.135-139.
97) 後藤文男, 天野隆弘：錐体外路. 臨床のための神経機能解剖学. 中外医学社, 東京, 1992, p.7.
98) De Long MR, Georgopulos AP, Crutcher MD：Cortico-basal ganglia relations and coding of motor performance. Exp Brain Res Suppl 7：30-40, 1983.
99) 丸山哲弘, 柳澤信夫：Parkinson病の臨床像と病態. 高次脳機能障害. Clinical Neuroscience 12：996-1001, 1994.
100) 木村 実：大脳基底核と認知. Clinical Neuroscience 7：482-484, 1989.
101) 松下正明：皮質下性痴呆―老年期の痴呆の分類をめぐって. 老年精神医学 1：172-180, 1984.
102) Truex RC, Carpenter MB：The diencephalon. In：Human Neuroanatomy. 6th ed, Williams & Wilkins, Baltimore, 1969, p.458.

103) 井上芳郎：間脳の解剖学．Clinical Neuroscience 12：1096-1099, 1994.
104) 秋口一郎：間脳と記憶．Clinical Neuroscience 12：1126-1129, 1994.
105) 秋口一郎，猪野正志，山尾 哲，ほか：優位側内側視床梗塞による急性発症の健忘症候群．臨床神経 23：948-955, 1983.
106) Castaigne P, Lhermitte F, Buge A, et al.：Paramedian thalamic and midbrain infarcts ; clinical and neuropathological study. Ann Neurol 10：127-148, 1981.
107) 原 健二，姉川 孝，秋口一郎，ほか：Abuliaを主症状とした両側内包膝部梗塞の1例．臨床神経 32：1136-1139, 1992.

（田川皓一）

第X章 リハビリテーションと予後

❶ 失語症のリハビリテーション

　失語症に対する臨床活動の基本的な目標は，言語症状を改善させることであり，狭義の言語療法では言語症状への直接的な働きかけがもっとも大きな位置を占める。しかし，リハビリテーションとしては，それだけでは不十分で，家族や職場など患者を取り巻く社会的環境の調整なども視野に入れて対応する必要がある。したがって，社会資源の活用には医療ソーシャルワーカーの助言や援助，在宅失語症患者には各種の訪問サービスの利用など，各方面の専門家による協力体制がなければならない。また，患者の年代に沿っていうならば，発症時の年齢によって患者の社会的背景や症状の経過が異なるため，若年層には長期にわたる個別言語療法，中年層には復職を目ざした臨床活動，高齢者には地域リハビリテーションとの連携を考慮するなど，年代によってリハビリテーション活動の主眼が異なってくる[1]。さらに，本人や家族が障害を悲観してうつ的になり意欲の障害をきたすこともあり，精神的援助も失語症のリハビリテーションでは重要な要素となる。

　失語症状に対する狭義の言語療法では，Schuellに代表されるように，刺激法が用いられることが多い[2,3]。刺激法の原則は，もっとも適切な刺激をして最大限の反応を引き出すことで，言語療法の多くが多かれ少なかれ刺激-反応の枠組みのなかで行われている。一方，近年，必ずしも刺激法とはいえない手法も用いられるようになり，言語症状の改善や生活の質(Quality of life: QOL)の向上に寄与している。以下に，これらの言語療法の概略について述べる。

1. Schuellの刺激法

　Schuellら[2]は，多数の失語症例を臨床観察し，失語症では聴覚系の感覚様式が果たす役割が大きく，聴覚機能の改善に伴い他の言語様式の症状も改善すること，また，強力にコントロールされた聴覚刺激を用いると複数の言語様式に改善がもたらされることを示した。彼らは，これらをもとに言語療法の一般原則(表X-1)を示し，系統的かつ強力な治療を行うべきだと主張した。

　彼らのいう強力な聴覚刺激とは，音量をあげるという意味ではけっしてなく，音量に関しては，多くは通常の会話レベルで十分であり，患者によっては少し大きめの声で提示する方がよいという程度の意味である。ただし，刺激頻度に関しては，刺激を提示する回数が1回だけでは意味がなく，反復して提示する必要がある。Schuellらは，患者がその語を実際に聞いて思い浮かべられるようになるためには，1単語について約20回は連続して提示する必要があるとしている。このような

表X-1　言語療法の一般原則

1. 強力な聴覚刺激を使用する
2. 患者にとって適切な刺激を使用する
3. 感覚刺激を反復して与える
4. 刺激に対して最大限の反応を引き出す
5. 反応を引き出すのであって強制はしない
6. 反応を矯正するよりは刺激するべきである

[Schuell HM, et al.: Aphasia in adults—Diagnosis, prognosis, and treatment. Harper & Row, New York, 1964 (笹沼澄子, 永江和久, 訳：成人の失語症—診断・予後・治療. 第1版, 医学書院, 東京, 1971[2]より引用. 復刻版, 医学出版ビューロー, 東京, 2000[2])]

連続聴覚刺激によって，呼称が可能になることがある。具体的な例をあげると，表X-2のようになる。つまり，絵カードを見せながら絵と文字を指さしつつ，その単語を20回程度明瞭な発音で言い聞かせる。通常は，提示している間に患者は復唱を始めるようになる。復唱できない場合は，4枚の絵カードを患者の前に並べ，臨床家が言ったカードを指さすよう指示する。単語課題で指さしができるようになったら，短い句や文にして指示を出す。刺激は，単純なものからしだいに複雑なものにしていく。

彼らはまた，視覚刺激の重要性にも論及している。視覚刺激を与える場合，曖昧な絵より明瞭な線画や彩色された絵の方が語を想起させやすく，語想起課題では，聴覚，触覚，運動覚，嗅覚などの連合を生じさせうる視覚刺激がより効果的に語を喚起させられる。さらに，聴覚刺激と視覚刺激を同時に提示した方が患者の成績は良くなるとともに，複数の言語様式を使用した方が反応の正確さが上昇する。

失語症患者にとって，入力様式が聴覚であれ視覚であれ，情報の長さは短い方が理解されやすくかつ把持されやすい。が，また一方，意味や音あるいは形が似ている場合は混同されやすい。したがって，刺激を提示する際は，情報の長さや類似性の程度を調整することで，訓練課題の難易度を変化させることができる。

刺激法で強調されるのは入力面であるが，一方，患者からの反応がない限り，与えた刺激が患者に効果をもたらしているのか否かを評価することは難しい。そのため，なんらかの形で反応を引き出すことになるが，通常使用される反応の形態は，指さしのほか，はい-いいえ反応，実物使用，パントマイム，ジェスチャー，話す，読む，書くなどである。これらの反応が出現することで刺激の適切さが推察できると同時に，さらに，それらを患者にフィードバックすることで新たな反応を引き出すことができる。

患者の反応について臨床家がフィードバックするのも言語療法の原則の1つである。フィードバックをするには，たとえば，読字課題の場合，読んだ内容を口頭で話してもらうと，たんに黙読

表X-2 強力な聴覚刺激の提示方法の一例

1. 日常物品や動作を描いた絵カード20枚を用意する。カードの表側の端と裏面にはその単語の文字を書いておく。
2. 次のような指示を出す。「私がことばを言いますから，これを見てください。この文字も見てください。耳を澄ましてよく聞いて，頭の中にことばを思い浮かべてください。それができたら，そのことばを静かに言ってください」
3. 上の指示を出しながら，絵を指さし，次に文字を指さす。そして，そのつど，その単語をはっきりと言う。これを約20回繰り返し，患者の復唱を促す。単語を提示する間隔は，患者が復唱するのに十分な時間とする。
4. 復唱が困難な場合は，聴くことだけに集中するよう指示する。
5. 復唱ができない場合は，提示する語を4語にし，その4枚の絵カードを患者の前に並べ，臨床家が言った絵を指さすよう指示する。患者が確実に指さしできるようになるまで続ける。指さしができるようになったら，短文で質問してもよい。たとえば，"本"，"ご飯"，"車"，"財布"の4語を提示しているとすると，"読むものはどれですか"，"食べるものはどれですか"，"乗るものはどれですか"，"お金を入れるのはどれですか"などという質問である。
6. 復唱が容易にできるようになったら，刺激の提示の速さや抑揚などを変えてみる。
7. 単語の復唱が容易にできるようになったら，日常よく使われる短い句や文を復唱するよう指示する。上記5.で使用した単語を例にとると，"本を読みたい"，"ご飯を食べます"，"車に乗りましょう"，"財布を出します"などである。
8. 上記7.を2～3回練習した後，再びカードを用いて，"これは何ですか"と質問し，呼称と音読を促す。
9. 以上で使用した絵・文字カードは5日間続けて使用し，次の週は新たなカードセットを用いる。前の週に用いたカードセットは，復習用として再度使用する。

[Schuell HM, et al.：Aphasia in adults—Diagnosis, prognosis, and treatment. Harper & Row, New York, 1964（笹沼澄子，永江和久，訳：成人の失語症—診断・予後・治療．第1版，医学書院，東京，1971[2]）より引用．復刻版，医学出版ビューロー，東京，2000[2]）]

あるいは音読させるだけの場合より多くのフィードバックをすることができる。また，聴覚刺激を用いた比較的高いレベルの課題として，ラジオのニュースを聞かせるという方法があるが，その際も，聞き取った内容について報告させると，フィードバックの機会が多くなる。ただし，それらの反応が不正確な場合，「間違っています」と負の評価をしてフィードバックすることは，かえって逆効果をもたらすことが多いので慎重にしなければならない。不適切な反応が生じた場合は，過度に修正するよりは，さらに刺激を加える方が効果が期待できる。また，反応を強制してはならない。一般に，失語症患者の反応は遅延することが多いからである。

言語療法では，残存能力を活用しながら障害された機能を訓練したり，あるいは，残存能力自体を伸ばすのが基本である。訓練材料や手続きについては，身近でなじみのあるものから，新しいものへと発展させるのが望ましい。

刺激法に限ったことではないが，臨床家は目の前の失語症者の変化に敏感でいて，かつ臨機応変に対処しなければならない。事前に計画していた言語療法プランに拘泥することなく，訓練の進行とともにその患者に合わなくなったと判断されるプランは，変更や中止をしなくてはならないこともある。また，患者や家族と信頼関係を保ち，言語療法の目的を共有することで，より効果的にリハビリテーション活動を遂行することができる。

2. メロディックイントネーション（Melodic Intonation Therapy：MIT）

失語症患者は，病前に覚えた歌であれば，発症後も病前と同程度にメロディを口ずさんだり，ときには歌詞をつけて歌ったりすることもできる[4]。これは，おそらく対側半球が機能しているためと考えられるが，このように失語症者のリズム能力と抑揚能力が保たれていることを利用して，口頭表出を新たに発達させようとするのが，メロディックイントネーション（Melodic Intonation Therapy：MIT）である[5,7]。MITでは，抑揚をつけた課題文を斉唱したり復唱したりすることによって，最終的には通常の抑揚で発語が得られることを目標にする。MITは表X-3に示した6つの原則に基づいており，具体的には，表X-4のように，レベルⅠからⅣまで段階的系統的に手順が作成されている。レベルⅠは予備的ステップで採点の対象とはならないが，レベルⅡ以降では患者の反応が採点される。ステップが上位になるにつれて斉唱から復唱へと課題が変化し，反応の仕方によって得点が異なる。各レベルで，連続10セッション試行して平均90％以上の得点になった場合，次のレベルに進む。MITで使用する課題文は，"お腹が空いた"，"テレビを見る"など，その患者に必要と思われる内容の文が望ましい。

日本語と英語の違いを考慮しつつ日本人のブローカ（Broca）失語にMITを応用した関ら[7]によ

表X-3　Melodic Intonation Therapy（MIT）の6原則

1. 課題をしだいに長く困難にしていく。
2. あるステップで失敗したら，その前のステップを繰り返してから再びそのステップを試行する。
   それでも失敗する場合は，その課題文の訓練は中止し，新たな課題文でそのレベルのステップ1から始める。
3. 復唱課題は徐々に減らす。
4. 患者が刺激を完全に受容し解読するために，患者が反応するまでの時間をコントロールする。
5. 同じ教材や常套句の繰り返しはしない。
6. 臨床家は，訓練のストラテジーに含まれない発語などには細心の注意を払い，言葉による強化を与え過ぎない。

[Sparks RW：Melodic intonation therapy. In：Language intervention strategies in adult aphasia（ed by Chapey R），Williams & Wilkins, Baltimore, 1981（横山巖, 河内十郎, 監訳：失語症言語治療の理論と実際. 創造出版, 東京, 1984, pp.279-296[6]）]

表X-4　Melodic Intonation Therapy (MIT) の手続き

レベルI		刺激：臨床家がハンドタッピング*をしながらメロディを2回ハミングする。 反応：ハンドタッピングをしながらハミングで斉唱する。ハンドタッピングはしだいに弱めながらも続ける。 採点：採点しない。次のメロディに進む。 　＊：臨床家が患者の手をとり、その手でタッピングしながらリズムをとること。
レベルII	ステップ1.	刺激：臨床家はハンドタッピングをしながら、メロディをハミングしたあと抑揚をつけた文をいう。その後、抑揚をつけた文を斉唱するよう患者に合図する。 反応：臨床家と患者はハンドタッピングをしながら抑揚をつけた文を斉唱する。 採点：反応できたら1点を与え、ステップ2に進む。患者が失敗した場合、その課題文は中止する。
	ステップ2.	刺激：ステップ1と同じだが、臨床家はハンドタッピング以外は関与を少なくしていく。 採点：反応できたら1点を与え、ステップ3に進む。患者が失敗した場合、その課題文は中止する。
	ステップ3.	刺激：臨床家は、患者によく聴くよう合図し、ハンドタッピングをしながら抑揚をつけた文をいい、その後、それを復唱するよう合図する。必要であれば、臨床家は患者に発声しやすいよう手がかりを与える。 反応：患者はハンドタッピングをしながら抑揚をつけた文を復唱する。 採点：手がかりなしで反応できた場合は2点、手がかり後の反応には1点を与え、ステップ4に進む。患者が失敗した場合、その課題文は中止する。
	ステップ4.	刺激：臨床家は抑揚をつけて"なんていいましたか？"と質問し、患者に課題文を復唱するよう合図する。必要であれば、臨床家は患者に反応開始の手がかりを与える。 反応：患者はハンドタッピングをしながら抑揚をつけた文を復唱する。 採点：手がかりなしで反応できた場合は2点、手がかり後の反応には1点を与え、新しい文でステップ1を始める。
レベルIII	ステップ1.	刺激：臨床家はハンドタッピングをしながら抑揚をつけた文をいい、その後、患者に斉唱するよう合図する。 反応：臨床家と患者は抑揚をつけた文を斉唱し、臨床家はハンドタッピングを続けながらもしだいに関与を少なくしていく。 採点：反応できた場合は1点を与え、ステップ2に進む。できなかった場合は、前のステップをもう1度試行するが、その後、このステップで再び失敗した場合、その課題文は中止する。
	ステップ2.	刺激：臨床家は患者によく聴くよう合図し、ハンドタッピングをしながら1度だけ抑揚をつけた文をいい、その後、1～2秒間は反応しないよう患者に合図する。その後、抑揚をつけた文を復唱するよう合図する。 反応：患者はハンドタッピングをしながら抑揚をつけた文を復唱する。患者が失敗したら、臨床家は前のステップに戻り、その後、このステップを再び試みる。 採点：前のステップに戻ることなく反応できた場合は2点、戻った後でできた場合は1点を与え、ステップ3に進む。前のステップを試みた後、再びこのステップで失敗した場合、その課題文は中止する。
	ステップ3.	刺激：臨床家は、ハンドタッピングなしで、文中の情報について、抑揚をつけた文で質問する。 反応：患者は適切な反応で答える。患者が失敗したら前のステップに戻り、その後、このステップを再び試みる。 採点：前のステップに戻ることなく反応できた場合は2点、戻った後でできた場合は1点を与え、新しい文でステップ1を開始する。
レベルIV	ステップ1.	刺激：臨床家は、患者によく聴くよう合図し、ハンドタッピングをしながら抑揚をつけた文をいい、その後、間を置き、スピーチソング**で2回課題文を提示する。その後、ハンドタッピングをしながら、スピーチソングを斉唱するよう、患者に合図する。 反応：臨床家と患者は手拍子をとりながら課題文のスピーチソングをする。 採点：スピーチソングができれば2点、抑揚をつけた場合は1点を与え、ステップ2に進む。 　＊＊：朗読調の歌唱のこと。朗吟。
	ステップ2.	刺激：臨床家は患者によく聴くよう合図し、ハンドタッピングをしながらスピーチソングで課題文を提示し、2～3秒間は反応しないよう合図した後、ハンドタッピングをしながら、復唱するよう合図する。 反応：患者は、ハンドタッピングをしながらスピーチソングで課題文を復唱する。もし患者が失敗したら、臨床家は前のステップに戻り、その後、再びこのステップを試みる。 採点：前のステップに戻ることなく反応できた場合は2点、戻った後でできた場合は1点を与える。前のステップに戻った後、このステップをもう1度試みて再び失敗した場合は中止する。
	ステップ3.	刺激：臨床家は患者によく聴くよう合図し、スピーチソングで課題文を1回提示し、その後、通常の発話プロソディで2回提示する。2～3秒間は反応しないよう合図した後、文を復唱させる。ハンドタッピングはしない。 反応：患者は、ハンドタッピングをせずに通常の発話プロソディで文を復唱する。患者が失敗したら、臨床家はステップ2.に戻り、その後、再びこのステップを試みる。 採点：前のステップに戻ることなく反応できた場合は2点、戻った後でできた場合は1点を与える。前のステップに戻った後、このステップで再び失敗した場合は中止する。
	ステップ4.	刺激：臨床家は、課題文の実質的な内容について質問する。 反応：患者はなんらかの適切な反応で答える。患者が失敗したら、臨床家は前のステップに戻り、その後、再びこのステップを試み、次に、関連した質問をする。 刺激：臨床家は関連した内容について質問する。 反応：患者は適切な反応で答える。患者が質問に答えられなくても、前のステップに戻ったり再試行したりはしない。 採点：実質的な情報について質問し、前のステップに戻ることなく反応できた場合は2点、戻った後でできた場合は1点を与える。質問に対して適切に反応した場合には3点を与え、次の文に進む。

[Sparks RW：Melodic intonation therapy. In：Language intervention strategies in adult aphasia (ed by Chapey R) Williams & Wilkins, Baltimore, 1981 (横山 巌, 河内十郎, 監訳：失語症言語治療の理論と実際. 創造出版, 東京, 1984, pp.279-296[5]), 関 啓子, ほか：脳神経 35：1031-1037, 1983[7] より改変]

ると，発語面で明らかな効果が得られた。日本語の場合，メロディが単純でリズムも明瞭なため拍子をとりやすく，重症患者や音楽に不慣れな患者でも覚えやすいという。

MITは，どのような失語症者に対しても有効というわけではなく，ウェルニッケ（Wernicke）失語や超皮質性失語，伝導性失語，全失語には適さない一方，復唱不良で発語が制限されてはいるが理解良好かつ自己修正意欲のある非流暢性失語に効果的だとされる。

MITを施行している間は，言語表出を改善させるための他の訓練法を行ってはいけない。MITでは通常の話し言葉と著しく異なった抑揚で訓練するため，通常のプロソディでの訓練形式を同時並行的に行うと，患者が混乱するからである。同様に，絵や文字を補助刺激として用いることも控えた方がよい。他の訓練法を施行する場合は，MITの訓練プログラムを終了した後で，その訓練法へ移行するとよい。

3．書画療法

重度の言語障害や運動障害を残したまま狭義の言語療法が終了し自宅療養をしている慢性期重度失語症患者の場合，社会的孤立や抑うつを招きがちで，本人はもちろんのこと家族にとっても生活の質（QOL）が低下することが多い。このような患者に対しては，書画療法が試みられている[8]。書画療法は，失語症患者の創作活動を通し，心理・生活の活性化を促すもので，表X-5のような手順で進められる。すなわち，最初は○や×などの単純図形や文字の模写，色彩識別などの基礎練習，次に簡単な絵を手本にした模写，次いで絵カードや写真の模写，写生へと進む。また基礎訓練から書道へ導くこともある。絵の場合，用具は当初色鉛筆やクレヨンを使用し，その後，水彩，さらに可能であれば油彩まで試みる。これらの練習や制作はおもに自宅で行われ，グループ訓練の際，患者が持参した作品について臨床家が実技指導をしながら参加者同士で鑑賞しあう。作品は，展示をしたり作品集にしたりして，なんらかの形で公表する。書画療法を導入したことにより，家の中に閉じこもりがちだった患者の意欲が向上するとともに日常生活での活動性が広がり，SLTAによる追跡調査でも数年以上にわたって言語能力の向上が確認できたという[8]。

また，書字能力の不十分な失語症患者に対して絵手紙を指導する試みもある[9]。横張[8]の方法と類似して，葉書にフェルトペンで単純な果物や野菜などの輪郭を描き，クレヨンや色鉛筆あるいは顔彩で彩色する方法である。最初に模写を試み，慣れてきたら自発的に描くよう促す。絵と一緒にメッセージも書くが，自発的に書けない場合は写字でもよい。絵も文字も巧拙はまったく問わない。絵手紙指導の場合，患者に絵を描く意欲があることと家族が支援し肯定的態度を持っていることが重要で，病前に描画歴がないことや失語症が重症であること，あるいは知的機能が低下していることは阻害因子にならない。

書画療法も絵手紙指導も，利き手側の麻痺を伴う失語症者に施行されることが多いが，非利き手による作業でも明らかな作業能力の向上が認められている（図X-1）。

これらの方法は作業療法的手法に近いアプローチの仕方ではあるが，作品を公表することにより

表X-5　書画療法の手順

1．基礎練習：○や×などの単純図形の反復模写や色彩識別をさせる。
2．模写：簡単な絵，のち，絵カードや写真を手本にする。
3．写生：色鉛筆やクレヨン，その後，水彩絵の具，さらに可能であれば油絵の具を使用する。
4．作品発表：常設展示もしくは定期的作品展の開催，作品集刊行，公募展への出品などをする。

（横張琴子：聴能言語学研究　17：92-96，2000[8]）

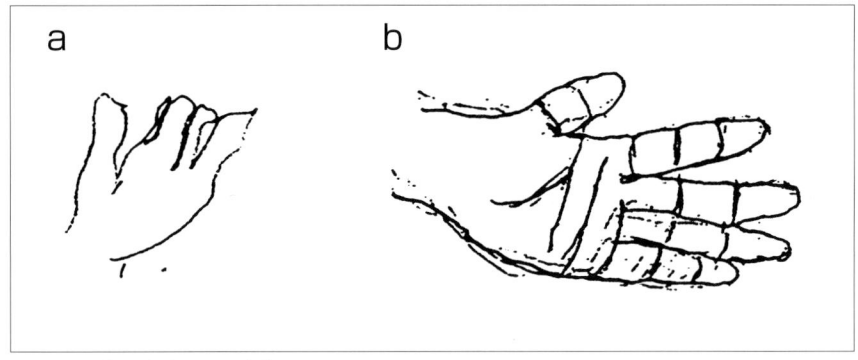

図X-1　書画療法による変化
54歳，男性(脳梗塞，重度運動性失語)による手の模写。
a：発症2年4ヵ月後(書画療法開始時)，b：発症2年6ヵ月後。
(横張琴子：聴能言語学研究 17：92-96, 2000[8])

患者本人や家族の社会性が促されるため，彼らを社会的孤立から解放したりあるいは孤立するのを防いだりするのに大きな役割を果たす。つまり，社会性が高まることにより，広義のコミュニケーション活動も増え，結果的に言語機能の改善やQOLの向上がもたらされるものである。また，努力の結果が目に見える形で現れ，しかも正の評価を得やすいため，作業に対する動機づけが高まり創作活動が促進されることになる。ひいては，社会性の拡大にさらに寄与することになり，さらなるコミュニケーション活動拡大の引き金となる。

4. 失語症者のコミュニケーション能力促進法 (Promoting Aphasics' Communicative Effectiveness：PACE)

語用論的観点から施行される言語療法の1つに，失語症者のコミュニケーション能力促進法 (Promoting Aphasics' Communicative Effectiveness：PACE) がある[10,11]。従来，言語療法は，臨床家が提示した刺激に対して患者が反応するという刺激-反応の枠組みのなかで行われ，患者は発語の言語学的正誤が重視されたのに対し，PACEでは伝達内容を重視し，表出内容に多少の誤りがあっても文脈のなかで実質的な内容が伝達されていればそれでよしとする。したがって，必ずしも言葉による伝達にはこだわらず，複数の伝達手段を組み合わせ，ジェスチャーや描画などの非言語的な方法も活用することになる。いずれにしても，失語症者ができるだけ他からの援助なしに意思疎通ができるようになることを目標とする点では，PACEと従来の方法とは同じである。

PACEは，表X-6に示した4つの原則に従っている。PACEの特徴をもっともよく表している最初の原則は，臨床家と患者との間で新しい情報のやりとりをするということである。従来の手法では，臨床家の手持ちの情報について患者が答えるという手続きで行われるが，その点，PACEは多少おもむきが異なり，臨床家の手持ちの情報について患者が答え，さらに，患者の持っている情報について臨床家が答える。いわば相互の情報交換である。具体的手続きとしては，相手に見えないように手元に置いた絵カードを"新しい情報"と見なし，その絵カードの中身について，送信者は言葉や身振りあるいは描画などで相手方に伝える。患者が送信者になって臨床家に情報を伝えた後は，役割を交替して臨床家が送信側になる。ただ，訓練に先立って絵カードを準備するのは臨床家なので，臨床家にとって厳密には絵カードの内容は"新しい情報"にはなりえない。したがって，本来の意味での"新しい情報"を訓練材料に取り入れるために，訓練場面に第三者をおいて，その第三者が送信者だけに課題材料を手渡すというや

表X-6　PACEにおける4つの原則

1. 臨床家と患者の間に新しい情報の交換がある。
2. 患者は自由に伝達手段を選択できる。
3. 臨床家と患者は，情報の送信者と受信者として同等の立場で参加する。
4. 臨床家によるフィードバックは，患者が内容の伝達に成功したかどうかに対して与えられる。

[Davis GA, Wilcox MJ：Incorporating parameters of natural conversation in aphasia treatment. In：Language intervention strategies in adult aphasia (ed by Chapey R). Williams & Wilkins, Baltimore, 1981（横山 巖，河内十郎，監訳：失語症言語治療の理論と実際．創造出版，東京，1984, pp.177-203[10]）]

り方もある。また，PACEに慣れてくるにつれて，その患者特有の紋切り型のジェスチャーなどでも，担当臨床家にはその内容が理解できてしまうことがある。このような特殊な表現手段は，当事者以外には理解できないことの方が多く，コミュニケーション能力としては意味をなさないので，汎用は避けるべきである。このような場合も，当事者同士の伝達手段の妥当性について，定期的に第三者のチェックを受けた方がよい。

　伝達手段を自由に選択できるという第二の原則は，PACEの本質的な特徴である。従来の言語療法では，患者は，たとえば「これは何ですか？言ってください」あるいは「書いてください」など，特定の言語様式を使うよう指示されることが多いが，PACEではこのような制約はない。失語症者が使う伝達手段は多様で，例をあげると，話し言葉，書字，ジェスチャー，パントマイム，描画，指さしなどがある。いくつかの手段を組み合わせて使えるようになれば伝達効率はよくなる。話し言葉や書字など言語的手段を用いる場合でも，言語学的な品詞は問わない。たとえば動作を表すのに名詞を使ってもよいし，物品名を示すのに動詞を使ってもかまわない。また，紙と鉛筆はつねに用意しておく。伝えるべき絵カードと類似した意味の絵カードや，対応する文字カードを準備しておくと，患者によっては，それらの絵カードや文字カードを指さすことで情報伝達を試みることもある。ただし，患者にそれらのカードを指さすよう強要するものではない。

　臨床家と患者は，絵カードや写真あるいは日用品などの日常的かつ新しい情報を材料にして，話し手と聞き手の役割を交代しながら情報交換をするのが基本である。これが第三の原則である。

　第四の原則については，臨床家が受信者の場合，「わかりました。それは○○○ですね」と，言葉で返答するということである。患者から伝達された内容が不明瞭な場合は，「よくわかりませんが，それは○○○ですか？」あるいは「○○○に関係のあるものですか？」などとフィードバックすることもできる。フィードバックをすることによって，患者に別の伝達手段を促すこともできる。

　患者の行動は，評価点か段階で表される。**表X-7**は評価点による尺度，**表X-8**は段階評価である。

　自然な会話場面を想定して患者の自発的な表出を引き出そうとするPACEは，あらゆるタイプ，あらゆる重症度の失語症に適用できるとされる。しかし，自験例での検討では，上述の原則1を理解するのが難しく，しかも有効な表出手段が見いだせない重度失語症患者では，PACEに対する動機づけが高まらず中断せざるをえなかった。一方，描画や身振りなどの表現手段を使用してなんらかの内容を表出しようとする意欲のある患者では，評価段階あるいは失語症検査の結果に改善がみられた（表X-9）[12]。

　コミュニケーションノートなどの代替補助コミュニケーション手段（Argumentative and Alternative Communication：AAC）を導入する際，AACの使用を促す手段としてPACEが用いられることもある[13,14]。

5．グループ訓練

　基本的に言語療法は個別訓練で行われることが多いが，ときには，複数の患者が参加してグループで訓練が行われることがある。グループ訓練には，新しく獲得した言語機能を使用しながら強化する役割があるが，似たような症状を持つ他の患者とコミュニケーションをとることで孤独感をやわらげたり交友関係を広げたりする機能もある。

表X-7 PACE：評価尺度

評価点	
0	聞き手には内容がまったくわからない。
1	聞き手に部分的にしか内容が伝わらない。
2	特定の質問によるフィードバック（たとえば「それは○○○のことですか？」など）の後で伝達できた。
3	一般的なフィードバック（たとえば「わからないので、もっと話してください」など）の後で伝達できた。
4	最初の1回で内容を伝達できた。

[Davis GA, et al.: Incorporating parameters of natural conversation in aphasia treatment. In: Language intervention strategies in adult aphasia (ed by Chapey R). Williams & Wilkins, Baltimore, 1981（横山 巖，河内十郎，監訳：失語症言語治療の理論と実際．創造出版，東京，1984, pp.177-203[10]）]

表X-8 PACE：6段階評価

段階1．伝達しようとしなかった。
段階2．質問－応答を繰り返してもまったく伝達できない。
段階3．質問－応答の結果，一部が伝達できた。
段階4．何回かの質問－応答の結果，伝達できた。
段階5．1回目の表出が意味不明で質問され，2回目で伝達できた。
段階6．1回目の表出で伝達できた。

（伊藤元信：総合リハ 16：863-868, 1988[11]より改変）

表X-9 PACE導入による失語症状の変化
　　　自験8例の検討

症例	対象					方法	結果	
	年齢	性別	利き手	診断	発症後月数	失語症型	PACE実施日数	PACE評価点	SLTA
1	55	男	右	脳梗塞	2	ウェルニッケ（軽）	21	↑	
2	62	男	両	*	8.5	ウェルニッケ（中）	21	↑	→
3	62	女	右	脳梗塞	0.7	ウェルニッケ（中～重）	20	→	↑
4	55	男	右	脳出血	2.5	ウェルニッケ（中～重）	18	→	↑
5	60	男	右	脳梗塞	7	ウェルニッケ（重）	21	→	→
6	73	男	右	脳梗塞	3.5	ウェルニッケ（重）	3	中止	
7	56	男	右	脳出血	5.5	ブローカ（重）	3	中止	
8	51	男	右	脳出血	10	全失語	3	中止	

*両側性病変（左脳出血・右脳梗塞）

（佐藤睦子：神経心理学的症候のケア．脳卒中と神経心理学（平山惠造，田川皓一，編）．医学書院，東京，1995, pp.345-352[12]）

また，発症から長期間経過した慢性期失語症患者は，通常の個別言語療法の対象から除外され社会的に孤立して特定の友人あるいは家族へ依存する傾向が強くなることが多い。このような場合も，社会性を取り戻し特定の人物への依存度を減少させるなどの意味から，グループ訓練が行われる。前述の書画療法[8]は，その例である。

飯干ら[15]は，痴呆を伴う慢性期失語症患者にグループ訓練を試みている。彼らは，訓練プログラムとして，書き初めや屋内運動会などの季節行事，劇の上演および鑑賞，ピクニックなどの野外活動，押し花つくりなどの手工芸，調理および会食などを採用している。これらの活動のなかに，呼称，復唱，音読，書字などの言語機能面への働きかけを組み入れ，言語機能の向上を図る。いずれのプログラムでも，参加する患者は，臨床家や他の患者とかかわりを持つことでコミュニケーション能力の向上や情動安定が図られているようだ。

個別療法とグループ訓練は異なる役割を持つ。個別療法では個々の言語症状の改善を図り，グループ訓練では社会性と広義のコミュニケーショ

ン能力の向上を図る。したがって臨床家は，グループ訓練を行うにあたっては，両者の役割の違いを見極めたうえで，グループ訓練に参加している個々の患者が他の参加者となんらかの関係を持ちグループ内の力動性が維持されるように配慮しなければならない。グループのなかで孤立している患者がいては，本人も他のメンバーもグループ訓練のメリットを享受できないからである。

6．読み書き障害に対する訓練法

仮名書字障害に対しては，キーワードを用いた訓練法が効を奏するという報告がある[16,17]。柏木ら[16]は，仮名1文字ごとに患者が想起しやすい単語をキーワードに設定して［たとえば，"あ"に対して"あし（足）"］，音とキーワードの対応を記憶し，それぞれのキーワードを引き金にして仮名を想起できるようになった例を報告している。また，小嶋ら[17]は，キーワードに漢字を使い，目標の仮名とキーワードの漢字とを並べて写字をし（たとえば，"あ"に対して"雨"という漢字），直後にそれらの仮名と漢字を音読させるという方法をとった。この方法は，たんに文字を書き写して音読する方法に比べ，訓練効果が高くかつ定着しやすかった。本来，仮名1文字は意味的な処理がなされることなく書き取られるが，これらのようにキーワードを介在させると意味処理過程を経由することになるので，仮名が書けるようになるのではないかと推定されている。

一方，健忘性・失行性の漢字書字障害の場合は，漢字が象形文字から発展した点に注目し，漢字の成立・発展過程を再確認させたうえで書取をさせ，一定の効果が得られたという報告もある[18]。

7．失語症の予後

失語症の予後を決定する因子は多いが，一義的には言語野の損傷程度が重要な役割を担う。たとえば，ウェルニッケ失語の場合，病巣が左上側頭回に限局していれば言語症状は一過性で聴覚的理解障害は速やかに改善する[19,20]。また逆に，脳血管障害の再発により脳損傷が新たに加わるごとに，失語症の改善に要する期間は長くなる（図X-2）[21]。

一般に，言語野を含む広範な領域が損傷されると予後不良と推測されるが，発症時の年齢によってもその後の経過は異なる。佐野ら[22]によると，中大脳動脈領域が広範に損傷されていても，40歳未満で発症した群とそれ以降に発症した群では，SLTAの全項目で到達レベルに有意差が認められ，若年発症例で機能改善の可能性が高いことが示されている。

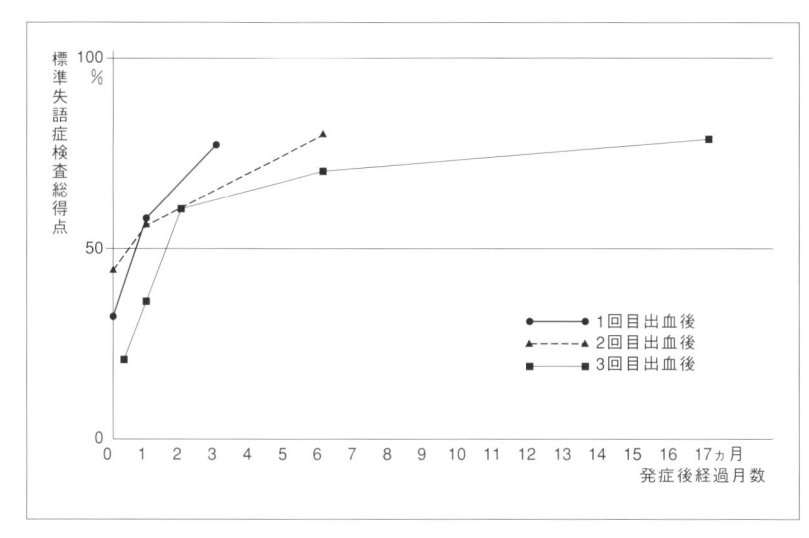

図X-2 脳出血を繰り返した症例の失語症症状の推移

初回発症時50歳，右利きの男性。初回は左側頭頭頂葉皮質下出血，4ヵ月後左被殻出血，さらにその1年7ヵ月後右被殻出血をきたした。SLTA総得点で比較すると，初回出血から2.5ヵ月後の能力に改善するまでの月数は，2回目出血後は6ヵ月，3回目出血後は17ヵ月で，出血の回数を重ねるにつれて改善に要する期間が長くなる。
［佐藤睦子：ブレインナーシング 5（増）：103-115，1989[21]］

また，患者の利き手に関する情報は，さらに予後推定の判断材料を増やすことになる．一般に，強力な右利きで左言語野損傷では予後不良，両手利きではいずれの側の損傷でも予後は比較的良好である．これは，言語機能に関する大脳側性化と利き手の程度が並行するためであるが，右言語野損傷による左利き交叉性失語では，必ずしも定型的ではなく，軽度の場合もあれば，重篤に推移する場合もある．

　失語症に対して言語療法を施行するか否かは，その後のコミュニケーション障害の推移に少なからぬ影響を及ぼす．適切な言語刺激が与えられ言語反応が引き出されるよう配慮されるならば，脳機能が賦活され，言語症状を改善させることに寄与する．言語療法に関しては，本書で論及した以外にも多くの方法があるが，いずれもより適切な刺激により失語症状の改善を図ろうとするもので，広義のコミュニケーション能力の向上を目ざしており，最終的にはQOLを高めようとするものである．

文　献

1) 種村　純，中村　淳，長谷川恒雄，ほか：失語症例の言語治療終了に関連する要因の検討．聴能言語学研究 14：215-219, 1997.
2) Schuell HM, Jenkins JJ, Jimenez-Pabon E：Aphasia in adults—Diagnosis, prognosis, and treatment. Harper & Row, New York, 1964（笹沼澄子，永江和久，訳：成人の失語症—診断・予後・治療．第1版，医学書院，東京，1971. 復刻版，医学出版ビューロー，東京，2000）.
3) Duffy JR：Schuell's stimulation method. In：Language intervention strategies in adult aphasia (ed by Chapey R). Williams & Wilkins, Baltimore, 1981（横山　巖，河内十郎，監訳：失語症言語治療の理論と実際．創造出版，東京，1984, pp.109-145）.
4) Yamadori A, Osumi Y, Masuhara S, et al.：Preservation of singing in Broca's aphasia. J Neurol Neurosurg Psychiat 40：221-224, 1977.
5) Albert ML, Sparks RW, Helm N：Melodic intonation therapy for aphasia. Arch Neurol 29：130-131, 1973.
6) Sparks RW：Melodic intonation therapy. In：Language intervention strategies in adult aphasia (ed by Chapey R). Williams & Wilkins, Baltimore, 1981（横山　巖，河内十郎，監訳：失語症言語治療の理論と実際．創造出版，東京，1984, pp.279-296）.
7) 関　啓子，杉下守弘：メロディックイントネーション療法によって改善のみられたBroca失語の一例．脳神経 35：1031-1037, 1983.
8) 横張琴子：慢性期重度失語症者のQOL—書画療法による改善．聴能言語学研究 17：92-96, 2000.
9) 小薗真知子：失語症者に対する「絵手紙」指導の試み．聴能言語学研究 14：65-71, 1997.
10) Davis GA, Wilcox MJ：Incorporating parameters of natural conversation in aphasia treatment. In：Language intervention strategies in adult aphasia (ed by Chapey R). Williams & Wilkins, Baltimore, 1981（横山　巖，河内十郎，監訳：失語症言語治療の理論と実際．創造出版，東京，1984, pp. 177-203）.
11) 伊藤元信：左脳損傷とリハビリテーション—失語症への新しいアプローチPACEを中心に．総合リハ 16：863-868, 1988.
12) 佐藤睦子：神経心理学的ケア．脳卒中と神経心理学（平山惠造，田川皓一，編）．医学書院，東京，1995, pp. 345-352.
13) 坊岡峰子：重度失語症者に対する補助・代替コミュニケーション（AAC）の導入．聴能言語学研究 15：22-28, 1998.
14) 下垣由美子：重度失語症患者へのAACアプローチ．聴能言語学研究 16：47-54, 1999.
15) 飯干紀代子，浜田博文，白浜育子，ほか：痴呆を伴う慢性期失語症患者へのグループ訓練．失語研 19：199-207, 1999.
16) 柏木あさ子，柏木敏宏：失語症者の仮名の訓練について．音声言語医学 19：193-202, 1978.
17) 小嶋知幸，宇野　彰，加藤正弘：純粋失書例における仮名書字訓練—シングルケーススタディによる訓練法の比較．失語研 11：172-179, 1991.
18) 向井泰二郎，高野守秀，人見一彦，ほか：健忘性—失行性失書の一例．神経心理 6：179-186, 1990.
19) 山鳥　重：Wernicke失語，その病像と病巣．精神医学 26：693-699, 1984.
20) 佐藤睦子，儀藤洋治，渡辺一夫：Wernicke失語と左側頭葉病変（会）．臨床神経 26：1459-1460, 1986.
21) 佐藤睦子：失語症の改善・増悪を繰り返した脳出血例の家族に対する援助．ブレインナーシング 5（増）：103-115, 1989.
22) 佐野洋子，加藤正弘，小嶋知幸：失語症の長期経過．失語研 16：123-133, 1996.

〔佐藤睦子〕

索引

〔欧文〕

A
acute confusional state　74, 148
amyloid angiopathy　149, 151
Anton 症候群　183

B
Barthal Index　142
BIT 行動性無視検査日本版　103

C
CADL　96
Clinical dementia rating　115
CT　123

D
DSM-Ⅳ　113

G
Gerstmann 症候群　63, 148, 180
Glasgow Coma Scale　84

J
Japan Coma Scale　74, 84

K
Klüver-Bucy 症候群　148, 192

L
leptomeningeal　anastomoses　147

M
Mini-Mental State Examination（MMSE）　26, 31, 89, 115
motor impersistence　148, 168
MRI　123

P
Papez の回路　66, 190

R
Rankin Scale　142
retrosplenial amnesia　69, 149
Rey 聴覚性言語学習検査　111
Rey 複雑図形検査　108
Rey-Osterrieth 複雑図形　108

S
Schuell の刺激法　201
SLTA　92
Stroop 検査　116
Syndrom Kurztest　25

T
treatable dementia　159

W
WAB 失語症検査　94, 100
WAIS-R　24, 85
Wallenberg 症候群　148
Western Aphasia Battery　→ WAB 失語症検査
Willis 輪　147
Wisconsin Card Sorting Test　26, 116
WMS-R　103

Y
Yakovlev の回路　66, 190

〔和　文〕

あ

アナルトリー　37
アルツハイマー病　47, 70, 128, 152
意識　73
意識障害　73, 84, 191, 196
一次運動野　121
一次感覚野　121
一次投射野　121
一過性全健忘　69, 192
一過性脳虚血発作　138
一般心理検査　85
意味記憶　64, 70
意味性錯語　38
意味性痴呆　157
ウェクスラー記憶検査改訂版　103
ウェルニッケ失語　→感覚性失語
ウェルニッケ中枢（領野）　36, 120
うつ状態　76
うつ病　161
運動性失語（ブローカ失語）　37, 39, 169
運動麻痺　79, 167
運動連合野　122
エジンバラ利き手検査　21
エピソード記憶　26, 64
遠隔記憶　64
嚥下障害　79
音韻性錯語　38

か

海馬　66, 120, 177, 190
海馬性記憶障害　67
下縦束　189
過書　54
仮性球麻痺　49, 80
画像失認　185
画像診断　123
片麻痺　79
角回　120, 121
加齢　24
感覚障害　80

感覚性失語（ウェルニッケ失語）　41, 175
環境依存症候群　167
環境音失認　61, 177
喚語　38
漢字仮名問題　50
緩徐進行性失語症　47, 157
環シルビウス溝言語領域　37
観念運動性失行　56
観念性失行　56
間脳　194
記憶　64, 103
記憶障害　169, 177, 189, 191, 196
利き手　18, 37
利き手指数　21
喫煙　32
拮抗性失行　188
逆向性健忘　65
弓状束　37, 188
球麻痺　48, 80
教育歴　29
境界域梗塞　126
橋出血　151
強制把握　168
強制模索　168
鏡像文字　53
近時記憶　64
空間性失書　53
くも膜下出血　139, 151
グループ訓練　207
計算　39
言語　36
言語障害　36
言語性記憶　65
言語中枢（言語領野，言語野）　36
言語の聴覚的理解　38
言語野孤立症候群　47
言語療法　201
幻視　185
原発性進行性失語　47, 158
健忘症候群　64, 158, 191, 196

健忘性失語　43, 175
行為　56
構音障害　36, 48, 79
高血圧性脳症　141
交叉性失語　18, 37
交叉性半側無視　21
高次脳機能障害　15
構成失行　57
構成障害　57
後大脳動脈　149, 186
後大脳動脈閉塞症　132
後頭葉　121, 181
後頭葉症候群　181
後頭連合野　121
後方言語野　37
コース立方体組み合わせテスト　86
語義失語　43, 70, 157
語健忘　38
コミュニケーション能力　141
コミュニケーション能力促進法　206
コルサコフ症候群　67, 68, 170, 191

さ

錯語　38
作動記憶　65, 169
視覚性運動失調　61, 188, 189
視覚性記憶　65
視覚性失語　185
視覚性失認　57, 149, 183
視覚保続　185
視覚領　121
視覚連合野　122
色彩失認　184
視空間失認　185
視空間認知障害　178
視床　66, 194
視床下部　73
視床梗塞　196
視床出血　150
視床症候群　149
視床性記憶障害　67
視床性失語症　47

視床性痴呆　196
肢節運動失行　56, 168
失演算　181
失音楽　62, 177
失計算　39, 181
失語　26, 36, 77, 147, 169, 175, 181, 201
失行　56, 100, 180
失構音　37
失行性失書　53
失語症検査　141
失語症の評価　89
失語症の予後　209
失語性失書　49
失語性失読　49
失固有名詞　175
失書　49, 169
失読　49
失読失書　49, 176, 180
失認　101
失文法　38
失名詞失語　43
実用コミュニケーション能力検査　96
自発性の低下　77
社会的出来事テスト　27
視野障害　78, 182
ジャルゴン　38
純粋語唖　41, 169
純粋語聾　43, 61, 177, 189
純粋失書　53, 148, 180
純粋失読　51, 132, 149, 184, 188, 189
消去現象　62, 82
使用行為　167
上縦束　188
上小脳動脈閉塞症候群　148
小脳出血　151
書画療法　205
触覚性失語　62, 179
触覚性失認　62, 179
シルビウス裂　120
シングルフォトン・エミッションCT　124
神経心理学　15
神経心理学的検査　84

神経心理学的評価　84
神経超音波検査　124
心原性脳塞栓　140
進行性核上性麻痺　156
身体感覚の消去現象　62, 81, 179
身体失認　63, 180
身体部位失認　63, 180
遂行機能　170
錐体外路症状　80, 192
錐体路症状　80
性差　29
正常圧水頭症　161
前下小脳動脈閉塞症候群　148
前向性健忘　65
前交通動脈症候群　152, 170
全失語　43
線条体　192
線条体失語　47
前大脳動脈　145, 166, 186
前大脳動脈閉塞症　147
前頭前野　66, 166
前頭側頭型痴呆　70, 156
前頭葉　120, 166
前頭葉機能　115
前頭葉症候群　167
前頭連合野　66, 121, 166
前脳基底部　66
前脳基底部健忘　68, 152, 169
全般性注意　74
前方言語野　37
前方視的記憶　26
相貌失認　130, 149, 184
即時記憶　64
側性化　18
側頭平面　18
側頭葉　120, 171
側頭葉茎部　189
側頭葉症候群　171
側頭連合野　121

た

帯状回　170

体性感覚野　121
体性感覚連合野　122
大脳基底核　192
大脳性色盲　58, 79, 183
大脳半球優位性　→大脳優位性
大脳皮質基底核変性症　156
大脳辺縁系　190
大脳優位性　18, 37
大脳連合野　121
他人の手徴候　168, 188
知覚転位症　62
地誌的障害　61, 134, 178, 185
知能検査　141
知能指数　31
痴呆　113
痴呆性疾患　128, 152
着衣失行　57
注意　74
注意障害　74
中心溝　120
中心前回　166
中枢性感覚障害　62, 81
中大脳動脈　145, 172, 178
中大脳動脈閉塞症　147
聴覚性失認　61, 177
聴覚領　121
聴覚連合野　122
超皮質性運動性失語　41, 169
超皮質性感覚性失語　39, 43, 169, 175, 181
超皮質性混合性失語　47
陳述記憶　64
椎骨動脈　145, 148
手続き記憶　64
伝導性失語　43, 181, 189
展望記憶　65
島　120
道具の強迫的使用　168, 188
統語　38
同時失認　185
頭頂葉　120, 177
頭頂葉症候群　177
頭頂連合野　121

頭部外傷　162
動脈原性脳塞栓　140
同名性半盲　78
トークンテスト　98

な

内頸動脈　145
内頸動脈閉塞症　147
日本版レーヴン色彩マトリックス検査
　　　　　→レーヴン色彩マトリックス検査
日本版WAIS-R成人知能検査法　→WAIS-R
尿失禁　169
認知　57
認知能力　141
年齢　24
脳幹網様体　73
脳血管障害　70, 125, 137
脳血管性痴呆　70, 128, 141, 158
脳血管造影　124
脳血管の側副血行路　132, 145
脳血栓　140
脳血流代謝測定　124
脳梗塞　125, 139, 145
脳出血　126, 139, 149
脳腫瘍　162
脳塞栓　126, 140
脳底動脈　145, 148
脳動静脈奇形　139, 152
脳動脈瘤　151
脳ドック　25
脳梁　186
脳梁離断症候群　52, 147, 184, 187

は

パーキンソン症候群　163
パーキンソン病　80, 163, 193
把握現象　168
廃用症候群　82
長谷川式簡易知能評価スケール　114, 115
発語　37
発語失行　37
バリント症候群　61, 178

汎性注意　74
半側空間無視　19, 58, 75, 103, 130, 148, 178, 185, 187
半側身体失認　63
ハンチントン病　156, 193
非アルツハイマー型痴呆　128
非アルツハイマー型変性痴呆　155
被殻出血　150
皮質下出血　150
皮質下性失語　47
皮質性感覚障害　179
皮質盲　58, 182
皮質聾　61, 177
尾状核　194
左手の失行　187
左手の失書　187
左手の触覚性呼称障害　187
ピック病　43, 47, 71, 156
びまん性レビー小体病　155
標準高次視知覚検査　102
標準高次動作性検査　101
標準失語症検査　92
病態失認　63, 181, 183
復唱　38
物体失認　57, 183
ブローカ失語　→運動性失語
ブローカ中枢（領野）　36, 39, 120, 169
辺縁性痴呆　192
弁蓋部　120
変形視　185
変性性痴呆性疾患　152
扁桃体　190
ベントン視覚記銘検査　103
方向性注意　75
傍正中視床中脳梗塞　148
ポジトロンCT　124, 126, 130
補足運動野　166

ま

街並失認　61, 186
慢性硬膜下血腫　161
右半球損傷　75
道順障害　61, 186

三宅式記銘力検査　110
無視症候群　75
メロディックイントネーション　203
物忘れ　64
もの忘れ外来　25
模倣行為　167

や

読み書き障害　39, 49, 180, 209

ら

ラクナ梗塞　140
離断症候群　186
リバーミード行動記憶検査　113
リハビリテーション　201
流暢性検査　117
レーヴン色彩マトリックス検査　25, 88
連合野　121

著者略歴

田川　皓一（たがわ・こういち）

1945年生まれ。福岡県出身。1970年，九州大学医学部卒業。

九州大学医学部第二内科，秋田県立脳血管研究センター神経内科学研究部部長，国立療養所福岡東病院臨床研究部部長，長尾病院(附)福岡高次脳機能センター所長などを経て，2004年より原土井病院高次脳機能障害センター所長。

現在，日本神経心理学会理事，日本高次脳機能障害学会(旧 日本失語症学会)理事，日本神経学会評議員，日本老年医学会代議員，日本脳卒中学会評議員などを務める。

編著：「脳卒中と神経心理学」(医学書院)，「脳卒中の神経症候学」「脳卒中治療学」「脳卒中診断学」「ダイナミック神経診断学」「神経心理学評価ハンドブック」(以上，西村書店) など

訳著：「神経心理学の局在診断と画像診断」「脳卒中の100章」「神経心理学と行動神経学の100章」「神経画像診断の100章」「"Uncommon"脳卒中学　見落とせない発症要因」(以上，西村書店) など

佐藤　睦子（さとう・むつこ）

1954年生まれ。秋田県出身。1977年，秋田大学教育学部卒業。1978年，大阪教育大学特殊教育特別専攻科修了。

秋田県立脳血管研究センター言語療法・神経心理研究室を経て，1984年より南東北脳神経外科病院 (現 総合南東北病院) 神経心理学研究部門主任，1990年より同科長。

現在，日本神経心理学会評議員，日本高次脳機能障害学会(旧 日本失語症学会)評議員などを務める。

共著：「神経心理学と画像診断」(朝倉書店)，「脳卒中と神経心理学」(医学書院)，「高次神経機能障害の臨床―実践入門」(新興医学出版社)，「よくわかる失語症と高次脳機能障害」(永井書店) など

共訳著：「神経心理学と行動神経学の100章」(西村書店) など

©2004

第2刷　2009年7月15日
第1版発行　2004年12月1日

神経心理学を理解するための10章

(定価はカバーに表示してあります)

編　著　田　川　皓　一
　　　　佐　藤　睦　子

発行者　服　部　秀　夫
発行所　株式会社 新興医学出版社

〒113-0033　東京都文京区本郷6丁目26番8号
電話　03(3816)2853　　FAX　03(3816)2895

印刷　株式会社 藤美社　　ISBN978-4-88002-640-4　　郵便振替　00120-8-191625

・本書の複製権・上映権・譲渡権・公衆送信権（送信可能化権を含む）は株式会社新興医学出版社が保有します。
・JCOPY 〈(社) 出版者著作権管理機構 委託出版物〉
本書の無断複写は著作権法上での例外を除き禁じられています。複写される場合は，そのつど事前に (社) 出版者著作権管理機構 (電話 03-3513-6969、FAX 03-3513-6979、e-mail : info@jcopy.or.jp) の許諾を得てください。